医学信息技术概论

■ 编著　张登辉 叶芳芳 杨昕立 陈秋霞 江　俊

■ 主审　王万良

中国教育出版传媒集团

高等教育出版社·北京

内容简介

　　本书是为高等学校计算机类与医学类相关交叉专业的学生编写的基础教材。全书共分为10章，主要包括医学信息系统概述、医学成像技术、医学图像处理技术、计算机辅助诊断、医疗机器人、医学信息安全、电子病历、医学决策支持系统、远程医疗系统、多媒体技术与智能医疗家居等内容。全书从标准、应用及系统三个方面详细阐述了信息技术在医学领域的关键作用。

　　本书可作为高等学校生物医学工程、计算机类和电子信息类等专业本科生的教材或参考书，也可作为相关社会学习者的自学参考资料。

图书在版编目（CIP）数据

　　医学信息技术概论 / 张登辉等编著. --北京：高等教育出版社, 2023.9
　　ISBN 978-7-04-060443-6

　　Ⅰ.①医… Ⅱ.①张… Ⅲ.①计算机应用－医学－高等学校－教材 Ⅳ.①R319

　　中国国家版本馆CIP数据核字（2023）第079152号

Yixue Xinxi Jishu Gailun

策划编辑　韩　颖	责任编辑　高云峰	封面设计　易斯翔	版式设计　杨　树
责任绘图　黄云燕	责任校对　张　然	责任印制　高　峰	

出版发行	高等教育出版社	网　　址　http://www.hep.edu.cn
社　　址	北京市西城区德外大街4号	http://www.hep.com.cn
邮政编码	100120	网上订购　http://www.hepmall.com.cn
印　　刷	固安县铭成印刷有限公司	http://www.hepmall.com
开　　本	787mm×1092mm　1/16	http://www.hepmall.cn
印　　张	15	
字　　数	370千字	版　　次　2023年9月第1版
购书热线	010-58581118	印　　次　2023年9月第1次印刷
咨询电话	400-810-0598	定　　价　30.50元

本书如有缺页、倒页、脱页等质量问题，请到所购图书销售部门联系调换
版权所有　侵权必究
物 料 号　60443-00

前　言

　　现代信息技术经过高速发展,延伸出大数据、人工智能和移动互联网等新兴技术领域,这些新兴技术正在改变各行业的生产方式,成为新的生产要素、核心技术和竞争力的来源。随着现代信息技术的渗透和普及,医疗行业作为关乎国计民生的传统行业,各行业主体(医院、药企和患者)都将迎来新一轮的变革。同时,医学也在成为信息技术和相关学科进一步发展的重要驱动力量。随着现代信息技术的进一步成熟和国家相关产业政策的出台,智慧研发、智慧医疗和智慧健康管理形成的产业闭环将大幅提高人们的生命质量。

　　本书介绍了医学信息这门学科所涉及的主要内容,第1章介绍医学信息系统的标准;第2~5章分别从医学成像技术、医学图像处理及辅助诊断、医疗机器人等方面介绍信息技术在医学领域的应用;第6~7章从数据安全的角度介绍目前信息技术处理医学问题时涉及的病人隐私问题、不同医院系统的数据安全问题,以及电子病历获取过程中带来的信息安全问题;第8~10章介绍目前医院及其他卫生机构的决策支持系统,最近智慧医疗系统的进展,包括远程医疗、移动医疗及智能医疗家居系统。本书从标准、应用及系统三个方面详细介绍信息技术在医学领域的关键作用。

　　本书由国家教学名师王万良教授主审并提出了宝贵的修改意见,由浙江树人学院医学信息技术课程组共同编写,杨昕立(第1、8章)、陈秋霞(第2、6章)、叶芳芳(第3、4章)、江俊(第5、7章)、张登辉(第9、10章)担任本书的主要编写工作。

　　由于编者水平有限,书中疏漏之处在所难免,恳请使用本书的广大读者提出宝贵意见。编者联系方式:dhzhang@zjsru.edu.cn。

编　者

2023 年 2 月

目　录

第1章 医学信息系统概述

医学信息系统是结合生物医学和卫生健康的科学理论与方法,应用信息技术解决医疗卫生和健康问题,为临床和管理决策提供支持的信息系统。医院信息系统(hospital information system,HIS)在国际学术界已经公认为新兴的医学信息系统的重要分支。医院信息系统是现代医院管理工作中不可缺少的重要组成部分,并对提高医疗服务质量、工作效率、管理水平,对提高医院的经济效益和社会效益产生积极的作用。

1.1 医院信息系统的主要类型

美国该领域的著名教授莫里斯·科伦于1988年曾著文,对医院信息系统作如下定义:利用电子计算机和通信设备,为医院所属各部门提供病人诊疗信息,以及行政管理信息的收集、存储、处理、提取和数据交换,并满足所有授权用户的功能需求。

建立医院信息系统是医院现代化建设的基础。医院信息系统经过十多年的发展,已经不是简单地模拟现行手工管理方法,而是根据医院管理模式采用科学化、信息化、规范化、标准化理论设计建立,演变成一个综合性的信息系统,功能涉及医疗、教育、科研、财务、会计、审计、统计、病案、人事、药品、保险、物资、设备等,对医院及其所属各部门的人流、物流、财流进行综合管理,对在医疗活动各阶段中产生的数据进行采集、存储、处理、提取、传输、汇总、加工,生成各种信息,从而为医院的整体运行提供全面的、自动化的管理及各种服务。

医院信息系统主要包括:PACS 系统、电子病历、区域医疗系统、移动护理系统、临床路径系统、供应室追溯系统等若干信息子系统。

1. PACS 系统

PACS 系统(picture archiving and communication systems)全称为医学影像存档与通信系统,是近年来随着数字成像技术、计算机技术和网络技术的进步而迅速发展起来的、旨在全面解决医学图像的获取、显示、存储、传送和管理的综合系统。

如同计算机与互联网日益深入地影响我们的日常生活一样,PACS 也在改变着影像科室的运作方式,一种高效率、无胶片化的影像系统正在悄然兴起。在这些变化中,PACS 的主要作用有:连接不同的影像设备(CT、MR、XRAY、超声、核医学等)、存储与管理图像、图像的调用与后处理。不同的 PACS 在组织与结构上可以有很大的差别,但都必须能完成这三种类型的功能。

对于 PACS 的实施,各个部门根据各自所处地区和经济状况的不同而可能有各自的实施方式和实施范围。不管是大型、中型或小型的 PACS,不外乎由医学图像获取、大容量数据存储及数据库管理、图像显示和处理以及用于传输影像的网络等多个部分组成,保证 PACS 成为全开放式系统的重要的网络标准和协议 DICOM3.0。

2. 电子病历

电子病历(electronic medical record,EMR)也叫计算机化的病案系统或称为基于计算机的病人记录(computer-based patient record,CPR)。它是用电子设备(计算机、健康卡等)保存、管理、传输和重现的数字化的病人医疗记录,可以取代手写纸张病历。电子病历包括纸张病历的所有信息。

美国国立医学研究所将 EMR 定义为:EMR 是基于一个特定系统的电子化病人记录,该系统提供用户访问完整准确的数据、警示、提示和临床决策支持系统的能力。

3. 区域医疗系统

随着中国新医改的推进,医疗卫生行业正受到前所未有的重视,医疗信息化建设逐渐成为 IT 市场的热点之一。实现以人为本的医疗服务体系是新医改方案明确提出的目标。发展区域医疗,实现区域卫生信息化,建立电子健康档案,整合医疗卫生信息资源,是实现目标的关键工作。

4. 移动护理系统

移动护理(mobile nursing)系统以无线网络为依托,使用手持数据终端(PDA),将医院各种信息管理系统通过无线网络与 PDA 连接,实现护理人员在病床边实时输入、查询、修改病人的基本信息、医嘱信息、生命体征等功能,可快速检索病人的护理、营养、检查、化验等临床检查报告信息。

移动护理系统还可以将二维条码标识技术应用于病人腕带,通过 EDA 附加的条码识别设备扫描腕带信息,准确地完成出入院、临床治疗、检查、手术、急救等不同情况下的病人识别。

5. 临床路径系统

临床路径(clinical pathway)的概念源自美国工业管理概念,自 20 世纪 80 年代引入医学界后,逐渐成为既能贯彻医院质量管理标准又能节约资源的医疗标准化模式。

临床路径管理是兼顾医疗质量管理和效率管理的现代医疗管理重要手段,为保证临床路径管理试点工作的顺利开展,原卫生部于 2010 年 1 月 8 日召开全国临床路径管理试点工作会议,并下发 112 个病种的临床路径。

随着新医改的逐步推进,由路径知识库、临床路径执行平台、质控管理平台、绩效平台以医疗软件为基础建立的临床路径系统,将以电子病历系统为依托,与其他医疗信息系统相互融合,转变常规诊疗模式,规范医生诊疗活动,不断持续地改进医疗质量。

6. 供应室追溯管理系统

供应室追溯管理系统通过 RFID 射频(或条码)技术,结合医院内的无线网络以及 PDA 终端实时监控包盘状态,使包盘的每个环节可控,并将目前市场主流的物流管理思想加入到系统中,能够实时跟踪包盘状态,方便查询问题包盘及相关责任人。

同时,系统能够对管理人员实时提供所关心的预警信息,如包盘数量预警、包盘过期预警、包盘灭菌异常预警等。

更重要的是,系统引入了工作流的理念,将供应室的管理工作通过工作流模式进行流程再造,从而形成了系统特色。

7. 体检管理系统

体检管理系统对医院体检中心进行系统化和规范化的管理,大大提高体检中心的综合管理水平和工作效率。体检管理系统业务数据的采集、输入、处理、加工和输出全由计算机来引领,为体检中心进一步实施客户健康管理服务,体检中心业务及行政管理的优化提供了强有力的信息化支持。

为了能够适应不同体检中心的需求,体检管理系统的许多功能都可以灵活设置,包括体检科室、体检项目、体检套餐、各种模板、体检常见结果、体检总检建议、常见疾病、报告格式等。

8. LIS 系统

LIS 系统配合医生工作站完成检验过程管理,包括检验申请、标本采集管理、标本核收、标本重做、无主标本处理、结果填写及报告审核等功能,以及各类检验数据的分析统计,同时还能完成对病人费用的查询和补充等。

LIS 系统提供病人历次检验结果对比、标本自动拆分 / 合并、标本的单个和批量审核、自动接收并解析仪器数据等功能。

1.2　医学信息标准

1.2.1　国际疾病分类 ICD

国际疾病与相关健康问题分类表(international classification of disease,ICD)是根据疾病的某些特征,按照规则将疾病分类,并用编码的方法来表示的系统。

ICD 已有 110 多年的发展历史:1891 年推出 ICD 第 1 版,1975 年推出 ICD-9,1994 年推出 ICD-10。ICD-10 由世界卫生组织维护,包含词量为 13 505 条。ICD-10 依据疾病的某些特征,按照规则将疾病分门别类,并用编码的方法来表示,可记录多种新型诊断及预测。

ICD 分类的原理:ICD 依据疾病的四个主要特性,即病因、部位、病理和临床表现进行分类,形成一个多轴心的分类系统。ICD 分类的基础是对疾病的命名。疾病的本质和表现特性正是分类的依据。分类与命名之间存在一种内在的对应关系,编码是唯一的,表示了特指疾病的本质和特性,以及疾病在分类里的上、下、左、右关系。

ICD 的应用和意义:

(1) 标准化:医学信息化的基础。

(2) 共享性:疾病信息得到最大范围的共享。

(3) 医疗管理:医疗统计的基础。

(4) 费用管理:医疗经费控制的重要依据之一。

1.2.2　人类与兽类医学系统术语 SNOMED

SNOMED 是当前国际上广为使用的一种临床医学术语标准,涵盖大多数临床信息,如疾病、所见、操作、微生物、药物等,可以协调一致地在不同的学科、专业和照护地点之间实现对于临床数据的标引、存储、检索和聚合,便于计算机处理,包含词量为 1 166 529 条。

SNOMED 应用的意义:

(1) 将人类、兽类医学术语进行结构化的分类和编码,使得原有的医学术语标准化,为计算机处理奠定了基础。

(2) 有利于医学信息共享和提高医疗质量。

(3) 术语代码拥有医学知识表达的许多特征:具有开放式的数据结构;可灵活地进行搭配、组装、合成;适用于电子病历,并支持专家系统。人类与兽类医学系统术语如表 1.1 所示。

表 1.1   人类与兽类医学系统术语

指示符		模块(轴)	内容
T	局部解剖学	topography	人类、兽类解剖学术语
M	形态学	morphology	人体结构变化术语
F	功能	function	身体正常和畸形的功能
L	活有机体	living organisms	完整的动、植物学分类
C.	化学制品、药物和生物制品	chemicals, drugs and biological products	药物目录及化学和植物制品
A	物理因素、力和活动	physical agents, forces and activities	与疾病和创伤有关的器具和活动目录
J	职业	occupations	国际劳工局(ILO)的职业目录
S	社会环境	social context	与医学相关的社会条件和亲属构成
D	疾病 / 诊断	diseases/diagnoses	人兽医学中的疾病和诊断目录
P	操作	procedure	有关管理、治疗和诊断操作的目录
G	关联词 / 修饰词	general linkage/modifiers	用于各模块中术语的连接词、描述符及限定词

1.2.3   基因本体 GO

美国基因本体协会创建与维护的基因本体(gene ontology, GO)是在生物信息学领域中广泛使用的本体,用于创建共享的生物信息资源,允许业界利用公共词汇和语义描述基因产品,提供在不同数据库中的基因产品的一致性描述。

GO 主要包括三大独立的本体:生物过程(biological process)、分子功能(molecular function)和细胞组件(cellular component)。

GO 是一个使用有控制的词汇表和严格定义的概念关系。

在基因表达谱分析中,GO 常用于提供基因功能分类标签和基因功能研究的背景知识。利用 GO 的知识体系和结构特点,旨在发掘与基因差异表达现象关联的单个特征基因功能类或多个特征功能类的组合。

GO 的思想大概如下:对于一个基因产品(蛋白质或 RNA),用某些词汇来描述它是干什么的或位于细胞哪里、或者参与了哪个生物过程,而这些词汇就是来自 GO 的 term。term 是 GO

里面的基本描述单元,结构如下:

```
Accession:
GO:0005515
Ontology:
molecular function
Synonyms:
related:alpha-2 macroglobulin receptor-associated protein activity
related:protein degradation tagging activity
related:protein tagging activity
exact:protein amino acid binding
alt_id:GO:0045308
Definition:
Interacting selectively with any protein or protein complex(a complex
of two or more proteins that may include other nonprotein molecules).
[source:GOC:go_curators]
Comment:
None
Subset:
```

1.2.4 UMLS

UMLS(unified medical language system)是美国国家医学图书馆建立的关于生物医学和健康的知识组织体系。

UMLS 共有三个知识源数据库,它们是 Metathesaurus、语义网络(semantic network)和专家词典(specialist lexicon)。UMLS 知识源数据库被设计为多种用途,能用于多种类型的信息系统,如病例、科学文献、索引和公共健康数据。

Metathesaurus 是一个非常大的、多用途、多语言词汇库,来源于各种叙词表、分类表、编码集、用于病人护理的可控词汇表、健康服务表、公共健康统计、生物医学文献目录和索引以及基础医学、临床医学和健康服务的研究文献等。

语义网络的目的是提供 Metathesaurus 中所有概念的统一分类和一系列概念之间的关系。语义网络由两部分组成:① 一组较为宽泛的主题类目,也称语义类型;② 一组语义类型之间的关系,或称语义关系。

专家词典是 NLM 建立的三个知识源数据库之一,是 UMLS 的组成部分。专家词典的作用是为自然语言处理系统提供词汇信息。专家词典的词汇包括通用英语词汇和生物医学专业词汇。

1.2.5 DICOM 标准

医学图像设备产生的图像格式由生产厂商自定义,无统一标准。随着医学图像技术的发展和 PACS 的出现,需要在同一终端上显示不同设备的图像,建立统一的图像显示和传输标准的需求,DICOM 标准由此提出。

建立医学数字成像和通信标准(digital imaging and communication in medicine,DICOM)的目的是推动与设备型号或生产厂家无关的、开放式的医疗数字影像的传输与交换,促使 PACS 的发展并和其他各种医院信息系统的整合,允许所产生的信息能广泛地经由不同的设备来访问。

DICOM 是由美国放射学院(american college of radiology,ACR)和美国国家电器制造学会(national electrical manufacturers association,NEMA)组成的联合委员会于 1982 年开始研制,并逐渐完善和发展所形成的医学数字图像及传输标准。

DICOM 标准于 1985 年公布 1.0 版(ACR-NEMA V1.0),1988 年公布 2.0 版,增加 HIS/RIS 连接后改为 DICOM,1993 年公布 DICOM3.0 版,内容从只提供点对点的通信标准,扩充到支持开放式系统互联以及 TCP/IP 等计算机网络的工业标准;从只支持放射图像到支持内窥镜、病理等其他图像。

DICOM 标准的内容:

第 1 部分:给出了标准的设计原则。

第 2 部分:介绍了 DICOM 标准的一致性概念。

第 3 部分:描述了信息对象的定义方法。

第 4 部分:服务类的说明。

第 5 部分:数据结构及语义。

第 6 部分:数据字典。

第 7 部分:消息交换。

第 8 部分:消息交换的网络通信支持。

第 9 部分:说明 DICOM 如何支持点对点消息通信的服务和协议。

第 10、11、12 部分:定义了 DICOM 文件的存储方式。

第 13 部分:DICOM 打印管理的点对点通信支持。

第 14 部分:说明了灰度图像的标准显示功能。

1.2.6　HL7

不同系统的集成必须建立在各方均支持同样消息标准的基础上。HL7 为各个系统提供一套标准的统一的接口。

HL7 数据由表(table)和消息(message)构成。每个消息隶属于一种消息格式(v2.4 有 84 种),消息由"区段""位""元素""副元素"组成。例如,"病人入院"信息就包含了"病人身份证明(patient IDentification,PID)"区段,PID 区段里又包含了病人姓名、年龄、住址、电话等"位"。

HL7 不仅包括组合消息的语法,而且允许定义所谓的触发事件。HL7 将现实中的各种医疗行为归纳为一些典型事件,例如,"病人入院"就是一个事件。消息是根据触发事件被传输到接受方的信息。

HL7 是医院内信息交换的通用标准,可整合 HIS 中不同子系统,进行数据交换,减少数据重复,提高交互效率,避免重复采集。

HL7 的实现方法:

(1) 采用点对点通信方法以实现不同系统的对接。

(2) 采用 HL7 服务器(HL7 server)的方法实现,HL7 server 实际上是应用服务器,形成基于 HL7 接口的中心数据库,这样可以减少接口数量,提高系统的可靠性。

1.3 案例：医院信息系统建设方案

1.3.1 医院信息系统的目标

医院自身的目标、任务和性质决定了医院信息系统在不同阶段所应该实现的目标。

以往的信息系统一般以药品及物品为主要关注对象、以收费为主要目的。以此为目标的管理系统往往忽视了对医院其他方面的重视,造成医院在内部管理、患者服务等方面建设力度不够,使医院在竞争中处于不利的地位。为此,现在的医院信息系统应改变这种目标。

随着信息化的普及、认识的提高和人员素质的增长,在医院信息系统的建设中要充分发挥这些外部的条件,做到高起点、高水平。因此,现在的医院信息系统应以患者为核心,经济效益为重点,医院管理为基础,全方位覆盖医生、护士、药剂、医技、财务、病案、统计、出入院管理等方面,注重医院内部的成本核算、考核和分配,为深层次的医院管理提供强有力的技术平台。因此,我们通过以下的五个部分来实现预期的目标。

1. 临床诊疗部分

临床诊疗部分主要以病人信息为核心,将病人诊疗过程作为主线,医院中的所有科室将沿此主线展开工作。随着病人在医院中每一步诊疗活动的进行产生并处理与病人诊疗有关的各种诊疗数据与信息。整个诊疗活动主要由各种与诊疗有关的工作站来完成,并将这部分临床信息进行整理、处理、汇总、统计、分析等。此部分包括:门诊医生工作站、住院医生工作站、护士工作站、临床检验系统、输血管理系统、医学影像系统、手术室麻醉系统等。

2. 药品管理部分

药品管理部分主要包括药品的管理与临床使用。在医院中,药品从入库到出库,再到病人使用,是一个比较复杂的流程,这个流程贯穿病人的整个诊疗活动中。这部分主要处理的是与药品有关的所有数据与信息,包括药库、药房及发药管理。

3. 经济管理部分

经济管理部分属于医院信息系统中最基本的部分,它与医院中所有发生费用的部门有关,处理的是整个医院中各有关部门产生的费用数据,并将这些数据整理、汇总,传输到各自的相关部门,供各级部门分析、使用并为医院的财务与经济收支情况服务。这部分包括:门急诊挂号,门急诊划价收费,住院病人入院、出院、转院,住院收费、物资、设备,财务与经济核算等。

4. 综合管理与统计分析部分

综合管理与统计分析部分主要包括病案的统计分析、管理,并将医院中的所有数据汇总、分析、综合处理,供领导决策使用,包括:病案管理、医疗统计、院长综合查询与分析、病人咨询服务。

5. 外部接口部分

这部分提供医院信息系统与医疗保险系统的接口。

1.3.2   需求分析

1. 优化就诊流程和创造良好的就诊环境

传统的看病就诊流程就好像在对患者说,你要去的地方就在那里,自己慢慢去找吧! 这在实际上造成就诊患者的就诊过程就是奔波于医院的各个地点,到哪个地点都要排队等候。由此带来的问题就是,患者花了大量的时间用于排队,而对于医院来说却没有任何好处。对于这种情况,在讲究以患者为中心的今天,应该采用某种方式去解决,对此,可借鉴已有经验提出以下一些措施。

取消独立的挂号室,设立分诊病区:在相关科室开辟一个空间,建立患者候诊区。在候诊区,张贴本区内的就诊科室和医生简介;安排导诊人员,完成患者挂号、分配科室医生以及使用就诊呼叫系统(可采取人工或电子显示屏方式)。

在楼层或病区设立化验标本采样室和收费室。设立收费室可以减少患者到收费处的流动次数和排队时间;在标本采样室可以采集患者的标本,标本采用条形码标识,这样可以实现与临床检验系统的无缝连接,便于检验系统的处理;采集到的标本可由医护人员集中送到检验科,患者需要做的就是在候诊区等待呼叫;在其他检查单据交费后,相应的科室就会知道将有患者前来检查,提前做好准备工作;相关科室完成检验报告和检查报告后会直接传回患者的就诊医生处;患者完成处方交费后,系统会提示患者应该去哪个药房窗口取药,避免患者在取药过程中排队。

在病房护士站设立检验标本采集区,护士可根据医生工作站上的医嘱采集相应的标本,同样使用条形码标识,集中送到检验科。检验科根据条形码来确认检验项目和收费,完成的检验报告实时传到医生工作站。

建立门诊医生工作站、住院医生工作站、医技科室工作站,这些工作站能够实时准确地完成患者就诊信息传递、费用转账、各种报告共享等,不仅简化患者的就诊过程,节省就诊时间,还能完成院内的相关管理工作。

2. 以成本核算为核心的院内管理

医院的发展依赖于经济效益的增长,经济效益的增长除了依靠技术力量和服务环境外,还要完善院内管理,增加改革力度,以便创造出高效、低耗的运营机制。这个机制的重点就是成本核算。

3. 医学影像系统和临床检验系统

单独提到这两个系统,是因为核磁室、CT 室、检验科是医院内比较重要的科室,通常这三个科室的收入占总收入的比例较大,但同时这三个科室的投入也比较大,包括设备购置、设备维护、耗材等。

随着技术的发展，现在的医疗设备已经具备了对外通信的能力，这给使用计算机管理提供了便利条件。核磁、CT 等大型设备基本具备 DICOM3 通信接口，医学影像系统应运而生。采用医学影像系统最大的好处就是减少了耗材的使用，同时，采用影像系统还可以给其他工作站提供图像诊断和资料，例如，在病历中加入图像信息。

检验科室的设备通常也具备与计算机通信的能力，通过专门开发的临床检验系统(LIS)，医生可以输入检验指令、读取检验设备的结果、管理检验耗材、检查设备的状态等，一方面实现检验与医院信息系统的连接，另一方面可以有效地控制耗材的使用，完成检验质量监控，真正做到高效、低耗。

1.3.3　医院信息系统的组成

1. 门、急诊挂号子系统

门、急诊挂号子系统用于医院门、急诊挂号处，包括窗口挂号、统计等。此系统是直接为门、急诊病人服务的，建立病人标识码，减少病人排队时间，提高挂号工作效率和服务质量是其主要目标。

该子系统的基本功能：

(1) 窗口挂号、预约挂号功能。挂号员根据病人的请求选择诊别、科室、号别、医生，生成挂号信息，打印挂号单，并记录就诊病人的基本信息。

(2) 退号处理功能：完成病人退号。

(3) 查询功能：查询预约号、退号；查询病人、科室、医师的挂号状况；查询医师的出诊时间、科室的挂号现状。

(4) 门、急诊挂号收费核算功能：完成会计科目、收费项目和科室核算。

(5) 门、急诊病人统计功能：完成门、急诊各科室工作量的统计。

(6) 系统维护功能：完成病人基本信息、挂号费用等维护。

2. 门、急诊划价收费子系统

门、急诊划价收费子系统用于处理医院门、急诊划价和收费，包括门、急诊划价，收费，退费，打印报销凭证，结账，统计等。医院门、急诊划价收费子系统是直接为门、急诊病人服务的，减少病人排队时间，提高划价收费的工作效率和服务质量，减轻工作强度，优化执行财务监督制度的流程是该子系统的主要目标。

该子系统的基本功能：

(1) 划价功能：支持划价收费一体化或分别处理。

(2) 收费处理功能：① 支持从医生工作站、药房、医技系统及检验系统中自动获取或直接录入患者的收费信息，包括患者姓名、病历号、结算类别、医疗类别、临床诊断、医生编码，开处方科室名称、药品/诊疗项目名称、数量等；② 处理退款：程序使用冲账方式退款，保留操作全过程的记录，可选择是否需要由执行科室确认；③ 发票作废、跳号、跳张：处理因打印机错误等外部因素引起的发票号错误等；④ 特殊情况收费；⑤ 支持对外显示屏、电脑语音报价收费；⑥ 支持对发票金额精确到角的特殊处理(四舍五入、全舍、全入等)；支持自动分配药房和发药窗口。

(3) 发票号管理功能：收款员使用的发票全部由计算机管理，发票本身的号码要和打印的号码对应。

（4）报销凭证打印功能：使用按财政和卫生行政部门规定的格式打印报销凭证，并保留存根。

（5）结算功能：① 日结功能：能够完成日收费按科目汇总、按科目明细汇总、按科室核算统计汇总；② 收款员日结功能：完成本次收费汇总，便于上缴。

（6）统计查询功能：① 收费员工作量统计；② 收款员发票查询；③ 作废发票查询。

（7）报表打印输出功能：① 打印日汇总表：按收费科目汇总和合计；② 打印日收费明细表：按收费借方和贷方科目打印，以便会计进行日记账；③ 打印日收款员收费汇总：按收款员本次收费情况汇总打印；④ 打印日科室核算表：包括一级科室和检查治疗科室工作量统计；⑤ 打印全院月收入汇总表：包括医疗门诊收入和药品门诊收入统计汇总；⑥ 打印全院月科室核算表：包括一级科室和检查治疗科室工作量统计汇总；⑦ 打印合同医疗单位月费用统计汇总表：按治疗费用和药品费用科目进行统计汇总；⑧ 打印全院门诊月、季、年收费核算分析报表；⑨ 门诊发票重打。

3. 门诊 / 住院药房管理子系统

药房是医院药品对外发放的窗口。

该子系统的基本功能：

（1）自动获取药品的名称、规格、批号、价格、生产厂家、药品来源、药品剂型、药品属性、药品类别、医保编码、领药人、开方医生和门诊患者等基本信息。

（2）支持排队呼叫系统。

（3）对门诊患者的处方执行划价。

（4）为住院患者划价、记账和按医嘱执行发药。

（5）分别按患者的临时医嘱和长期医嘱执行确认上账，并自动生成针剂、片剂、输液、毒麻和其他类型的摆药单和统领单，同时追踪各药品的库存及患者的押金，打印中草药处方单，并实现对特殊医嘱、隔日医嘱等的处理。

（6）执行发药核对确认，消减库存，并统计日处方量和各类别的处方量。

（7）为门诊收费设置包装数、低限报警值、控制药品及药品别名。

（8）对门诊收费的药品金额和药房的发药金额进行对账。

（9）可自动生成药品进药计划申请单，并发往药库。

（10）对药库发到本药房的药品进行入库确认。

（11）提供本药房药品的调拨、盘点、报损、调换和退药功能。

（12）具有药房药品的日结、月结和年结算功能，并自动比较会计账及实物账的平衡关系。

（13）可随时查询某日和任意时间段的入库药品消耗，以及任意某药品的入库、出库、库存明细。

（14）支持药品批次管理。

（15）提供科室、病房基数药管理与核算统计分析功能。

（16）提供查询和打印药品出库明细的功能。

（17）进行药品的有效期管理，可自动统计过期药品的品种数和金额，并进行库存量提示。

（18）对毒麻药品、精神药品的种类，贵重药品、院内制剂、进口药品、自费药等均有特定的判断识别处理。

4. 门诊医生工作站子系统

门诊医生工作站子系统协助门诊医生完成日常医疗工作，其主要任务是处理门诊记录、诊断、处方、检查、检验、治疗处置、手术和卫生材料等信息。

该子系统的基本功能：

(1) 自动获取或提供如下信息：① 病人的就诊卡号、病案号、姓名、性别、年龄、医保费用类别等；② 诊疗相关信息：病史资料、主诉、现病史、既往史等；③ 医生信息：科室、姓名、职称、诊疗时间等；④ 费用信息：项目名称、规格、价格、医保费用类别、数量等。

(2) 支持医生处理门诊记录、检查、检验、诊断、处方、治疗处置、卫生材料、手术、收入院等诊疗活动。

(3) 提供处方的预定义功能及模板。

(4) 提供医院、科室、医生常用的临床项目字典，医嘱模板及相应的编辑功能。

(5) 自动审核医嘱的完整性，记录医生的姓名及录入医嘱的时间，确认后不允许更改，同时提供医嘱作废功能。

(6) 所有医嘱均提供备注功能，医师可以输入相关的注意事项。

(7) 支持医生查询相关资料，包括历次就诊信息、检验检查结果，并提供比较功能。

(8) 自动核算就诊费用，支持医保费用管理。

(9) 提供打印功能，如处方、检查检验申请单等，打印结果由相关医师签字生效。

(10) 提供医生权限管理。

(11) 自动向有关部门传送检查、检验、诊断、处方、治疗处置、手术、收住院等诊疗信息，以及相关的费用信息，保证医嘱指令顺利执行。

5. 药品库房 / 会计管理子系统

药库是医院内药品的源头，负责药品招标、采购、入库、出库以及药品的财务核算。

该子系统的基本功能：

(1) 录入或自动获取药品名称、规格、批号、价格、生产厂家、供货商、包装单位、发药单位等信息，以及医疗保险信息中的医疗保险类别和处方药标志等。

(2) 自动生成采购计划及采购单。

(3) 具有药品入库、出库、调价、调拨、盘点、报损丢失、退药等功能。

(4) 具有特殊药品的入库、出库管理功能（如赠送、抽检药品等）。

(5) 具有药品库存的日结、月结、年结功能，并能校对账目及平衡库存。

(6) 可随时生成各种药品的入库明细、出库明细、盘点明细、调价明细、调拨明细、报损明细、退药明细及各项汇总数据。

(7) 可追踪各个药品的明细流水账，可随时查验任一品种的库存变化。

(8) 可自动接收科室领药单。

(9) 具有药品的核算功能，可统计分析各药房的消耗、库存。

(10) 可自动输出各种单据。

(11) 具有药品字典库维护功能（如品种、价格、单位、计量、特殊标志等），支持一药多名操作，统一规范药品名称。

(12) 提供药品的有效期管理，可自动统计过期药品的品种和金额，并有库存量提示。

(13) 对毒麻药品、精神药品的种类，贵重药品、院内制剂、进口药品、自费药等均有特定的判断识别处理。

(14) 支持药品批次管理。

(15) 支持药品的多级管理。

(16) 提供药品的进价、零售价及设置折扣率和加成率参数,可进行自动调价确认和手动调价确认。

(17) 能够记录调价的明细、时间及调价原因,并记录调价的盈亏信息。

(18) 提供药品会计账目、药品库管账目及与财务系统的接口,并能按会计制度的规定,提供自动报账和手工报账核算功能。

(19) 药品会计账务处理能够实现计算药品销售额与药品收款额的核对,做到账物相符,并统计全院库房和药房的合计库存金额、消耗金额及购入成本等信息,计算各月的实际综合加成率。

(20) 提供药品统计分析报表,实现按月、季、年进行准确可靠的统计,可为"定额管理、加速周转、保证供应"提供依据。

(21) 具有医院各科室药品消耗统计核算功能。

(22) 打印功能:对药品会计处理需要的账簿、报表按统一规定的格式和内容进行打印,提供多种盘点单(按品种、按批号等)。

(23) 提供供应商相关报表,包括往来日结、往来月结、应付款余额等。

6. 材料易耗品库房 / 会计管理子系统

此管理子系统协助库管和会计管理医院内各种卫生材料和易耗品。

该子系统的基本功能:

(1) 录入或自动获取材料的名称、规格、批号、价格、生产厂家、供货商、单位等材料信息,以及医疗保险类别标志等。

(2) 具有自动生成采购计划及采购单功能。

(3) 提供材料入库、出库、盘点、报损丢失等信息。

(4) 提供材料库存的日结、月结、年结信息,并能校对账目及库存的平衡关系。

(5) 可随时生成各种材料的入库明细、出库明细、盘点明细、报损明细,以及上面各项的汇总数据。

(6) 可追踪各个材料的明细流水账,可随时查验任一品种的库存变化。

(7) 可自动接收科室领用单。

(8) 可自动输出各种单据。

(9) 具有材料字典库维护功能。

(10) 提供材料会计账目、库管账目及与财务系统的接口,并按会计制度规定,具有自动报账和手工报账核算功能。

(11) 提供材料会计统计分析报表,实现按月、季、年进行准确可靠的统计。

(12) 具有医院各科室材料消耗、销售统计核算功能。

(13) 打印功能:对材料会计处理需要的账簿、报表按统一规定的格式和内容进行打印,提供多种盘点单(按品种、按批次等)。

(14) 提供供应商相关报表,包括往来日结、往来月结、应付款余额等。

7. 住院登记/结算管理子系统

住院登记/结算管理子系统用于医院住院患者的登记和结算管理,包括入院登记、床位管理、住院预交金管理、住院病人结算、费用录入、打印收费细目和发票、欠款管理等功能。

该子系统的基本功能:

(1) 入院管理:可自动读取医生工作站传送的入院申请,同时也可手工输入。入院管理包括:① 入院登记;② 建病案首页;③ 病案首页录入;④ 打印病案首页;⑤ 支持医保患者按医保规定程序办理入院登记。

(2) 预交金管理:① 录入保存预交金信息,打印预交金收据凭证;② 预交金日结并打印清单;③ 按照不同方式统计预交金并打印清单;④ 按照不同方式查询预交金并打印清单。

(3) 住院病历管理功能:① 为首次住院病人建立住院病历;② 病历号维护;③ 检索病历号。

(4) 病人费用管理:① 病人费用录入:具有单项费用录入和全项费用录入选择功能,可以从检查、诊察、治疗、药房、病房费用发生处录入或集中费用单据由收费处录入;② 病人结账:具备病人住院期间的结算和出院总结算,以及病人出院后再召回病人的功能;③ 具有住院病人预交金使用最低限额警告功能;④ 病人费用查询:病人/家属可查询自己的各种费用使用情况;⑤ 病人欠费和退费查询;⑥ 具有病人选床、转床、转科功能。

(5) 住院财务管理:① 日结账:包括当日病人预交金、入院病人预交费、在院病人各项费用、出院病人结账和退款等统计汇总;② 月度、季度、年度结账:包括住院病人预交金、出院病人结账等账务处理。

(6) 住院收费科室工作量统计:① 月科室工作量统计:完成月科室、病房、药房、检查治疗科室的工作量统计和费用汇总;② 年科室工作量统计:完成年度全院、科室、病房、药房、检查治疗科室的工作量统计、费用汇总。

(7) 查询统计功能:① 药品、诊疗项目(名称、用量、使用者名称、单价等相关信息)查询、科室收入统计、患者住院信息查询、病人查询、结算查询和住院发票查询;② 空床查询、统计:对各部门的空床信息进行查询统计、打印;③ 病人查询:查询患者的住院信息、打印清单;④ 出入院统计;⑤ 打印床位日报表。

(8) 打印输出功能:① 打印各种统计查询的内容;② 打印住院费用清单;③ 打印日结账汇总表;④ 打印日结账明细表;⑤ 打印月、旬结账报表;⑥ 打印科室核算月统计报表;⑦ 打印病人预交金清单;⑧ 打印病人欠款清单;⑨ 打印月度、季度、年度收费统计报表。

8. 住院医生工作站子系统

住院医生工作站子系统协助医生完成病房日常医疗工作,主要任务是处理诊断、处方、检查、检验、治疗处置、手术、护理、卫生材料信息,以及会诊、转科、出院等信息。

该子系统的基本功能:

(1) 自动获取或提供如下信息:① 医生主管范围内,病人的基本信息,包括姓名、性别、年龄、住院病历号、病区、床号、入院诊断、病情状态、护理等级、费用情况等;② 诊疗相关信息,包括病史资料、主诉、现病史、诊疗史、体格检查等;③ 医生信息,包括科室、姓名、职称、诊疗时间等;④ 费用信息,包括项目名称、规格、价格、医保费用类别、数量等。

(2) 支持个性化系统配置,根据医生的工作范围配置独立的个体词典,减少病历编辑录入时间。

(3) 支持医生处理医嘱,包括检查、检验、处方、治疗处置、卫生材料、手术、护理、会诊、转科、出院等。

(4) 提供医院、科室、医生的常用临床项目字典。

(5) 具有长期和临时医嘱处理功能,包括医嘱的开立、停止和作废。

(6) 支持医生查询相关资料:历次门诊、住院信息,检验检查结果,并提供比较功能。

(7) 提供医嘱执行情况、病床使用情况、处方、患者费用明细等的查询。

(8) 支持医生按照国际疾病分类标准下达诊断;支持疾病编码、拼音、汉字等多重检索。

(9) 自动审核医嘱的完整性,提供对所有医嘱进行审核确认的功能,根据确认后的医嘱自动定时产生用药信息和医嘱执行单,记录医生姓名及时间,确认后不允许更改。

(10) 所有医嘱均提供备注功能,医师可以输入相关注意事项。

(11) 支持所有医嘱和申请单打印,单据符合有关医疗文件的格式要求,能提供医生、操作员签字栏,打印结果由处方医师签字生效。

(12) 提供医生权限管理,如部门、等级、功能等。

(13) 自动核算各项费用,支持医保费用管理。

(14) 自动向有关部门传送检查、检验、诊断、处方、治疗处置、手术、转科、出院等诊疗信息,以及相关的费用信息,保证医嘱指令顺利执行。

9. 护士工作站子系统

护士工作站子系统协助病房护士完成日常护理工作,主要任务是协助护士核对并处理医生下达的长期和临时医嘱,对医嘱执行情况进行管理;同时,协助护士完成护理及病区床位管理等日常工作。

该子系统的基本功能:

(1) 床位管理。① 提供病区床位使用情况一览表(显示床号、病历号、姓名、性别、年龄、诊断、病情、护理等级、陪护、饮食情况);② 提供病区一次性卫生材料消耗量查询,以及卫生材料申请单打印。

(2) 医嘱处理。① 医嘱录入;② 审核医嘱(新开立、停止、作废),查询、打印病区医嘱审核处理情况;③ 记录病人的生命体征及相关项目;④ 打印长期及临时医嘱单(具备续打功能),重整长期医嘱;⑤ 打印、查询病区对药单(领药单),支持对药单的分类维护;⑥ 打印、查询病区长期、临时医嘱治疗单(口服、注射、输液、辅治疗等),支持单页、补页、连续等打印方式;支持治疗单分类维护;打印、查询输液记录卡及瓶签;⑦ 长期及临时医嘱执行确认;⑧ 填写药品皮试结果;⑨ 打印检查化验申请单;⑩ 打印病案首页及医嘱记录查询。

(3) 护理管理和护理记录;护理计划;护理评价单;护士排班;护理质量控制。

(4) 费用管理。① 护士站收费(一次性材料、治疗费等),具备模板功能;② 停止及作废医嘱退费申请;③ 病区(病人)迟费情况一览表;④ 住院费用清单(含每日费用清单)查询打印;⑤ 查询病区欠费病人清单,打印催缴通知单;⑥ 查询打印患者费用一日和全部清单。

10. 医技科室管理子系统

医技科室管理子系统针对院内放射科、公检科、碎石、高压氧等科室,可以完成本科室费用划价、确认住院患者费用申请单、已交款单据执行、报告编辑录入、回传报告等。

该子系统的基本功能：

(1) 申请单据的划价。

(2) 申请单据的确认、收费。

(3) 已交款单据的执行。

(4) 执行结果的录入、编辑、删除等。

(5) 单据费用的查询、科室收入统计。

11. 临床检验子系统

临床检验子系统协助检验科完成日常检验工作，主要任务是协助检验师对检验申请单及标本进行预处理，自动采集或直接录入检验数据，处理检验数据、审核检验报告，查询、打印检验报告等。该子系统应包括检验仪器、检验项目维护等功能。

该子系统的基本功能：

(1) 预约管理：① 预约处理：预约时间，打印预约单（准备、注意事项）；② 预约浏览：查询预约情况。

(2) 检验单信息管理：① 患者的基本信息，包括科室、姓名、性别、年龄、病例号、病区、入院诊断、送检日期等；② 检验相关信息，包括种类、项目、结果、日期等。

(3) 登录功能：① 患者的基本信息；② 检验的相关信息，包括种类、项目、检体、结果、日期；③ 医生的相关信息，包括申请医生的姓名、科室；检验科医生的姓名、检验师姓名，一经确认，不得更改。

(4) 提示查对：① 采取标本时，包括科别、床号、姓名、项目、检体；② 收集标本时，包括科别、姓名、性别、标本数量和质量；③ 检验时，包括查对试剂和项目；④ 检验后，包括查对目的和结果；⑤ 发报告时，包括查对科别、化验单完整。

(5) 执行检验业务：① 镜检业务：提供手工录入的接口；② 仪检业务：提供自动数据采集的接口；③ 结果录入：提供多种输入格式和内容，提高录入速度；④ 检验单生成、核准、打印：自动生成检验单号，与患者在院资料相对应。

(6) 报告处理功能：① 生成检验结果报告；② 向临床反馈信息；③ 查询既往检验结果，提供比较功能。

(7) 检验管理功能：① 录入检验仪器；② 录入检验类型；③ 提示镜检标准；④ 提示正常值范围。

(8) 检验质量控制功能：① 定期调试制度；② 发现问题及时调整。

(9) 统计功能：① 工作量：检验报告的数量和检验时间；② 特殊疾病及时提示和规范统计；③ 费用提示；④ 打印功能：提供多种格式的查询显示。

(10) 权限控制功能：录入者及审核者具有不同控制权限。审核者对医嘱进行审核、校对后才能交付执行，并对审核后医嘱的正确性承担责任。系统对未经审核的医嘱提供修改和删除的功能。

12. 医学影像子系统

医学影像子系统处理各种医学影像信息的采集、存储、报告、输出、管理、查询，以上信息符合 DICOM3.0 国际标准和国际疾病分类标准。

该子系统的基本功能：

（1）影像处理部分：① 数据接收功能：接收、获取影像设备的 DICOM3.0 及非 DICOM3.0 格式的影像数据，支持非 DICOM 影像设备的影像转化为 DICOM3.0 标准的数据；② 图像处理功能：自定义显示图像的相关信息，如姓名、年龄、设备型号等参数，提供缩放、移动、镜像、反相、旋转、滤波、锐化、伪彩、播放、窗宽窗位调节等功能；③ 测量功能：具有 ROI 值、长度、角度、面积等数据的测量，以及标注、注释功能；④ 保存功能：支持 JPG、BMP、TIFF 等多种格式的存储，可转化成 DICOM3.0 格式；⑤ 管理功能：支持设备之间影像的传递，具有调阅病人不同时期、不同影像设备的影像及报告的功能，支持 DICOM3.0 标准的打印输出，支持海量数据的存储和迁移管理；⑥ 远程医疗功能：支持影像数据的远程发送和接收；⑦ 系统参数设置功能：支持用户自定义窗口位值、显示文字的大小、放大镜的放大比例等参数。

（2）报告管理部分：支持国内外通用医学术语集。① 预约登记功能；② 分诊功能：病人的基本信息、检查设备、检查部位、检查方法、划价收费；③ 诊断报告功能：生成检查报告，支持二级医生审核，支持典型病例管理；④ 模板功能：用户可以方便灵活地定义模板，提高报告的生成速度；⑤ 查询功能：支持姓名、影像号等多种形式的组合查询；⑥ 统计功能：可以统计用户工作量、门诊量、胶片量以及费用信息。

13. 手术、麻醉管理子系统

手术、麻醉管理子系统专门用于住院病人手术与麻醉的申请、审批、安排，以及术后有关信息的记录和跟踪。医院手术和麻醉是一个复杂的过程，合理、有效、安全的手术和麻醉管理能有效地保证手术的正常进行。

该子系统的基本功能：

（1）手术前。① 手术、麻醉的申请与审批：根据有关规定完成手术、麻醉的申请和审批；② 提供患者基本信息：姓名、性别、年龄、住院病例号；病区、床号、入院诊断、病情状态、护理等级、费用情况等；③ 术前准备信息：完成各项检查、明确诊断、签好手术同意书、签好麻醉签字单；④ 术前讨论和术前总结：该总结为书面记录；⑤ 按规定标准安排手术者和第一助手；⑥ 麻醉科会诊记录：手术前一天进行并填好该记录单，并于麻醉前签字；⑦ 记录确认麻醉方案：该方案在手术前讨论确定；麻醉科医生会诊决定手术前的用药；⑧ 记录手术医嘱，记录手术通知单，并于手术前一日送交麻醉科，急诊手术随时送交。

（2）手术中。① 提供患者的基本信息：姓名、性别、年龄、住院病例号、病区、床号、入院诊断、病情状态、护理等级等；② 提供手术的相关信息：手术编号、日期、时间、手术室及手术台；手术分类、规模、部位、切口类型等；③ 提供医生的信息：手术医生和助手的姓名、科室、职称；麻醉师的姓名、职称；④ 提供护士的信息：洗手护士、巡回护士，器械师的姓名；⑤ 提供麻醉信息：麻醉方法、用药名称、剂量、给药途径；⑥ 核查手术名称及配血报告、术前用药、药敏试验结果；⑦ 核查无菌包内灭菌指示剂，以及手术器械是否齐全，并予记录；⑧ 以上信息在手术前录入，手术后进行修改；急诊手术术后及时录入以上信息，并记入医生及操作员的姓名、代号；⑨ 核对纱垫、纱布、缝针器械的数目；⑩ 填写麻醉记录单，记录麻醉器械数量。

（3）手术后。① 提供手术的情况：手术记录、麻醉记录；② 提供患者情况：血压、脉搏、呼吸等；③ 随访信息：一般手术随访一天，全麻及重症患者随访三天，记录随访结果，以及有关并发症信息；④ 提供以上全部信息的打印功能；⑤ 提供以上全部信息的汇总功能；⑥ 提供各项费用信息。

14. 票据管理子系统

该子系统管理医院所使用的各种票据。

15. 经济核算管理子系统

经济核算管理子系统用于医院的经济核算和科室核算，包括医院收支情况汇总、科室收支情况汇总、医院和科室的成本核算等。经济核算是强化医院经济管理的重要手段，可促进医院增收节支，达到"优质、高效、低耗"的管理目标。本系统符合《医院会计制度》和《医院财务制度》。

该子系统的基本功能：

(1) 门诊收入、支出统计汇总。

(2) 住院收入、支出统计汇总。

(3) 药品进、销、差价统计汇总。

(4) 物资消耗和库存统计汇总。

(5) 固定资产统计和折旧计算。

(6) 房屋面积统计汇总。

(7) 各科室和病房工作量统计汇总。

(8) 临床工作人员工作量统计。

(9) 管理部门和后勤保障部门的收支和工作量统计。

(10) 支持多种算法进行医院成本分摊。

(11) 全院综合分析统计核算。

(12) 各科室、病房、各部门核算和分配。

(13) 提供各项统计汇总信息查询、显示、打印功能。

16. 后勤物资管理子系统

后勤物资管理子系统用于医院后勤物资管理，包括各种低值易耗品、办公用品、被服衣物等非固定资产物品的管理，也可以为医院进行科室成本核算和管理决策提供基础数据。

该子系统的基本功能：

(1) 自动获取或录入采购计划单、编辑查询采购计划单。

(2) 自动获取或录入专购品请购单、编辑查询专购品请购单。

(3) 自动获取或录入入库单、编辑查询入库单，修改使用冲账方式，并保留全部操作痕迹。

(4) 自动获取或录入出库单、编辑查询出库单。

(5) 自动获取或录入调拨单、编辑查询调拨单。

(6) 查询打印库存量。

(7) 移库功能。

(8) 库存管理舍入误差的处理。

(9) 库存分类汇总打印。

(10) 科室领用汇总打印。

(11) 出入库情况汇总打印。

(12) 采购结算统计打印。

(13) 物资管理月报、年报报表的打印。

(14) 物资管理字典的维护。

(15) 系统初始化管理。

(16) 用户权限管理。

17. 后勤固定资产管理子系统

后勤固定资产管理子系统用于医院内房屋地产、车辆、办公家具、后勤资产的管理。

该子系统的基本功能：

(1) 资产信息的录入和属性设置。

(2) 资产购入管理。

(3) 附件购入管理。

(4) 资产分配：使用、出租管理、调配管理。

(5) 折旧与费用分摊。

(6) 维修管理：记录维修时间、费用等。

(7) 资产报损、盘点管理。

(8) 收入管理：资产出租等收入性费用的录入、编辑。

(9) 统计查询：提供资产分布、费用分摊、资产折旧报表、报废申请表、资产明细账等方面的统计查询。

18. 设备管理子系统

设备管理子系统用于医院的设备管理,包括医院大型设备库存管理、设备折旧管理、设备使用和维护管理等。

该子系统的基本功能：

(1) 主设备增购情况的录入、编辑、查询。

(2) 主设备增值情况的录入、编辑、查询。

(3) 附件购置的录入、编辑、查询。

(4) 设备入库的批量处理。

(5) 分期付款情况的录入、编辑、查询。

(6) 进口设备购入的有关资料的录入编辑、查询。

(7) 设备出库单的录入、编辑、查询。

(8) 设备调配单的录入、编辑、查询。

(9) 设备销减管理。

(10) 设备增值管理。

(11) 附件耗用管理。

(12) 库存盘亏处理。

(13) 设备维修情况的记录和维修费用管理。

(14) 设备完好情况和使用情况的登记管理。

(15) 设备出入总账的检索查询和打印。

(16) 固定资产明细账的检索查询和打印。

(17) 设备折旧汇总统计打印。

(18) 设备购置分类检索查询、统计、汇总打印。

(19) 设备附件购置分类检索查询、统计、汇总打印。

(20) 卫生行政部门统一报表汇总打印。

(21) 设备管理字典维护。

(22) 系统初始化管理。

(23) 用户权限管理。

19. 制剂管理子系统

该子系统的基本功能：

(1) 制剂库房管理,包括原辅料和包装材料的入库、出库、盘点、领用、报废、消耗、销售等管理。

(2) 制剂的半成品和成品管理,包括半成品和成品的入库、出库、销售、报废、盘点等管理。

(3) 制剂的财务账目及报表分析,包括月收支报表,月发出成品统计表,原辅料出入库明细表,原辅料、卫生材料及包装材料月消耗统计表、部门领用清单等。

(4) 提供制剂的成本核算,并能自动生成记账凭证。

(5) 各种单据和报表的打印。

(6) 各种质量控制信息管理。

(7) 计划、采购、应收款和应付款管理。

(8) 提供各种标准定额的管理：包括工时定额、产量定额、水电气的消耗定额等。

(9) 提供制剂生产过程、生产工序的管理。

20. 院长综合查询与分析子系统

院长综合查询与分析子系统为医院领导掌握医院运行状况提供数据查询和分析。该子系统从医院信息系统中加工处理有关医院管理的医、教、研和人、财、物的分析决策信息,以便为院长及各级管理者决策提供依据。该子系统采用计算机多媒体技术,以图像、图形、图表数据等形式表达信息,由使用者随意选择决策信息;该子系统可以设置使用权限,保障信息安全。

该子系统的基本功能：

(1) 临床医疗信息统计分析。

(2) 提供医院财务管理分析、统计、收支执行情况和科室核算分配信息。

(3) 提供医院药品进出库额管理,药品会计核算和统计分析。

(4) 提供重要仪器设备使用效率和完好率的信息。

(5) 提供后勤保障物资供应情况和经济核算。

(6) 医务、护理管理的质量和分析信息。

(7) 人事管理：各级各类卫生技术人员和其他技术人员的总额、比例、分布、相点、使用情况。

(8) 提供科室设置、重点学科、医疗水平的有关决策信息。

(9) 提供住院收费分项核算、各科月核算、患者费用查询、病人分类的统计信息。

(10) 提供医院的社会及经济效益年报信息。

(11) 提供医技情况报表、医院工作指标、医保费用的统计信息。

21. 病案管理子系统

病案管理子系统用于管理医院内的病案。该子系统主要对病案首页、相关内容及病案室

(科)的工作进行管理。病案是医院医、教、研的重要数据源。向医务工作者提供方便灵活的检索方式和准确可靠的统计结果,以及减少病案管理人员的工作量是该子系统的主要任务。它的管理范畴包括病案首页管理、姓名索引管理、病案的借阅、病案的追踪、病案质量控制和病人随诊管理。

该子系统的基本功能:

(1) 病案首页管理:包括病人的基本信息、住院信息、诊断信息、手术信息、过敏信息、患者费用、治疗结果、院内感染和病案质量等。① 提供灵活多样的检索方式,包括首页内容的查询、病案号查询、未归档病案的查询;② 检索结果以多种形式显示或输出,包括病案首页、病人姓名索引卡片、疾病索引卡片、手术索引卡片、入院病人登记簿、出院病人登记簿、死亡病人登记簿、传染病登记簿和肿瘤登记簿。

(2) 病案借阅:借阅登记、预约登记、出库处理、在借查询和借阅情况分析。

(3) 病案的追踪。① 出库登记,包括门诊出库登记、住院出库登记、科研出库登记;② 能够处理门诊、住院病案分开的情况。

(4) 病案质量控制。① 打印错误修改通知单;② 质量分析;③ 打印按医生、科室的统计报表。

(5) 病人随诊管理。① 设定随诊病人;② 随诊信件管理;③ 打印随诊卡片;④ 问卷管理,包括打印、回收确定、存档。

22. 医疗统计子系统

医疗统计子系统用于医院的医疗统计分析工作。该子系统的主要功能是对医院的发展情况、资源利用、医疗护理质量、医技科室工作效率、全院社会效益和经济效益等方面的数据进行收集、储存、统计分析并提供准确、可靠的统计数据,为医院和各级卫生管理部门提供所需要的各种报表。

该子系统的基本功能:

(1) 数据收集:门诊病人统计数据、急诊医疗统计数据、住院病人统计数据、医技科室工作量统计数据。

(2) 提供门诊、急诊统计报表:门、急诊日报表、月报表、季报表、半年报表和年报表。

(3) 病房统计报表:病房日报表、月报表、季报表、半年报表和年报表。

(4) 门诊挂号统计。

(5) 病人分类统计报表。

(6) 对卫生主管部门的报表:① 医院医疗工作月报表;② 医院住院病人疾病分类报表;③ 损伤和中毒小计的外部原因分类表;④ 卫生行政主管部门规定的其他法定报表。

(7) 统计综合分析:① 门诊工作情况;② 病房(病区)工作情况(含病房床位周转情况);③ 出院病人分病种统计;④ 手术与麻醉情况;⑤ 医技科室工作量统计;⑥ 医院工作指标;⑦ 医院的社会、经济效益统计。

23. 后台维护子系统

该子系统对医院管理软件进行系统设置、字典维护、特殊业务处理等。

24. 医疗保险接口

医疗保险接口提供医院信息系统与医疗保险系统的无缝连接。

25. 患者自助触摸屏查询子系统

该子系统可查询与患者相关的就诊信息,包括住院信息、病历、诊疗记录、处方检查治疗费用清单等,同时系统提供医院信息介绍,包括医院简介、科室配置、医生信息等。该子系统采用多媒体与触摸屏技术,具有简单、明了、反应迅速等特点。

本章小结

本章主要介绍了医学信息系统的主要类型,以及常用的医学信息标准,并展示了医院信息系统建设方案的案例。该案例包括了上述几种类型的医学信息子系统,展示了不同子系统之间的区别和联系。

第2章 医学成像技术

医学成像技术是借助于某种能量(如X射线、电磁场、超声波、放射性核素、红外线、微波等)与人体的相互作用,把人体内部组织和器官的结构、密度、功能等信息以影像的方式表现出来的一门科学技术。由于影像含有丰富的人体信息,能以直观的形式展示人体内部组织结构形态、脏器功能等,因此,医学成像技术已成为临床诊断、治疗及医学研究中最为活跃的领域之一。医学成像包括X射线摄影(屏-片X射线摄影与数字X射线摄影)、X射线计算机体层成像(computed tomography,CT)、磁共振成像(magnetic resonance imaging,MRI)、超声成像(ultrasound imaging,USI)、放射性核素成像(radioactive nuclide imaging,RNI)等。

2.1 医学成像技术的分类

2.1.1 X射线成像技术

X射线成像用于临床疾病诊断,已有120余年的历史,至今依然是医学影像检查的重要组成部分。随着现代成像技术的进步,X射线成像也在朝着数字化、精准化和无胶片化的方向发展,在临床疾病检查中依然发挥着重要作用。

1. X射线成像的基本原理

X射线能够使人体组织结构成像,一是基于X射线的基本特性,即X射线的穿透性、可吸收性、荧光效应和感光效应;二是基于人体组织结构固有的密度和厚度差异。当X射线穿过人体不同密度和不同厚度的组织时,会被这些组织不同程度的吸收,使得到达荧屏、胶片或特殊接收装置的X射线量出现差异,因而形成不同黑白对比的X射线影像。

物质的密度越高,对X射线吸收得越多。生物体组织按其密度及其对X射线吸收程度的不同,可大致分为三类:(1) CD高密度组织,如骨或钙化等,其密度较高,在X射线片上呈白色影像;(2) 中等密度组织,如软骨、肌肉、神经、实质器官、结缔组织及体液等,在X射线片上呈灰白色影像;(3) 低密度组织,如脂肪及含气组织等,在X射线片上呈灰黑或深黑色影像。胸部后前位X射线图像如图2.1所示。

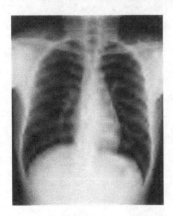

图2.1 胸部后前位X射线图像

此外,X射线穿透生物体组织的量的多少也与其厚度有关,厚度越大,透过的 X 射线量就越少。因此,X 射线片上影像的黑白程度除了与被照射生物体组织的密度有关外,还与其厚度相关。当组织结构发生病理改变时,其固有密度和厚度也随之改变,达到一定程度即可使 X 射线影像上的黑白灰度对比发生变化,这就是应用 X 射线检查进行疾病诊断的基本原理。

X 射线图像上的影像密度与组织结构类型及厚度有关:骨骼包括胸椎、肩、胛骨、锁骨和肋骨,视其厚度而呈高密度白影或中高密度灰白影;纵隔内主要为心脏大血管,属于软组织,但厚度大,也表现为高密度白影;肺组织虽也较厚,但其内主要为气体,故显示为低密度黑影。

2. X 射线设备与 X 射线成像性能

传统 X 射线设备是以胶片作为载体,对透过人体的 X 射线信息进行采集、显示和存储,其优点是:图像空间分辨率高,单幅图像能够整体显示较大范围的组织结构,X 射线辐射剂量相对较低,检查费用较为低廉;其缺点是:心摄片条件要求严格,图像密度分辨率较低,组织结构与器官影像重叠时对诊断影响较大,图像灰度无法调节,X 射线胶片利用和管理不便。传统 X 射线设备包括通用型 X 射线机、胃肠 X 射线机、心血管造影 X 射线机、床旁 X 射线机、乳腺 X 射线机和牙科 X 射线机等。

数字化 X 射线设备依技术原理不同,分为计算机 X 射线成像(CR)和数字 X 射线成像(DR)设备。其中,CR 设备可与传统 X 射线设备进行组合,而 DR 设备则不能与原有 X 射线设备兼容。DR 设备包括 DR 通用型机、DR 胃肠机、DR 乳腺机和 DR 床旁机等。

(1) CR 系统:CR 系统由 X 射线机、影像板(image plate,IP)、影像阅读处理器,以及监视器和存储装置组成。图 2.2 为 CR 系统的基本结构。

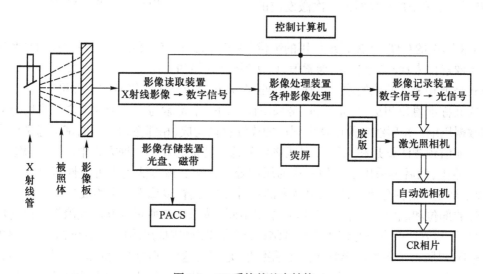

图 2.2 CR 系统的基本结构

IP 经 X 射线曝光(第一次激发)后,记录了病人某一部位的信号,形成了潜影,此潜影是模拟影像。将 IP 送入影像阅读处理器后,经激光扫描器扫描(第二次激发)读出影像,至此,已将模拟影像转化成了数字影像。数字影像可输出至激光打印机或其他终端进行显示或存储。第二次激发过的 IP 用强光照射,使 IP 上的潜影消失,供下次使用。CR 的工作原理实际上是 IP 经两次激发后抹消潜影再使用的过程,因此,IP 在 CR 成像系统中起着举足轻重的作用。

① IP 的工作原理。在 IP 的成像层(辉尽性荧光物质层)中,含有微量二价铕离子的氟卤化钡晶体,该晶体在 X 射线或长时间紫外线的激发下,可形成称为"F 中心"的色彩中心,从而被着色。F 中心是晶体内的一种缺陷,可吸收可见光中特定波长的光线,它位于形成晶体的特定原子已被去除而俘获了一个电子的空穴上。微量的离子在形成荧光体时被结晶化,产生发光中心。F 中心与发光中心共同担任储存 X 射线信息的任务,如图 2.3 所示。晶体内的离子初次由 X 射线激发而被解离,由二价变为三价,将电子释放给周围的传导带。释放的电子在以往形成的卤离子空穴内被 Couhnb'S 力俘获,产生 F 中心的半稳定状态。X 射线在 IP 上形成的模拟影像即是以这种状态储存下来的。此后,若用被 F 中心吸收的可见光(即二次激光线,CR 系统中用作读出光线)再次激发 IP,则可见光被 F 中心俘获,产生激发二价铕离子的能量,以发光的形式释放出来,供影像阅读处理器阅读,并最终重建为模拟影像。此种辉尽性荧光物质在 CR 成像中的详细光化学反应过程尚不完全明了。IP 经强光照射后,逆转以上过程,IP 恢复到第一次激发前的状态。

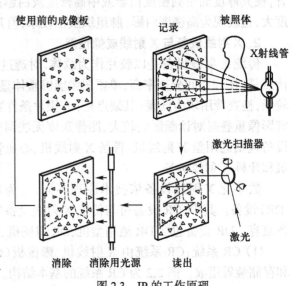

图 2.3　IP 的工作原理

② CR 图像的存储。CR 系统使用的影像数据压缩方式有三种。这三种方式均是利用相邻区的原始像素值来预测兴趣区的像素值,以达到数据压缩的目的。第一种方式,如图 2.4 所示,这种方式是把相邻区的原始像素值作预测处理,并转换成二进制符号的一种可逆性压缩方式。这种方式又称前值预测法,具体地讲,是采用计算前一个像素与下一个像素之间密度差异的方法实现数据压缩。X 射线影像由从黑到白的连续色调构成,相邻像素之间的密度通常没有急剧的变化。前值预测法就是利用了 X 射线影像的这一特征。在第二种方式中,首先实施 2×2 像素的平均缩小,然后再采用第一种方式的压缩处理方法。该方法为不可逆性压缩法。在读取时,只要把被压缩的部分复原,即恢复像素的数目,但不能恢复像素的平均成分。

影像的部位和成像方法不同,其压缩率也不同。如图 2.5 所示,四肢、乳腺等中位的压缩率高,这是由于尽管四肢含有骨骼等高密度结构,但大部分结构均由均匀的成分构成,乳腺更是这样;而胸部、胃肠道及各种造影影像的压缩率低,是因为这些部位结构的密度差异大,而且不均匀。此外,压缩率也随 IP 接受的 X 射线量的变化而变化。X 射线量增大,影像噪声成分减少,其压缩率会相应地提高。

第三种方式(如图 2.6 所示)把原始数据分为主数据和插补数据,循数分类,把原始数据作 2×2 像素的平均压缩,分为主数据与插补数据,主数据被量化后,再经前值预测与 Huffman 编码实施压缩。插补数据由原始数据分离而来,经内插预测后进行误差数据预测,换句话说,是预测内插的插补数据与真数据之间的误差,靠移动量子化进行数字化,再由 Huffman 编码后实现压缩。

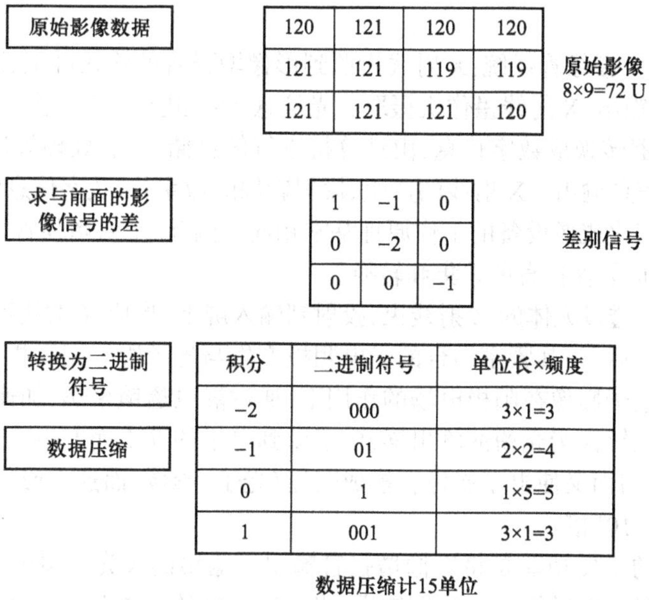
原始影像数据
120 121 120 120
121 121 119 119
121 121 121 120
原始影像
8×9=72 U
求与前面的影像信号的差
1 −1 0
0 −2 0
0 0 −1
差别信号
转换为二进制符号
数据压缩
积分 二进制符号 单位长×频度
−2 000 3×1=3
−1 01 2×2=4
0 1 1×5=5
1 001 3×1=3
数据压缩计15单位

图 2.4 前值预测法影像压缩原理

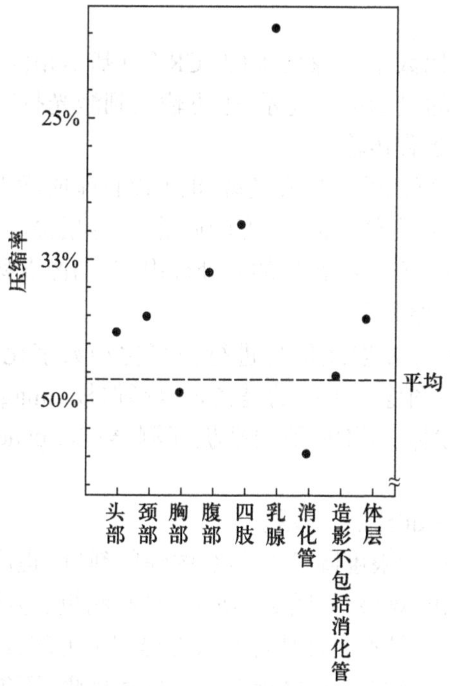
压缩率
25%
33%
50%
平均
头部
颈部
胸部
腹部
四肢
乳腺
消化管
造影不包括消化管
体层

图 2.5 每种影像部位和方法的平均压缩率

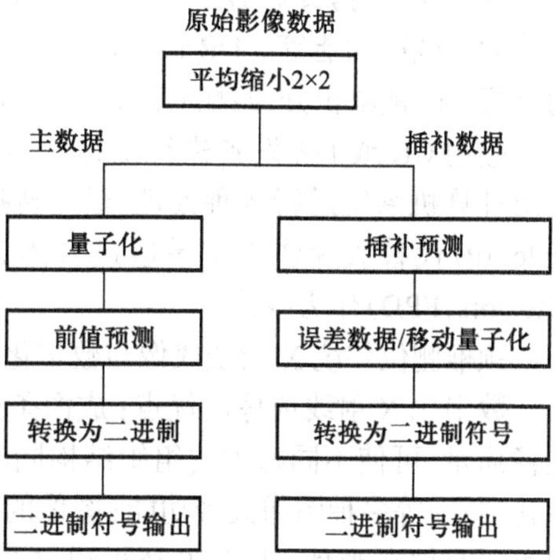
原始影像数据
平均缩小2×2
主数据
插补数据
量子化
前值预测
转换为二进制
二进制符号输出
插补预测
误差数据/移动量子化
转换为二进制符号
二进制符号输出

图 2.6 第三种方式的压缩方法

(2) DR 系统:DR 系统由成像链和数字链两部分组成。成像链部分包括 X 射线源、X 射线检测器。数字链部分包括 A/D 转换器、D/A 转换器、数字存储器、计算机处理单元、显示器终端、打印机等。

① 影像增强管 – 摄像管系统：X 射线投照到影像增强管的输入屏上，形成荧光影像，经亮度增益后，由输出屏输出，X 射线摄像机摄取荧光信息，经光电转换后，形成视频电信号，视频电信号经由 A/D 转换器转换成数字信息，由计算机进行信息储存、后处理等过程，再由 D/A 转换器转换成模拟影像信息输出。X 射线的产生、模拟影像的数字化、数字信息的存储、后处理及输出等过程和其他数字化成像设备的工作原理基本相同。因此，影像增强管 – 摄像管系统是 DR 的重要部分，主要完成影像信息的采集和转换。

影像增强管是经透过人体的 X 射线束，投射到输入屏上，形成 X 射线可见的光子影像。当输入屏产生光子影像后，与其紧密结合的光电阴极产生与光子影像亮度相对应的电子，形成不可见的电子影像。电子影像在阳极电场的作用下，通过静电透镜聚焦，加速奔向阳极并投射到输出屏上。涂有硫化锌镉荧光粉的输出屏，由于受到电子的冲击而产生荧光，每一点的荧光亮度和电子数相对应，因而又使电子影像转换成荧光（光子）影像，而这个影像的亮度比输出屏的影像亮度增强了 10^3~10^4 倍。

X 射线摄像管的主要功能是将影像增强管输出屏输出的荧光影像转换成视频电信号，其中最重要的原件就是光电转换器。我们知道，当一定强度的光子照射到半导体材料上，价带电子吸收光子的能量而进入导带，并形成电子 – 空穴对。在外加电场的作用下，电子将向正极性电极运动，正电荷将向负极性电极运动，这就是光电转换原理。光电转换器有摄像管和 CCD 两类。

② DR 图像的显示、存储和后处理：处理过程与其他数字成像设备（如 CR 等）基本相同。经 D/A 转换器转换的数字影像可在与计算机直接相连的显示屏上显示，也可输入到激光打印机，能将荧光屏上显示的图像打印出来，还可通过 PACS 远程传输。

DR 图像的数字信息存储方式多种多样，可存储于计算机的硬盘或光盘，也可以打印成激光胶片或纸片（硬拷贝）。DR 的后处理内容包括灰度（窗宽及窗位）和对比度的调谐、边缘增强、局部放大及减影功能等。DR 最先应用于 DSA，在 DSA 中还有一些常用的后处理内容，如像素移动、再配准、帧幅积分、匹配滤过、递推滤过、混合减影及三维显示等。

应用 CR 或 DR 设备进行摄像时，均需将透过人体的 X 射线信息进行像素化和数字化，再由计算机系统进行各种处理，最后转换为模拟 X 射线图像。不同的是，CR 以影像板（image plate，IP）代替胶片作为记录透过人体 X 射线信息的载体，而 DR 则用平板探测器（flat panel detectors，FPD）作为载体。

颈椎侧位传统 X 射线成像与数字化 X 射线成像比较如图 2.7 所示。

数字化 X 射线成像的优点：成像条件宽容度大，可最大限度降低 X 射线的辐射剂量；提高图像质量，可使不同密度的组织结构同时达到清晰显示的效果，如图 2.7 所示；具有测量、边缘锐化、减影等多种图像处理功能；图像的数字化信息既可经转换打印成照片或在监视屏上阅读，也可以存储在光盘、硬盘中，还可通过 PACS 进行传输。CR 的不足之处在于成像速度慢，不能进行透视检查，X 射线检测效率也有待提高。DR 不仅大大缩短了成像时间，而且可以用于 X 射线透视检查，如食道和胃肠道的造影等，并具有更多的后处理功能，如多体层容积成像（一次检测就可获得投照部位任意深度、厚度的多层面体层图像）、图像自动拼接技术（一次检测可获取大范围无缝拼接 DR 图像，如全脊柱）等。

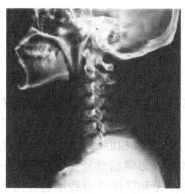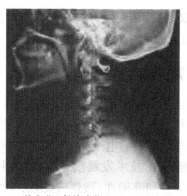

(a) 传统X射线成像，颈椎骨结构
清晰，但周围软组织显示欠佳

(b) 数字化X射线成像(DR)，能够同时
清晰地显示颈椎骨结构及周围的软组织

图 2.7 颈椎侧位传统 X 射线成像与数字化 X 射线成像比较

（3）数字减影血管造影设备与 X 射线成像性能：数字减影血管造影（digital subtractive angiography，DSA）设备是计算机技术与传统 X 射线血管造影设备相结合的产物，应用数字减影的方法可有效避免血管影像与邻近骨和软组织影像重叠，可清晰地显示血管，是一种安装在介入手术室（导管室），专门用于心血管造影和介入诊疗的特殊数字化 X 射线设备。数字减影血管造影的基本原理如图 2.8 所示。

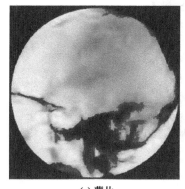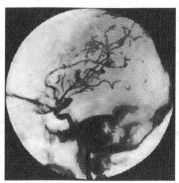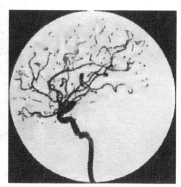

(a) 蒙片   (b) 血管造影图像   (c) 数字减影血管造影图像

图 2.8 数字减影血管造影的基本原理

图 2.8 中，(a)和(b)分别经像素化和数字化转换后，两者数字矩阵相减，抵消骨和软组织的数字，仅保留血管内对比剂的数字，再经数字 – 模拟转换后，即可获得仅有血管影像的数字减影血管造影图像［图 2.8(c)］(注：数字减影血管造影图像反映的是监视屏上的黑白对比，与常规普通 X 射线照片上的黑白对比不同，为其反转图像)。

初期，DSA 设备的图像采集是应用 X 射线影像增强器 – 高分辨率摄像管，目前多使用 FPO。数字减影方法有几种，常用的是时间减影法（temporal subtraction method）。应用 DSA 能够清晰显示直径 200 μm 以上血管。目前，DSA 检查仍然是诊断心血管和某些肿瘤性疾病的金标准，也是血管内介入治疗不可缺少的成像手段。DSA 设备机架呈"C"形，故称之为"C 臂"

可为单C臂或双C臂,依安装方式又分为悬吊式或落地式,也可为移动式或安装在复合手术室(hybrid operation room)内。

2.1.2　计算机体层摄影CT技术

CT的应用还不到30年,但发展迅速。从只能扫描头部的第一、二代平移转扫描方式的CT机,到1974年旋转扫描方式的CT机,再到1989年在旋转扫描的基础上采用了滑环技术的螺旋CT机;直至后来的电子束CT机或称超速CT机相继问世。CT机性能在不断提高,检查领域不断拓宽。CT技术发展前景广阔,并将沿着影像医学所追求的目标——提高显示病变的敏感性、特异性和准确性,微创或无创,操作简便和降低检查费用的方向不断改进、完善和发展。

1. CT的组成与功能

尽管CT自诞生以来,已有很大的发展,但无论哪一代CT,都是由硬件和软件两部分组成。硬件是躯壳,软件是灵魂,硬件的工作必须靠软件的支持。从功能上分,CT系统由:扫描部分、计算机部分、操作台、显示与记录系统等组成。

扫描机架的外形和内部结构分别如图2.9和图2.10所示。

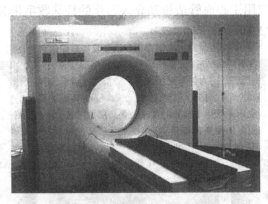

图2.9　扫描机架外形

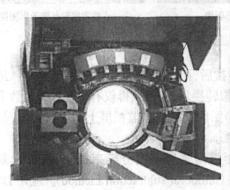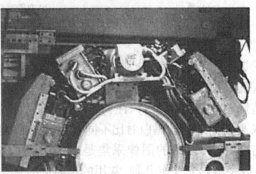

图2.10　扫描机架的内部结构

2. CT 的工作原理

尽管 CT 发展迅速,每代 CT 都有各自的特点,但最基本的工作原理都大致相同。如图 2.11 所示,在计算机的控制下,高压发生器产生供 X 射线管工作的高压,使 X 射线管产生 X 射线。经准直器(collimator)准直(调准、集中、缩小)后透射人体,经遮光板(也称后准直器)调整后到达探测器。

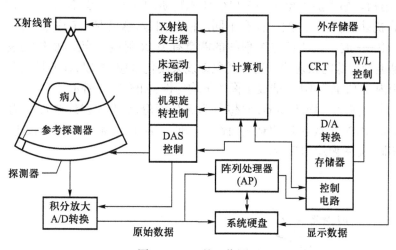

图 2.11 CT 的工作原理

当 X 射线穿透人体时,因光电吸收和康普顿散射等原因会产生衰减,其衰减程度受人体组织的密度(原子序数)及厚度等因素影响。对同一厚度而言,衰减只受被扫描体的密度(即原子系数)影响。也就是说,X 射线经人体衰减(调制)后,携带了人体的密度信息,密度越大,衰减越多,反之衰减越少。衰减后的 X 射线照射到探测器,再由探测器转变为电信号,信号强弱与 X 射线的能量成正比,即能量越大,信号越强;能量越小,信号越弱。因此,电信号的变化反映了人体密度的变化,再将该信号经 A/D 转换器转变为数字信号。但是这样的变化是一种综合密度效应,并不能反映人体内每一点的相对密度,所以 CT 机必须从人体的不同角度采集大量的数据,经阵列计算机(AP)运算、求解出每一点的相对密度值,再将此值经 D/A 转换器转换后,输至荧光屏,用灰阶表示而形成一幅图像。

CT 本质上是利用 X 射线穿透人体后的衰减特性作为诊断依据的。在物理学原理方面,CT 与普通 X 射线检查具有一致性,即都遵从 X 射线指数衰减规律。数学表达式为

$$I = I_0 e^{-\mu d} \tag{2.1}$$

式中,I 表示通过物质衰减后 X 射线的强度,I_0 表示入射 X 射线的强度,μ 为物质的吸收系数,它与物质的原子系数及密度有关,d 表示物体的厚度。

当 X 射线穿过一组厚度相同,μ 值不同的物体时,其强度与入射 X 射线的强度关系为

$$I = I_0 e^{-\mu_1 d}, e^{-\mu_2 d}, e^{-\mu_3 d}, \cdots, e^{-\mu_n d}$$

$$I = I_0 e^{-(\mu_1 + \mu_2 + \mu_3 + \cdots + \mu_n)} d$$

$$I = I_0 e^{-\int n d} \tag{2.2}$$

即 μ 值的总和是射线路径上的线积分。μ 值又与下列因素有关:X 射线的波长、物质原子系数、物质密度。

对于一定能量的 X 射线来说,物质原子序数小,则 μ 值小,原子序数高则 μ 值大。但对相同原子序数的物质来说,密度不同,μ 值也不同。物质密度大,μ 值也大,反之则 μ 值小。因此,μ 值可反映出物质的密度和物质的构成等特征。于是在 CT 成像中,可以用 μ 值的变化来表示物质的相对密度及结构。如果能求出每一个单位体积物质的 μ 值,再用不同的灰阶来表示这个值,那么,通过计算机处理,就可得到一幅有不同灰阶的图像,这就是 CT 成像。但是,影响 μ 值还有一个重要因素——波长。波长与 X 射线的能量有关,X 射线在穿透物体的路径中,能量会逐步降低,特别是能量较低的软射线。这种现象即线束硬化效应,所以,即使是 X 射线穿过均质物质,在单位体积内,μ 值也会不同,造成图像的不均匀性,如图 2.12 所示。

如图 2.13 的物体是一均质物质,假想分为 5 个等份,I_0 为入射线强度,I 为透过物体后的 X 射线强度,$\mu_1 \sim \mu_5$ 因 X 射线能量的衰减而逐步降低。因而,必须进行仔细校正,以消除 μ 值改变,保证 μ 值相同,使图像均匀显示。

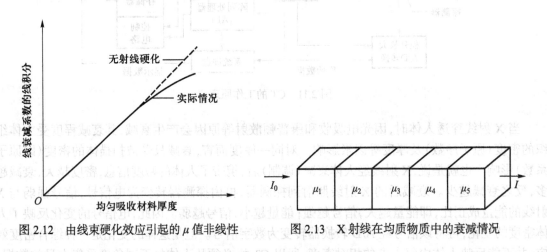

图 2.12   由线束硬化效应引起的 μ 值非线性   图 2.13   X 射线在均质物质中的衰减情况

线束硬化校正如图 2.14 所示。从 $I = I_0 \mathrm{e}^{-\int n d}$ 这一公式可以看出,n 种相同厚度、不同衰减系数的物质,当总的衰减系数相同时,I 是相同的,I 只能表示物体衰减的综合效果,不能反映穿透路径上每一单位体积内物质结构分布情况。要获得每一单位体积物质的 μ 值,必须获得足够多的数据,进行大量的运算,这个工作是由阵列处理器(AP)完成的。

2.1.3   磁共振成像

磁共振成像(magnetic resonance imaging,MRI)技术是利用人体内原子核在磁场内与外加射频磁场发生共振而产生影像的一种新的成像技术。MRI 是随着计算机技术的飞速发展,以及在 X 射线 CT 临床应用的基础上发展起来的一种新型医学数字成像技术。它具有既能显示形态学结构,又能显示原子核水平上的生化信息,还能显示某些器官的功能状况,以及无辐射等诸多优点,已越来越广泛地应用于临床各系统的检查诊疗中。随着 MRI 技术的不断改进,其功能日趋完善,应用范围不断拓宽,是当今医学影像学领域发展最快、最具潜力的一种成像技术。

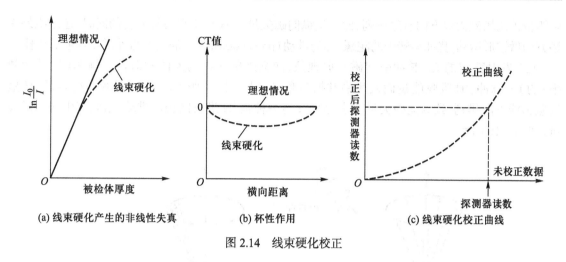

(a) 线束硬化产生的非线性失真   (b) 杯性作用   (c) 线束硬化校正曲线

图 2.14   线束硬化校正

MRI 设备的结构及功能组件如图 2.15 所示。

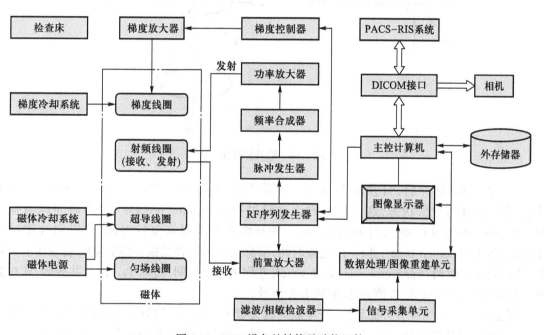

图 2.15   MRI 设备的结构及功能组件

1. MRI 系统的组成与功能

MRI 系统主要由以下五部分构成:主磁体系统、梯度磁场系统、射频系统、计算机及数据处理系统、辅助设备部分。各部分之间相互连接,由计算机控制、协调。

2. MRI 成像的基本原理

磁共振成像的过程较为复杂,可分解为以下步骤:

(1) 人体 ^{1}H(氢质子)在强外磁场内产生纵向磁矢量和 ^{1}H 进动:人体内富含 ^{1}H,^{1}H 具有自旋特性而产生磁矩,犹如一个小磁体,通常,它们无序排列,磁矩相互抵消。当施加强外磁场时,^{1}H

磁矩依外磁场磁力线方向有序排列,而产生纵向磁矢量。^{1}H 在绕自身轴旋转的同时,还围绕外磁场方向做锥形运动,犹如旋转中的陀螺,称为进动(procession),进动的频率与外磁场场强成正比。

(2) 发射特定的 RF 脉冲引起磁共振现象,向强外磁场内的人体发射特定频率(^{1}H 进动频率)的 RF 脉冲,^{1}H 吸收能量而发生磁共振现象,同时产生两种改变:一种是吸收能量的 ^{1}H 呈反磁力线方向排列,致纵向磁矢量变小、消失;另一种是 ^{1}H 进行同相位进动,由此产生横向磁矢量,如图 2.16 所示。

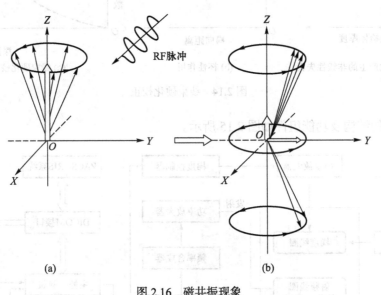

图 2.16　磁共振现象

(3) 停止 RF 脉冲后,^{1}H 恢复至原有状态并产生 MR 信号。停止发射 RF 脉冲后,^{1}H 迅速恢复至原有的平衡状态,这一过程称为弛豫过程(relaxation process),所需时间称为弛豫时间(relaxation time)。弛豫时间有两种:一种是纵向磁矢量恢复的时间,为纵向弛豫时间(longitudinal relaxation time),亦称 T_1 弛豫时间,简称 T_1;另一种是横向磁矢量的衰减和消失时间,为横向弛豫时间(transverse relaxation time),亦称飞弛豫时间,简称 T_2。发生共振的 ^{1}H 在弛豫过程中,就会产生代表 T_1 值和 T_2 值的 MR 信号。

图 2.16 中,(a) 为在强外磁场内,产生纵向磁矢量;(b) 为发射与质子进动频率相同的 RF 脉冲时,产生的磁共振现象,由此发生两种改变:一种是部分质子吸收 RF 能量,呈反磁力线方向排列,致纵向磁矢量减小;另一种是质子呈同步、同速即同相位进动,由此产生横向磁矢量。

(4) 采集、处理 MR 信号并重建为 MRI 图像:对于反映人体组织结构的 T_1 值和 T_2 值的 MR 信号,经采集、编码、计算等一系列复杂处理后,即可重建为 MRI 灰阶图像。MRI 图像上的黑白灰度对比反映的是组织之间弛豫时间的差异,而不同于 X 射线、CT 和超声图像上的灰度概念。MRI 检查有两种基本成像:一种是主要反映组织之间 T_1 值的差异,称为 T_1 加权成像(T_1 weighted imaging,T_1WI);另一种是主要反映组织之间 T_2 值的差异,称为 T_2 加权成像(T_2 weighted imaging,T_2WI)。人体内各种组织及其病变均有相对恒定的 T_1 值和 T_2 值。MRI 检查就是通过图像上反映 T_1 值和 T_2 值的黑白灰度及其改变来检出病变并进行诊断的。

正常的脑 MRI 图像如图 2.17 所示。

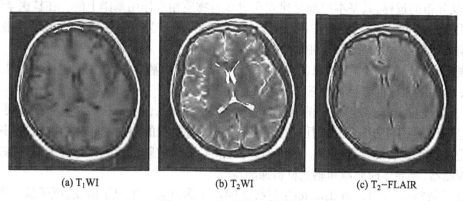

(a) T₁WI   (b) T₂WI   (c) T₂-FLAIR

$$\text{(a) } T_1WI \qquad \text{(b) } T_2WI \qquad \text{(c) } T_2\text{-FLAIR}$$

图 2.17 正常的脑 MRI 图像

脑室内脑脊液呈长 T_1 低信号和长 T_2 高信号；脑灰质信号在 T_1WI 和 T_2WI 上分别低于和高于脑白质信号；无论在 T_1WI 或 T_2WI 上，颅骨内外板均呈极低信号；在 T_2-FLAIR 上，脑沟、脑裂及脑室内脑脊液的高信号被抑制，呈低信号。

MRI 图像上的黑白灰度称为信号强度。其中，白影称为高信号，灰影称为中等信号，黑影称为低信号或无信号。T_1WI 图像上，高信号代表 T_1 弛豫时间短的组织，常称为短 T_1 高信号或短 T_1 信号，例如脂肪组织；低信号代表 T_1 弛豫时间长的组织，常称为长 T_1 低信号或长 T_1 信号，例如脑脊液。T_2WI 图像上，高信号代表 T_2 弛豫时间长的组织，常称为长 T_2 高信号或长 T_2 信号，例如脑脊液；低信号代表 T_2 弛豫时间短的组织，常称为短 T_2 低信号或短 T_2 信号，例如骨皮质。

表 2.1 列举了几种正常组织在 T_1WI 和 T_2WI 图像上的信号强度与影像灰度。

表 2.1   几种正常组织在 T_1WI 和 T_2WI 图像上的信号强度与影像灰度

成像类型		脑白质	脑灰质	脑脊液	韧带	肌肉	脂肪	骨皮质	骨髓
T₁WI	信号强度	较高	中等	低	低	中等	高	低	高
	影像灰度	白灰	灰	黑	黑	灰	白	黑	白
T₂WI	信号强度	中等	较高	高	低	中等	较高	低	中等
	影像灰度	灰	白灰	白	黑	灰	白灰	黑	灰

2.1.4 核医学成像技术

核医学设备是指在医学中用于探测和记录放射性核元素发出射线的种类、能量、活度随时间变化的规律及空间分布设备的统称。核医学设备是完成核医学工作必不可少的基本工具，是临床核医学最重要的设备。随着计算机技术的发展，核医学成像设备有了飞速的发展，推进了核医学的诊疗水平。

1. 核医学成像设备的基本结构

放射性探测（radiation detection）是核医学的基本技术之一，是用探测设备把射线能量转换成可记录和定量的光能、电能等,通过一定的电子学线路分析计算,表示为放射性核元素的活度、能量及分布的过程,其基本原理是建立在射线与物质相互作用基础上的。在核医学领域,主要是利用激发—荧光现象、电离作用及感光作用三种现象作为放射性探测的基础,核医学成像设备就是依据激发—荧光现象原理制成的。

核医学成像设备的外观、体积、功能各不相同,但其结构基本一致,主要包括放射性探测器、后续电子学线路和显示记录装置三部分。

(1) 放射性探测器:放射性探测器通常被称为探头(detector),是核医学设备最重要的部分,其功能是利用射线和物质相互作用产生的各种效应,将射线的辐射能转化为电信号,其性能的好坏决定了整台设备的性能指标。按照射线探测的原理,放射性探测器可分为闪烁探测器、气体电离探测器、半导体探测器和感光材料探测器等。

闪烁探测器(scintillation detector):射线使闪烁探测材料产生原子激发,原子从激发态回到基态或较低能态时发出荧光,即探测器将射线的辐射能转化为闪烁荧光,进而闪烁荧光被光电倍增管探测,转换成电脉冲信号,电脉冲的幅度取决于荧光光子的数量,与闪烁探测材料吸收的射线能量成正比。记录电脉冲的数量、幅度、位置信息可以获得射线的强度、能量、种类和位置等信息。核医学成像设备的探测原理均为闪烁探测,包括γ照相机、单光子发射型计算机断层显像仪(single photon emission computed tomography,SPECT)、正电子发射型计算机断层显像仪(positron emission tomography,PET)等。采用闪烁探测的其他核医学成像设备还包括肾功能测定仪、甲状腺功能测定仪及放射免疫测定仪等。目前,核医学成像设备中常用固体材料的闪烁探测器,主要由晶体、光收集系统、光电倍增管、前置放大器等部件组成。

气体电离探测器(gas ionization detector):电离辐射(–γ射线、电子、Q粒子等)可直接或间接引起气体原子的电离,产生正负离子对。电离产生的正负离子对的数目与电离辐射传递给气体的能量成正比。通过外加电场收集和计算电离的次数和电离信号,可以测定射线的放射性活度及能量。气体电离探测器主要部分为一个具有两个电极的容器,其内充满工作气体,通常为氩气和空气。两个电极加上电压,随着外加电压的增加,电流的变化有不同的形式,随电压从低向高变化,电流 – 电压曲线可分为饱和区、正比区和盖革区(G~M 区)3 个工作区域。饱和区的电流与入射γ光子或粒子的数量成正比,电流的大小代表了放射性样品的活度。工作在该区域的气体电离探测器称为电流电离室。核医学工作中常用的活度计电离室即为电流电离室。

半导体探测器(semiconductor detector):半导体探测器是以半导体材料为探测介质的探测器,射线在半导体材料中产生电子 – 空穴对,电子 – 空穴对在外加电场的作用下形成电流,被半导体探测器的两个电极收集,从而在外电路产生电脉冲信号。电脉冲信号的幅度与射线的能址成正相关,因此可用来探测射线。在半导体探测器中,射线产生一个电子 – 空穴对所需消耗的平均能量约为气体电离室产生一个离子所需能量的 1/10。因此,半导体探测器具有分辨率高、脉冲时间短、能量线性度好、体积适中、工作电压低等特点。目前,心脏专用型 SPECT 采用半导体探测器。

感光材料探测器:射线对感光材料曝光,会形成与射线强度相关的影像,根据影像在被测样品的部位和灰度,对被测样品中的放射性做出定性和定量的判断。放射自显影技术就是依据射线的感光效应制成的。

(2) 后续电子学线路：后续电子学线路的主要功能是接受并处理探测器输出的电脉冲信号，得到实际所需的结果。后续电子学线路包括主放大器、固体闪烁计数器和脉冲高度分析器等单元。

主放大器：主放大器是介于前置放大器和脉冲高度分析器之间的单元，由放大和整形等电路组成，其主要作用是将前置放大器的信号通过整形或倒相转换成最适合记录的脉冲形状，减小基线涨落，提高信噪比。主放大器还可以进一步放大前置放大器的输出信号。放大器的脉冲整形功能实际上是通过滤波进行频谱筛选的过程。

固体闪烁计数器：固体闪烁计数器多采用线性放大器。由于探测器输出的脉冲信号比较弱，不能直接被有效地记录，放大器能够将信号进一步放大、传递并能够被设备记录下来。放大器要求输出端的脉冲信号幅度与输入端脉冲信号幅度保持正比关系，放大倍数不受脉冲高度的影响，即放大器的放大幅度有良好的线性特性，故称作线性放大器。线性放大器的线性稳定性要求低于 1%。

脉冲高度分析器：探测器和主放大器输出的脉冲信号高度与射线能量成正比，不同放射性核元素发射的射线能量不等，主放大器输出的脉冲信号高度也不等。脉冲高度分析器(pulse height analyzer, PHA)的主要作用就是有选择地让有记录价值的脉冲通过，使之输入计算机进行分析和记录，从而达到分析放射性核元素射线能量的目的。脉冲高度分析器的基本电路是甄别器(discriminator)，其主要作用是甄别脉冲幅度，即将幅度在阈值范围内的输入脉冲转化为标准的数字脉冲输出，而把幅度阈值范围以外的脉冲"甄别"掉。这个阈值范围上、下限就是甄别阈值，甄别阈值的电位是连续可调的，其调节范围决定了测试幅度的上、下限。

(3) 显示记录装置：显示记录装置是用来显示、记录脉冲高度分析器输出信号的装置。核医学成像设备的显示记录装置主要包括显示器、打印机、磁盘或光盘等。显示器可以实时或反复显示阴极射线管上的图像，可供工作人员观察、分析图像，并且可以对图像的色彩、亮度、对比度进行调节。打印机可以将显示器显示的图像打印出来。磁盘或光盘可以将显示器显示的图像长期保存。

2. 单光子发射型计算机断层设备 SPECT

CT 的研制成功是医学影像学最重要的成就之一，在临床上迅速得到推广和普及。同时，CT 的出现促进了核医学断层显像技术的发展。1975 年，研究人员利用正电子湮没技术发明了正电子发射型断层显像仪(positron emission tomography, PET)。在此基础上，1976 年，约翰·凯斯研制成功第一台单光子发射型计算机断层显像仪(single photon emission computed tomography, SPECT)。同年，罗纳德·贾泽扎克研制成功第一台专用头部 SPECT。

SPECT 的研制成功极大地促进了显像技术的发展，在 γ 照相机原有功能基础上增加了全身显像和断层显像。SPECT 断层显像的基本原理是：探头围绕受检者，从不同的角度采集体内某脏器放射性核元素分布的二维影像数据，经过数据的处理、校正、图像重建获得三维断层图像，根据需要，可获得脏器的水平切面、冠状切面、矢状切面或任意角度的体层影像。断层图像解决了不同体层放射性的重叠干扰的问题，可以单独观察某一体层内的放射性分布，这不仅有利于发现组织深部的异常和较小的病变，还使得局部放射性核元素定量分析进一步精确。目前，SPECT 已成为常规的核医学显像设备。

基本结构：SPECT 是在 γ 照相机的结构基础和 CT 断层成像理论的基础上发展起来的核医

学成像设备。因此,它除具备 γ 照相机的功能外,还增加了探头旋转功能和图像重建计算机软件,使探头围绕受检者旋转 360° 或 180°,从多角度、多方位采集一系列平面影像,通过计算机的图像重建处理获得各轴向断层影像。

SPECT 主要由探头、电子学线路、旋转运动机架、检查床、计算机及其辅助设备等部件构成,如图 2.18 所示。

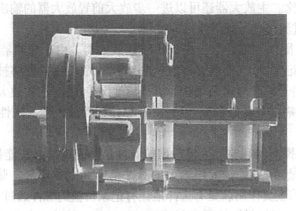

图 2.18   SPECT 的构成

(1) 探头:根据 SPECT 探头闪烁器的排列结构,探头可以分为多探头环型和 γ 照相机型两大类。前者与 CT 和 PET 的结构基本类似,由数量不等的探测器组成环形结构,可以同时探测来自各个方向的射线,因此具有断层灵敏度高、空间分辨率好、成像时间短等优点,甚至可以进行快速动态断层显像。但是,因为这种结构成本和价格高,不能同时用于常规的平面显像和全身显像,所以在临床未能推广使用,仅在专用型头部 SPECT 上使用。

γ 照相机型 SPECT 是以 γ 照相机结构为基础,其探头的结构与 γ 照相机基本相同,主要区别在于 SPECT 探头可借助机架围绕旋转中心旋转 360° 或 180° 进行放射性探测,然后利用专用的计算机软件进行处理,可以获得符合临床要求的各种断层图像。γ 照相机型 SPECT 同时兼有平面显像、动态显像、断层显像和全身显像的功能。另外,γ 照相机的探头尺寸较小(直径约为30 cm),多为圆形,SPECT 的探头尺寸较大(约为 40 cm),多为矩形。按照探头的数目,γ 照相机型 SPECT 可以分为单探头、双探头、三探头和 L 型探头。

(2) 旋转运动机架:SPECT 除了完成平面显像和动态显像之外,全身显像和断层显像都需要探头和机架在运动过程中完成数据采集,因此,需要有高精度和良好稳定性的运动系统和定位系统,这也是 SPECT 质量控制的关键环节。

探头及机架的各种运动方式和速度受机架内定位控制系统的控制。定位控制系统主要由心驱动马达控制电路、位置信息存储器、定位处理器三部分组成。在主计算机的只读存储器中,有一组标准位置编码。每次开机后,主计算机把标准位置编码传输给机架定位处理器,并储存在定位存储器中。为了保证断层扫描和全身扫描运动时,探头转动角度和机架移动距离的精确度,在每次开机后、紧急停止运动后或机架运动出错后,都要利用计算机机架位置检测和校正程序进行校准。

(3) 计算机及其辅助设备:与 γ 照相机的计算机系统相比,SPECT 的计算机系统主要增加了断层采集和图像重建功能,当然,在衰减校正、性能测试和质量控制方面也有更高的要求。

3. 正电子发射型计算机断层显像仪(positron emission tomography,PET)

正电子核元素衰变发射出的正电子(β^+)在周围介质中运行极短的距离(1~2 mm),失去动能的瞬间即俘获邻近的自由电子而形成正、负电子对,并发生质能转换,正、负电子的质量转化为两个能量相等(511 keV)、方向相反的光子,这一过程称为湮灭辐射(annihilation radiation)。

PET 显像就是将发射正电子的放射性核元素引入人体,其发射的正电子经湮灭辐射转换成能量相等、方向相反的光子对,发射至体外,由 PET 的探测器采集成像。PET 显像显示了正电子核元素在体内的分布情况。

正电子探测与单光子探测的最大区别在于,单光子探测时需要准直器排除不适合成像的光子,而正电子探测采用电子准直方式,无须使用准直器。在正电子湮灭辐射中产生的两个 γ 光子,几乎同时击中探头中对称位置的两个探测器,每个探测器接收到 γ 光子后产生一个电脉冲,电脉冲信号输入到电子线路进行符合甄别,挑选真符合事件(true coincidence event)。这种利用湮灭辐射的特点和两个相对探测器输出脉冲的特点来确定闪烁事件位置的方法称电子准直(electronic collimation),这种探测方式则称为符合探测(coincidence detection)。电子准直让 PET 省去了沉重的铅制准直器,利用了一部分被准直器挡住的 γ 光子,改进了点响应函数的灵敏度和均匀性,避免了准直器对灵敏度、分辨率和均匀性造成的不利影响,大幅度提高了探测效率。PET 相比 SPECT,在分辨率及灵敏度方面均有大幅度提高,已成为目前非常重要的影像学设备之一。

PET 的基本结构与其他核医学影像设备相似,由探测器(探头)、电子学系统、机架、计算机数据处理系统、显示记录装置和检查床等部分组成,其外形如图 2.19 所示。

(1) PET 的探测器(探头)由若干个探测器按照环状形排列,多个探测器环沿轴心纵向依次排列成一个圆筒,构成一个探测器环,如图 2.20 所示。探测器环数的多少决定了 PET 轴向视野的大小和断层面的多少。PET 的轴向视野是指与探测器环平面垂直的 PET 的长轴范围内可探测真符合事件的最大长度。因此,探测器环数越多的探头的轴向视野越大,一次扫描可获得的断层面也越多。在每两个探测单元之间都连接着电路,可以确定湮灭点所在的响应线,即同时有输出信号的两个探测单元的连线。探测单元数越多,响应线密度越大,断层图像的空间分辨率越好。

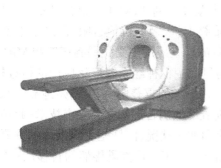

图 2.19 PET 的外形

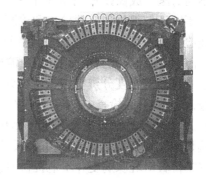

图 2.20 PET 的探测器排列

　　探测器是 PET 的核心部分,它由闪烁晶体、光电倍增管和高压电源组成。探测器的性能直接影响 PET 的整体性能,因此,探测器的结构、晶体材料及电子学线路的研究和改进是 PET 设计的重要内容之一。

　　晶体是组成探测器的关键部件之一,其主要作用是能量转换,即将高能 γ 光子转换为可见光子,再由光电倍增管将光信号转换为电信号,再经过一系列电子线路系统完成记录。用于 PET 的理想闪烁晶体应具有良好的物理探测性能和合理的排列结构。

　　光电倍增管是组成探测器的另一个关键部件,其作用及工作原理与 SPECT 相同。目前,PET 探测器采用位置灵敏光电倍增管(PSPMT),这种光电倍增管的定位更准确。

　　(2) 电子学系统:PET 的电子学系统包括信号放大器、采样保持、能量甄别、时间甄别、模数转换(A/D 转换)、定位计算和数据缓存等电子学线路。它们的主要功能是把两组光电倍增管输出的微弱电脉冲信号进行必要的放大、采样保持、求和甄别后送入电子学线路。电子学线路输出的模拟信号经模数转换器转换成数字信号后,连同定位计算获得的地址送入数据缓存器,计算机以此为依据进行一系列数据处理和图像重建。电子学线路工作的时间宽度要尽可能小,以利抑制散射和随机噪声;响应速度应尽可能快,以减小通道的饱和率和系统的死区时间,利于提高系统的分辨率。PET 的数据处理系统和显示记录装置与 SPECT 相似,这里不做详细介绍。

　　(3) 机架、扫描床和操作控制台:机架是最大的部件,其内部容纳固定透射源、激光定位器、隔板、探测器环、探测器电子线路、分拣器、移动控制系统等部分。检查床配有移动控制系统,控制检查床的平移和升降,对移动精度有严格的要求。主机柜主要由 CPU、输入输出系统、内外存储系统等构成,主要功能是数据存储、处理和图像重建。操作控制台主要由计算机和软件系统组成,主要作用是进行整个检查过程的指挥控制、图像显示和分析等。

2.2　医学成像技术的比较

2.2.1　成像技术和检查方法的比较

　　不同的医学成像技术,不但在检查的易行性、检查时间、安全性和费用等方面有明显差异,而且对不同解剖部位病变的检出和诊断能力也有很大差异。例如,对于中枢神经系统的检查,X 射线检查的密度分辨率低,加之组织结构影像的重叠干扰,因而价值有限,已经基本不再使用;由于颅骨对超声波的全反射,超声波检查在对颅骨的检查应用中受到限制;CT 和 MRI 检查则分别具有高的密度分辨率和软组织分辨率,已成为目前中枢神经系统广泛应用的检查技术。相比较而言,在乳腺检查中,X 射线检查几乎无邻近结构影像的重叠影响,能清楚地显示腺体结构异常,尤其能敏感地发现乳腺癌的微小钙化,是目前乳腺疾病首选和主要检查技术;超声检查也能确切地发现乳腺结构异常,并能反映病变的血流和弹性状况,同样是乳腺疾病的重要检查技术;CT 检查对乳腺病变并不能提供有价值的诊断信息,仅用于检查乳腺癌的转移灶;MRI 检查的软组织分辨率高,且可进行 DWI 和动态增强扫描(dynamic contrast enhancement,DCE)等检查,主要用于乳腺疾病的鉴别诊断。

　　以上示例说明,造成不同成像技术适用范围和诊断能力差异的主要原因,除了与各种成像技术的成像原理及成像性能密切相关外,还与不同解剖部位的组织结构有关。

　　同一种成像技术,还分为不同的检查方法。这些检查方法不但操作技术有明显的不同,而且适用范围和诊断能力同样有很大的差别。例如,急性脑血管病属于中枢神经系统疾病,需使用 CT 或 MRI 来进行检查,但在超急性期脑梗死时,常规 CT 或 MRI 检查通常不能发现病灶,而需要进一步选用 CT 灌注检查或 MRI 的 DWI 检查才能发现病灶和明确诊断。又如,肝脏海绵状血管瘤、肝细胞癌和肝转移瘤均为肝脏常见的肿瘤性病变,在 CT 平扫检查时,可表现为相似的局灶性低密度病变,但用多期增强 CT 检查,根据病变的强化特征,通常能做出明确诊断。因此,不同检查方法具有各自的适用范围和应用价值,当对某一系统和解剖部位确定所用的成像技术后,还要根据临床情况和常规影像检查表现,进一步选用适宜的检查方法,以反映病变的特征。

2.2.2　成像技术和检查方法的临床应用

　　当前,医学影像技术发展迅速,已形成了包括 X 射线、CT、超声和 MRI 在内的多种成像检查体系。这些成像技术的成像原理不同,各具优势和不足,因而在临床上有不同的适用范围和应用价值。

1. X 射线检查的临床应用

　　普通 X 射线摄影适用于检查具有良好自然密度对比的器官和部位所发生的病变,例如胸部、骨关节和乳腺疾病;能够与周围的组织结构产生明显密度对比的病变,例如胆系和泌尿系统阳性结石、游离气腹和肠梗阻等。X 射线造影方法主要用于检查消化道、泌尿系统和心血管系统疾病。

2. CT 检查的临床应用

　　CT 检查的密度分辨率高,易于发现病变,在临床上应用广泛,适用范围几乎涵盖了人体各个系统和解剖部位,包括中枢神经系统、头颈部、胸部、心血管系统、腹盆部以及骨骼肌肉系统等。

3. 超声检查的临床应用

　　超声检查易行、无辐射且为实时动态成像,适用范围广,主要用于:

　　(1) 心脏、眼眶、颈部、乳腺、腹盆部和肌肉软组织等部位疾病的检查。

　　(2) 心脏和四肢血管疾病检查,且为这类疾病的主要影像检查技术。

　　(3) 病变穿刺活检、抽吸引流等,并且为主要定位方法。

　　(4) 术中寻找小病灶和明确毗邻关系。

4. MRI 检查的临床应用

　　MRI 检查的软组织分辨率高,易于发现病变并显示特征,且能进行 HMRS 和多种功能成像检查。临床上主要用于心中枢神经系统、头颈部、乳腺、纵隔、心脏大血管腹盆部、肌肉软组织及骨髓等疾病的检查,并且对 X 射线、CT 和超声检查发现而未能诊断的病变,例如乳腺肿块、肝脏肿块和肾上腺病变等,进行诊断与鉴别诊断;能够检出 X 射线、CT 和超声检查难以或不能发现的病变,例如脑内微小转移瘤、骨挫伤、关节软骨退变和韧带损伤等。此外,功能 MRI 也常用于疾病的早期诊断与鉴别诊断,例如,应用 DWI 检出超急性期脑梗死、鉴别脑转移瘤与脑脓肿,应用 1H–MRS 诊断前列腺癌,并区分前列腺癌与良性前列腺增生等。

2.2.3 数字化医学成像设备技术比较

数字化医学影像处理的一般过程如图 2.21 所示。

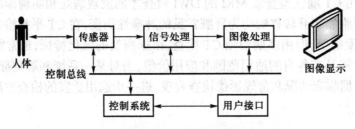

图 2.21 数字化医学影像处理的一般过程

用于获取人体物理信息的是一种广义上的医学传感器,其功能是将物理信息转换成电信号。例如,用于心电、脑电和肌电等信息采集的电极,用于超声接收的超声换能器,用于射线接收的平板,用于 MRI 的接收线圈等。大多数数字化医学成像技术的不同点在于物理信号的产生和采集,但信号处理、图像处理、控制系统和用户接口采用的是共性的技术,有很多相似之处。

1. 信号处理技术

(1) 弱信号处理技术:通过医学传感器获得的通常都是微弱的模拟电信号,如心电信号的幅值为 0~4 mV,脑电信号的幅值范围为 5~100 μV,肌电信号的幅值范围为 20 μV~5 mV,超声和 MRI 的接收信号幅值也是毫伏量级。这些弱信号通常需要通过信号放大和预处理,才能进行后续的信号处理。通常用低噪声放大器先放大信号,良好的低噪声放大器的噪声系数可达 3 dB 以下,这样能减少在信号放大的过程引入新噪声;再应用带通滤波器、高通滤波器和低通滤波器,剔除信号频带范围外的信号分量,如直流分量、电源噪声和周期性干扰信号等,以获取感兴趣信号的频率成分。

(2) A/D 转换技术:通过医学传感器获取的人体物理信息通常都是连续变化的模拟量,必须通过模数转换成为数字量后,才能进行存储、数字信号处理和图像处理。A/D 转换器的结构有逐次逼近型、积分型、闪速型和流水线型等,医学成像设备多数采用后两种,以适应高速、高位数信号采集的需要。

(3) 数字信号处理平台:为了获得符合影像显示的信号形式,需要以数字形式对信号进行采集、变换、滤波、估值、增强、压缩、识别等处理,这些处理传统上是以单片机和分立元件搭建的数字逻辑电路来完成的。这种方法仅用于比较简单的数字信号处理,搭建出来的电路系统体积庞大、功耗较大、效率较低,而且一旦搭建完成,就无法在不改变硬件的前提下对系统功能进行修改和优化。下面对数字信号处理器(digital signal processor,DSP)芯片和现场可编程门阵列(field programmable gate arrays,FPGA)技术做一介绍。

① DSP 芯片:作为一种独特的微处理器,DSP 芯片的优点是高运行速度和强大的运算能力,近 20 年来被广泛应用于数字滤波、自适应滤波、快速傅里叶变换、希尔伯特变换、小波变换、相关运算、谱分析、卷积、模式匹配、加窗及波形产生等医学数字信号处理算法的实现。

用户可以把汇编代码转换为可在目标 DSP 上运行的可执行目标代码的汇编器、连接器，或可在计算机或工作站上运行的源码调试器，可以在没有目标硬件的情况下进行软件开发和调试的软件仿真器等，使 DSP 芯片的应用更加简单、方便。但对算法设计人员而言，利用汇编语言或 C 语言进行 DSP 功能开发具有周期长、效率低的缺点，不利于算法验证和产品的快速开发。为了应对计算复杂、密集，且数据量和运算量都很大的应用而专门设计的专用集成电路芯片，可以看作特定功能的 DSP 芯片。由于面向特定用户的需求，因此它与通用集成电路相比，具有体积更小、功耗更低、可靠性更高、保密性更强及成本更低等优点；它的缺点是功能固化、无法修改，开发阶段的费用高、周期长。

② FPGA 技术：FPGA 是高集成度的可编程逻辑器件，其构成示意图如图 2.22 所示。

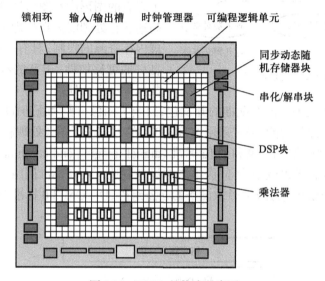

图 2.22　FPGA 的构成示意图

与传统数字电路系统相比，FPGA 具有可编程、高集成度、高速和高可靠性等优点。目前，单片 FPGA 芯片可容纳数百万门至上千万门基本逻辑门电路，原来由一个或多个电路板实现的电路功能，现在在单个芯片中就可以完成，极大地提升了电路性能，其可编程特性使设计者可以在硬件搭建成功后还能不断优化和修改系统的逻辑功能设计，缩短了设计周期，提高了设计质量，方便了系统的升级换代。

FPGA 通常包含可编程逻辑功能块、可编程输入输出块和可编程互联资源。可编程逻辑功能块是实现用户功能的基本单元，多个可编程逻辑功能块通常规则地排成一个阵列结构，分布于整个芯片；可编程输入输出块作为芯片内部逻辑与外部管脚之间的接口，围绕在逻辑单元阵列四周；可编程互联资源包括各种长度的连线和部分可编程连接开关，它们将各个可编程逻辑块或输入输出块连接起来，结合 FPGA 中的可选资源存储器资源、数字时钟管理单元、算术运算单元、输入输出接口、特殊功能模块及微处理器等，构成实现不同逻辑功能的电路。

2. 图像处理与分析软件平台

医学图像分割、医学图像配准、三维可视化以及医学影像的存储和传输是医学影像设备图像处理与分析的共性领域，并已经出现了许多成熟的算法，且被集成到各种图像处理与分析软件平台上,缩短了医学影像产品的开发周期。

（1）基于主流操作系统的软件平台

① 可视化开发工具包（visualization toolkit,VTK）和图像分割和配准工具包（insight segmentation and registration toolkit,ITK）是目前国际上应用最为广泛且源代码开放的跨平台医学影像算法平台。VTK 是在三维函数库 OpenGL 的基础上,采用面向对象的设计方法发展起来的,它将我们在可视化开发过程中经常遇到的细节屏蔽起来,并将一些常用算法,如表面绘制、体绘制和数字几何处理等经典算法封装起来,适用于三维及可视化开发,其处理流程如图 2.23 所示。VTK 具有强大的三维图形处理功能,充分利用了现有的图形库和图形硬件资源。良好的流和高速缓存处理能力在处理大量的数据时不必考虑内存资源的限制;具有设备无关性,代码具有良好的可移植性;丰富的数据类型支持对多种数据类型进行处理。

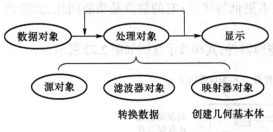

图 2.23　VTK 的处理流程

ITK 是用于图像处理、分割、配准的开发包,封装了图像分割和配准的经典算法,但不包括可视化和三维重建方面的功能,通常采用 VTK+ITK 的方式进行图像处理和可视化开发。

② DCMTK:医学数字图像和通信标准（digital imaging and communicationsin medicine,DICOM）是在医学信息学领域中,不同医学影像设备制造厂商在标准网络上实现设备互联时共同认可的国际标准,已经成为医学影像设备的必备组件,DICOM 3.0 标准架构示意图如图 2.24 所示。

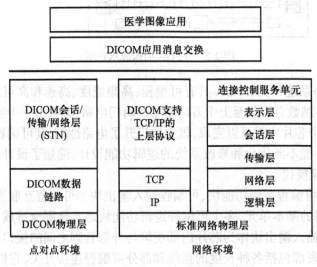

图 2.24　DICOM 3.0 标准架构示意图

DCMTK（DICOM toolkit）是一个跨平台的开源 DICOM 开发平台,可实现医学图像的传输、存储和打印等功能。有了 DCMTK 这个可在 LINUX、SUN、WINDOWS 等环境下实现 DICOM 协议的开发平台,我们就不必阅读及理解篇幅巨大的 DICOM 协议的细节,能方便、快速地完成符合 DICOM 协议的产品开发。

③ 医学影像算法平台（medical imaging toolkit，MITK）：MITK 是中国科学院自动化研究所研发的开源开发平台，其计算框架如图 2.25 所示。该平台实际上是医学影像系统开发的 VTK+ITK+DCMTK 平台，已经成为国产医学影像软件最受国际关注和广泛应用的实用工具。

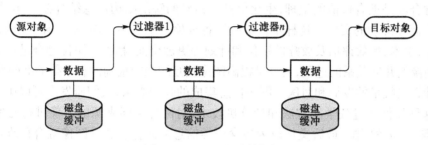

图 2.25　MITK 的计算框架

与 VTK+ITK+DCMTK 平台相比，MITK 具有统一的编程风格和整体框架，而且系统规模很小，大大简化了医学影像软件的开发过程。需要指出的是，由德国癌症研究中心开发的开源算法平台 MITK 将 ITK 和 VTK 整合为一个应用框架，并提供了 ITK 和 VTK 所不包含的其他医学图像软件所必需的特征，目前在国外也得到很好的应用。

（2）基于图形处理器（graphic processing unit，GPU）编程的软件平台

基于 GPU 的软件技术已经被广泛应用于医学图像的成像过程中。GPU 的产生和高速发展得益于游戏软件和多媒体技术需求的巨大推动力，借助 OpenGL 和 DirecX 等标准图形接口，可以应对繁杂的三维图像处理。GPU 内置了大量的运算单元，这些运算单元负责三角形生成到顶点与像素的处理，特别是为了更快、更多地实现图形渲染，着色引擎迅速扩张。同一时期，GPU 的浮点运算速度为 CPU 的 10 倍左右。

随着 GPU 的可编程能力不断增强，GPU 的应用能力已经远远超出了图形渲染任务。例如，利用 NVIDIA 公司的统一计算架构（compute unified device architecture，CUDA）技术，可将 GPU 用于图形渲染以外领域的计算。GPU 擅长的是并行计算的问题，因为 GPU 内部大量充斥着 ALU 运算单元阵列，这种单元阵列应对并行度高、运算密度大的问题的速度比 CPU 高出很多倍。

CUDA 的核心部分是专门开发的 C 语言编译器，这可以使编程人员专注于开发并行程序，而不是处理复杂的图形 API。为了简化开发，CUDA 的 C 语言编译器允许程序员将 CPU 和 GPU 的代码混合记录到一个程序文件中，并通过 CUDA 分别运行在 CPU 和 GPU 上。

2.3　医学成像技术展望

普通的 X 射线、CT、MRI 和超声等影像检查主要显示体内脏器和病灶的解剖学信息，主要对疾病进行形态学检查和定位诊断。核医学成像设备 SPECT 和 PET，以及新近发展起来的功

能磁共振成像(IMRI)和磁共振频谱分析(MRS)等则能够提供正常器官和病灶的功能和代谢信息。核医学影像的主要缺点是图像分辨率低,难以对病灶准确定位,因此,临床医师或影像学医师在诊断过程中不自觉地将不同来源的图像信息在大脑中进行"融合",获得解剖和功能两方面的信息。这是图像融合的早期阶段。

图像融合就是把有价值的生理、生化信息与精确的解剖结构信息结合在一起,给临床医师提供更加全面和准确的资料。这样不仅解决了各种检查结果不全面、不准确引起的问题,而且使临床诊疗、手术、疗效评估及放疗的定位和计划等更加全面、精准。图像融合过程实际上就是确定两种图像的几何关系的过程,目的是提高图像相互配准的精确性和重叠的准确性。

随着计算机技术的发展和对医学图像信息集成的强烈需求,人们研发出可以用于图像融合的软件。这种软件通过数学的方法和计算机技术,对两种不同来源的图像进行必要的几何变换、采集矩阵和位置匹配,最后叠加成为包含两类信息的图像。软件图像融合很难达到融合的一致性,原因在于以下问题无法克服:使用不同的设备进行检查时,患者的体位、检查床的形状(平板或弧形)可能不同;在不同的检查时间里,患者的生理状态可能不同,进而活动度大的器官出现移位;器官的内容物不同,导致形态的差异等。

为了解决以上问题,将不同类别的影像设备组合安装在同一机架上,在保持患者体位不变的条件下完成不同的检查,实现同机获得多幅含有不同信息的图像,直接叠加处理而形成融合图像,这样大大简化了融合的过程,提高了融合的准确性,这称为硬件融合。硬件融合是真正的同机图像融合,保证了两种显像技术的定位坐标系统相互校准。扫描前,两种设备必须进入同样的位置,在两次扫描期间,患者处于同一个检查床上,且保持体位不变。这种显像称为多模式显像(multimodality imaging)。这种融合不仅解决了时间配准的问题,而且还使图像融合更简单、更精准。目前,广泛应用于临床的融合成像系统有 SPECT/CT、PET/CT 及 PET/MRI。图像融合技术,尤其是硬件融合技术的发展,真正实现了解剖结构影像与功能、代谢、生化影像的实时融合,不仅为临床提供了更加全面、客观、准确的诊断依据,也极大地促进了医学成像技术的发展。

2.3.1 融合成像技术的发展

1. SPECT/CT 融合成像系统

(1) 结构特点:通过对设备 SPECT 与 CT 的同机整合,达到图像同机融合的目的。将 CT 的 X 射线球管和探测器安装在 SPECT 系统的旋转机架上,患者一次摆位就可以获得 CT 图像和 SPECT 图像,实现同机 CT 图像与 SPECT 图像的融合。同机融合对位准确,可获得精确的融合图像。

通常,X 射线球管和 SPECT 探头并排安装在系统的旋转机架上,X 射线球管在后方,SPECT 探头在前方。扫描过程中,系统会自动移动检查床的位置,使检查部位位于 X 射线球管下方或 SPECT 探头下方。

(2) SPECT/CT 的分类及性能:SPECT/CT 可分为配备低剂量 CT 的 SPECT/CT 和配备诊断级 CT 的 SPECT/CT。前者优点是具有较高的性价比,且对运动器官的衰减校正更准确,缺点是 CT 图像欠清晰和缺乏高端 CT 应用,只能起到定位和 SPECT 图像衰减校正的作用;后者优点是具有更好的 CT 图像质量和高端 CT 应用,除了可以为 SPECT 图像提供病灶定位和衰减校正之外,还可以提供更多的 CT 诊断信息,缺点是价格较高,对运动器官衰减校正的效果反而不如前者。

(3) SPECT/CT 中 CT 的作用

① 衰减校正:SPECT 图像是 γ 射线衰减后的图像,如果不经过衰减校正,图像会产生伪影。由于射线衰减主要与组织密度有关,因此只要知道了组织密度就可以进行精确的非均匀性衰减校正。由 CT 图像可以很容易地得到人体组织密度,因而可以方便地进行衰减校正。这种方法的优点是采集时间短、使用方便、图像质量好,可以进行全能量衰减校正。

② 病灶定位:SPECT 主要显示人体功能信息,其缺陷是不能清晰地显示人体的解剖结构。CT 有助于 SPECT 显示病灶的精确解剖定位及与周围脏器的解剖关系,对于疾病的诊断及治疗起到重要作用。此外,病灶的精确定位有助于定性诊断,例如,骨显像时位于椎弓根和椎小关节的单发浓聚灶具有不同的临床意义。

③ 疾病诊断提供帮助:任何一种诊断信息都是不全面的,医师掌握的信息越全面,越能得出正确的临床诊断,这也是图像融合技术的意义所在。

2. PET/CT 融合成像系统

(1) 结构特点:PET/CT 融合成像系统由 PET 和 CT 组成,具有同一机架、检查床和图像处理工作站。有的厂家是将二者安装在同一机架上,CT 的 X 射线球管和探测器位于 PET 显像仪的前方,两者组合在一个环形机架内,配有 PET、CT 融合对位工作站。有的厂家则将 PET 探头和 CT 探头分别装在不同的机架上,分别能单独移动,一次成像同时完成 CT 及 PET 扫描,PET/CT 融合工作站通过识别图像的位置标志进行对位、融合。PET/CT 首先进行 CT 扫描,然后检查床自动移动到 PET 视野,进行 PET 扫描。把 CT 扫描得到的图像和 PET 扫描得到的图像通过软件进行融合,获得 PET/CT 融合图像。

(2) PET/CT 的性能:目前,PET/CT 使用的基本上都是诊断级的多排螺旋 CT,因此还可以单独使用 CT 进行临床诊断。CT 图像不但可以用于定位病灶,还可以用于 PET 图像衰减校正,使全身显像时间缩短约 40%。

检查床的移动精度:如果检查床水平重复定位及在 PET 和 CT 视野垂直方向上有偏差,会导致 PET 图像和 CT 图像融合时的位置错位。因此,PET/CT 对扫描床的水平及垂直偏差有较高的要求,通常要求承重 180 kg 时,水平及垂直偏差小于 0.25 mm。

(3) PET/CT 中 CT 的作用

衰减校正:PET 的衰减校正是必需的,没有衰减校正的图像会产生伪影。PET/CT 以 CT 图像进行衰减校正,比传统 PET 的透射扫描节省 80% 的时间,同时提供了更高的精度。这样不仅提高了设备的利用率,还大大提高了衰减校正的准确性。

病灶定位:CT 有助于 PET 显示病灶的精确解剖定位及与周围脏器的解剖关系,对于疾病的诊断及治疗发挥重要作用。

有助于开展特殊检查:若多排螺旋 CT 时间分辨率足够高的话,可进行门控断层采集,如心脏门控断层的采集和衰减校正。采用 PET 功能代谢图像和 CT 解剖结构图像相结合来确定放射治疗靶区的方法已经广泛被临床接受和认可。

3. PET/MRI 融合成像系统

MRI 在反映解剖形态和生理功能信息方面具有很大的优势。MRI 无射线,具有极佳的软组织分辨能力,除了形态学检查之外,还可以提供多种功能显像选择,例如波谱成像分析(MRS)等,其功能测定不足之处是灵敏度较低。而 PET 能够极为敏感和准确地探测到人体组织新陈代谢方面的分子影像信息,但解剖分辨率较低。若将 MRI 与 PET 融合在一起,便可获得人体解剖结构、功能和代谢等方面的全方位信息,对于提高疾病的诊断和治疗效率具有重要意义。PET 和 MRI 的融合在技术上需要解决避免磁共振高磁场的不良影响,以及 PET 和 MRI 射频场的互相影响等问题。

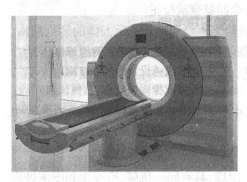

图 2.26　PET/MRI 一体机

2010 年 11 月,全球首款全身型 PET/MRI 一体机研制成功,实现了 MRI 和 PET 数据的同步采集,并且通过一次扫描可以得到 PET 和 MRI 融合信息的全身成像。现结合如图 2.26 所示机型对 PET/MRI 一体机做简要介绍。

(1) 结构特点

① PET 探测模块:PET/MRI 实现一体机融合的关键是需要开发一种 PET 探测模块,这种模块既能在强磁场中正常工作,又不会影响磁共振影像,还能承受射频场的影响。目前研制的 PET/MRI 系统主要采用两种方法来解决这个问题。第一种方法是保留传统的对磁场敏感的 PMT,而调整 PET 和 MRI 系统的其他特性,采用 3~5 m 长的光纤将磁场内闪烁晶体产生的光子信号传输到放置在磁场外的 PMT 和电子元件。虽然闪烁晶体仍然放置在磁场中,但所有读取 PET 数据的电子元件在磁场外,这样可将电磁场的互相干扰作用最小化。第二种方法是采用对磁场不敏感的光子探测器,如雪崩光电二极管代替传统的对磁场敏感的 PMT。

② MRI 矩阵线圈:允许在 32 个射频信道中最多组合 102 个线圈元件,通过增长的并行接收链来形成全身成像矩阵、自动病床移动、自动线圈开关控制以及在线技术,不需要患者或线圈重新摆位,可提供极其准确和大批信息的全身 MRI 影像,一次完成数据采集。矩阵线圈使从头到脚的全身 MRI 扫描变为现实,并获得了高分辨率的 MRI 图像。该技术称为全景成像矩阵(total imaging matrix,TIM)技术。

③ 组件性能和空间布局:为了将 PET 探测器置于 MRI 的同一机架中,全身型 PET/MRI 一体机进行了改进。PET 探测器晶体选用紧凑型快速高性能 LSO 晶体;研发了特殊的屏蔽系统来有效消除磁场对于 PET 数据处理链的干扰;为了减少组件对 PET 信号的衰减,线圈和扫描床等组件全部使用低衰减材料。

(2) PET/MRI 的优势

① 准确性:PET/MRI 同时兼备 MRI 高空间分辨率和高组织分辨率的特点,与 PET 的高探测灵敏度和高示踪特异性相结合,具有高度互补性,同时 MRI 成像软件可保证多次扫描的 100% 定位一致性,便于治疗前后的随访观察,从而为临床诊断的准确性提供了最为可靠的保障。

② 灵活性:PET 部分和 MRI 部分均可以单独使用,并分别配备功能齐全的线圈系统,具有高度的灵活性,满足不同需要。

③ 经济性:二机合一,不仅节省了宝贵的空间,并实现了两种设备共用同一套冷却系统和

同一个操控台,降低了医院的运营成本。

2.3.2 医学信息系统的发展

1. 医学影像信息系统

随着现代医学的发展,医疗机构的诊疗工作越来越多地依赖医学影像的检查,传统的医学影像管理方法给查找和调阅带来诸多困难,丢失影片和资料时有发生,已无法适应现代医院中对医学影像的管理要求。随着信息技术的发展及医院运行机制的转变,医院信息系统已经成为现代化医院必不可少的重要基础设施与支撑环境。医学影像信息系统(PACS)是一种科技含量高、实际应用价值大的复杂系统,它将数字化成像设备、高速计算机网络、海量存储设备和具备后处理功能的影像诊断工作站结合起来,完成对医学影像信息的采集、传输、存储、后处理及显示等功能,使得图像资料得以有效管理和充分利用。

(1) PACS 的基本构成。PACS 的基本构成主要包括数字图像获取子系统、PACS 控制器和图像显示子系统,如图 2.27 所示。

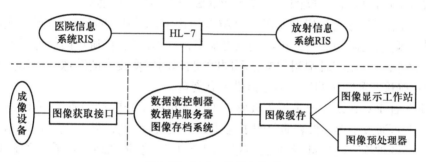

图 2.27　PACS 的基本构成

① 数字图像获取子系统:该子系统含成像设备和获取接口两个基本组成部分。其中,成像设备包括数字化 X 射线成像、CT、MR 等各种数字化医学影像成像设备。为了使 PACS 与成像设备之间能够进行快速可靠的图像数据传输,不同成像设备的制造商使用通用的图像获取接口连接成像设备与 PACS 网络,该图像获取接口应符合全球统一的数据结构和通信协议[如医学数字成像和传输(digital imaging and communications in medicine,DICOM)3.0 标准]。图像获取接口的功能是与成像设备进行连接,以获取图像数据,并进行必要的图像预处理和信息格式的封装与转化,最终将封装完成的图像数据发送给 PACS 控制器。图像获取接口的功能一般由计算机自动实现。

② PACS 控制器:PACS 控制器包括数据流控制器、数据库服务器和图像存档系统。数据流控制器是 PACS 系统数据流的控制单元,对图像数据流进行智能化管理;数据库服务器为已经存档的文本文件与图像文件建立索引,提供查询服务,同时还可通过健康水平 −7(HL−7)接口与医院信息系统(hospital information system,HIS)和放射信息系统(radiology information system,RIS)进行数据交换;图像存档系统是 PACS 的核心,实现了海量图像数据的实时存储功能。医学图像的存储一般由短期、中期和长期等不同时间跨度的存储设备构成,并针对具体的存档要求,使用多种存储介质,如磁盘阵列、磁带机、磁光机和一次写入多次读出光盘等。

PACS 控制器的基本功能包括：从图像获取接口得到图像，提取图像文件中的文本信息；更新网络数据库；存档图像文件；对数据流进行控制，使相关数据在适当的时间发送到要求的显示系统；自动从存档系统中获取必要的对照信息；执行从显示工作站或其他控制器发出的文档读写任务。

③ 图像显示子系统：该子系统包括显示预处理器、显示工作站缓存以及显示工作站。显示预处理器对从 PACS 控制器获取的图像数据进行预处理，使其按照显示工作站特性参数的设置进行显示；能根据操作者的要求和指令，进行各种必要的图像处理和特征参数计算，并将处理结果通过显示工作站呈现给观测者。显示工作站缓存用于存储预处理前后的图像数据。显示工作站是软阅读的最终载体，也是图像显示子系统的核心和通向 PACS 环境的窗口。显示工作站充分利用了整个系统的资源和处理能力，同时提供一个良好的用户操作界面。

图像显示子系统的基本功能包括：提供 PACS 数据库查询窗口；从 PACS 服务器下载图像数据信息；数据库查询结果的显示，图像的测量、增强及缩放等各种后处理；计算机辅助诊断（CAD）；纹理分析、胶片排版等。

（2）PACS 的应用价值：在软阅读模式下，PACS 的优势是显而易见的。

① 诊断方面，相对于传统媒介而言，在 PACS 应用中，影像医生通过工作站上嵌入的图像后处理工具对图像进行操作和调整，可以提供更加丰富的诊断信息，避免因信息不足而造成的漏诊和误诊。此外，还可以实时调阅和融合不同时期、不同成像技术的图像，便于对照和比较，为影像医师的正确诊断和临床的后续治疗提供可靠资料。

② 管理方面，PACS 系统记录了各级各类工作人员的工作数量和质量，明确每个岗位的具体工作职责，并可通过图形和报表简单明了地展示 各类统计信息，例如，特定时间内每台设备的工作运转情况、各种检查的数量、各种特定报告的数量，因此，极大地优化了科室统计工作模式。PACS 采用了大容量存储设备，便于图像传输和交流，实现了图像数据的共享，方便临床、急诊科医师随时调阅图像，提高了工作效率，避免了胶片借阅中的丢失，成为医院现代化管理的重要手段。

③ 成本方面，PACS 及集中打印系统的使用，基本实现了医院无胶片化，减少了胶片使用量，减轻了胶片日常管理工作的压力，降低了人力成本和经济成本。

④ 教学方面，PACS 系统可调阅影像和检验科报告、临床病历、手术记录、病理结果等各种医学资料，使传统授课模式发生改变。通过实时调阅图像及相关资料，以案例带动教学，可以使学生接触到大量临床病例，学习由被动变为主动，培养了学生的独立思考能力，明显促进了教学质量的提高。

⑤ 科研方面，PACS 具有实时查询功能，可以按各种关键词组合或依据结构化模板查找感兴趣的病例，简化了科研资料的收集和统计工作，避免产生人为操作的误差，已成为不可或缺的科研平台。

⑥ 质控方面，在影像检查前，只需确认患者 ID 和检查部位，后续归档工作可全部由 PACS 自动完成，避免了图像资料不全、归档错误的发生。此外，应用 PACS 系统还可定期对照片质量、诊断报告质量进行抽样评价，并将相关结果反馈给个人，实现了科室质控工作的持续改进和不断提高。

在国内外医疗服务需求不断增长的今天，PACS 已经广泛应用到各级医院的放射科或影像中心。上述 PACS 的优势将有利于提高医疗质量、减少诊疗成本,缩短患者在院滞留时间,为医院和患者带来显著的社会效益和经济效益。

2. 放射信息系统

在放射信息领域,除了 PACS 外,还包括了放射信息系统(RIS)和远程放射学(teleradiology)。放射信息系统主要用于医院的影像学科,完成所有非图像存储与传输的工作内容,即 PACS 主要处理图像数据,而 RIS 主要处理文本信息,如登记预约、收费统计、患者核对与查询、权限设置等。远程放射学可以充分利用区域性大型医院的医学影像资源(设备资源和专家资源),扩大医学影像服务的范围,特别是一些缺少影像医师的边远地区医院。医学图像可上传至区域性大型医院,利用专家优势,不但可以及时获得正确的影像诊断,而且提高了这些边远地区医院影像医师的诊断水平。

放射信息系统是通过计算机技术、网络通信技术,对医学影像学科的相关事务,诸如收集、存储、处理、检索和统计患者的基本信息、诊断信息、治疗信息及科室的工作量及财务信息等进行管理的信息系统。RIS 以日常工作为基础,为影像学科合理设计医疗工作流程、合理制定固化的管理模板提供了平台,大大提高了科室的工作效率、减少了差错的发生。RIS 由一个服务器和若干工作站及网络环境组成,具体如下。

(1) 登记/分诊预约工作站用于登记患者的检查申请,将患者的相关信息及检查申请单首页上传至 RIS 服务器的数据库中,同时根据现有待检患者数量和设备使用情况对患者的检查进行分诊和预约。

(2) 技师工作站用于浏览患者的各种检查信息,核对患者的检查状态,避免发生不必要差错。

(3) 影像工作站通过各种检索手段调阅患者的相关影像资料,进行影像诊断;也可查阅患者的相关资料,用于临床科研和教学。

(4) 主任工作站可以对科室以往的工作进行全面统计与审核,包括对病案报告的审核,对科室工作人员工作质量的审核,对科室经济效益的核算及医疗质量的控制等。

(5) 集中打印工作站的登记员通过扫描条形码,打印与患者相关的医学影像信息,并分别发送至胶片打印机、DVD 光盘刻录机和诊断报告打印机。近年来出现的胶片自助打印机可实现患者完全自主扫码打印,进一步节省时间和人力成本。

放射信息系统的工作流程一般有以下几个步骤:检查申请、检查科室预约与安排、检查确认、图像调阅和报告书写、报告归档及打印,具体步骤如下:

临床医生在 HIS 工作站为患者开具影像检查申请单;RIS 工作站接收该信息并根据患者等候数量和设备使用情况进行分诊和预约;将患者的基本信息及检查信息传输到检查设备,检查时无需在设备上再次手工输入患者的相关信息;患者完成检查后,设备自动把检查完毕的信息反馈给 RIS,同时设备将相关图像信息上传至 PACS 服务器;影像科医师通过诊断工作站的 RIS 系统检索并下载患者的影像资料,对图像进行后处理和诊断,并书写诊断报告。一般情况下,RIS 提供了相应的诊断报告模板,方便了影像诊断报告的书写,冠脉 CT、乳腺钼靶等还可采用结构化的影像模板,使报告信息更加模块化、代码化。医师在进行书写报告的同时,还为胶片后期打印完成排版工作,打印工作站将根据患者的需要和排版的结果进行胶片打印、报告打印和光盘刻录。

3. 远程放射学

远程放射学就是将患者的 X 射线、CT 和 MRI 等影像资料进行远程传输,从一家医院传输至另一家医院或医学影像诊断中心,目的是请相关影像专家对图像进行解读或会诊。远程放射学充分利用了现有的通信和网络技术,并且在传输过程中使用先进的图像处理和压缩技术。因此,远程放射学实现了传统意义上 PACS 的空间延伸。

远程医学影像会诊网是以一个会诊管理中心、多个会诊中心和众多会员医院为模式来开展远程医疗活动,以会诊管理中心为枢纽,将位于各权威医疗机构内的会诊中心与各地的会员医院连成网络。新兴的远程医学影像会诊网在医学专家和患者之间建立了全新的联系,使得患者在规模较小的基层医院就可以接受异地专家的会诊和护理。远程医学影像会诊网的总体架构如图 2.28 所示,系统分为会诊申请工作站、会诊管理中心和会诊服务工作站三个层次。

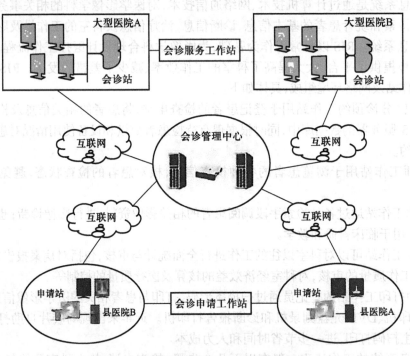

图 2.28　远程医学影像会诊网的总体架构

(1) 会诊申请工作站是为各基层医院的影像科安装的一套具有会诊申请功能软件的工作站,该工作站满足 DICOM 协议的要求,并与本院多台数字化成像设备进行连接,以接受需要会诊的患者图像,将患者图像和文本等数据文件进行打包压缩后,通过与会诊申请工作站相连的互联网发送至会诊管理中心。

(2) 会诊管理中心是构建在大型数据库基础上的,它首先接收来自会诊申请工作站的压缩文件,将解压后的文本内容保存于数据库中,图像数据保存在硬盘上,然后形成会诊任务,并根据会诊申请工作站要求的会诊服务医院和医生,自动通知相应的会诊服务工作站,提出会诊申请要求。

(3) 会诊服务工作站是省内的大型医院影像科拥有的多个工作站,嵌入在工作站上的功能软件在接收到会诊管理中心发来的会诊任务后,可自动或手动下载会诊图像,由会诊专家给出诊断意见,并发送至会诊管理中心,会诊申请工作站最终从会诊管理中心调阅远程会诊结果。

当前远程放射已进入实用性阶段。基层医院影像科医师因经验不足而难以确诊或因病情复杂而难以制订下一步检查方案时,可以通过远程放射学系统申请会诊,远程会诊医院的医学影像专家就可观察影像资料,及时做出诊断。

本章小结

当前,医学影像技术发展迅速,已经形成了包括 X 射线、CT、超声和 MRI 在内的多种成像检查体系。这些成像技术的成像原理不同,各具优势和不足,普通 X 射线摄影适用于检查具有良好自然密度对比的器官和部位所发生的病变;CT 检查的密度分辨率高,易于发现病变,适用范围几乎涵盖了人体各个系统和解剖部位;超声检查易行、无辐射且为实时动态成像,主要用于心、眼眶、颈部、乳腺、腹盆部和肌肉软组织等部位的检查;MRI 检查的软组织分辨率高,易于发现病变并显示特征,主要用于检查心中枢神经系统、头颈部、乳腺、纵隔、心脏大血管腹盆部、肌肉软组织及骨髓等部位的疾病。

在医学影像设备的发展过程中,将功能、代谢影像和解剖结构影像融合也是一个重要的方向,影像融合可以发挥各种影像的优势,产生"1+1>2"的效果,显著提高了诊断的准确性。图像融合技术对临床诊断、制订治疗方案、观察治疗效果及确定放射治疗生物靶区发挥着越来越重要的作用。

此外,PACS 也已扩展到所有的医学图像领域,如心脏病学、病理学、眼科学、皮肤病学、核医学、超声学以及口腔医学等。随着图像融合技术、计算机辅助诊断技术、5G 通信技术、流媒体技术、新图像编码技术及分布式系统架构等的出现,PACS 系统向纵深发展,即向更高效、更稳定和更灵活易用的方向发展,这必将进一步提高其临床应用价值。

第3章 医学图像处理技术

医学图像处理是一门综合数学、计算机科学、医学影像学等多个学科的交叉科学,是利用数学的方法和计算机这一现代化的信息处理工具,对由不同的医学影像设备产生的图像按照实际需要进行处理和加工的技术。医学图像处理的对象主要是X射线图像、X射线计算机体层成像(CT)图像、磁共振成像(MRI)图像、超声图像、正电子发射体层成像(PET)图像和单光子发射计算机体层成像(SPECT)图像等。医学图像处理的基本过程大体由以下几个步骤构成:首先,要了解待处理的对象及其特点,并按照实际需要,利用数学的方法,针对特定的处理对象设计出一套切实可行的算法;其次,利用某种编程语言(C语言、MATLAB或其他计算机语言)将设计好的算法编制成医学图像处理软件,最终由计算机实现对医学图像的处理;最后,利用相关理论和方法对处理结果进行检验,以评价所设计的处理方法的可靠性和实用性。

3.1 数字图像

图像是用各种观测系统以不同形式和手段观测客观世界而获得的,是对客观存在物体的一种相似性的生动模仿与描述。根据图像的形式或产生方法,可将图像分为模拟图像和数字图像。

模拟图像是通过某种物理量的强弱变化来表现图像上各点的颜色信息,人眼看到的任何自然界的图像都是连续的模拟图像,画稿、电视图像、相片、印刷品图像也都是模拟图像。一幅图像可以用一个二维数组 $f(x,y)$ 来表示,这里,x 和 y 表示二维空间中一个坐标点的位置,而 f 则代表图像在点 (x,y) 的某种性质 F 的数值。模拟图像在二维坐标系中是连续变化的,即图像画面的像点是无限稠密的,同时其灰度值(即图像从暗到亮的变化值)也是无限稠密的。换句话说,模拟图像在水平与垂直方向上的像素点位置的变化,以及每个像素点位置上的灰度变化都是连续的。因此,模拟图像又称为连续图像。

数字图像是指把图像分解成被称作像素的若干小离散点,并将各像素的颜色值用量化的离散值,即整数值来表示的图像。像素是组成数字图像的基本元素,是按某种规律(如模拟 – 数字转换)获得一系列二进制数码(0和1)来表示图像中的每个点的信息,即数字图像是将模拟图像经过数字化(或离散化)过程转变而成的。因此,数字图像又称为离散图像。

与模拟图像相比,数字图像具有以下几个方面的特点和优势:节省存储胶片所需要的存储空间;能够根据临床或医生的要求,对数字化图像进行各种后期处理,可增加显示信息的能力;手工查找模拟图像要浪费大量时间,胶片的归档容易出错,图像数字化后,纳入PACS就可以解决这个问题;远程会诊使用模拟图像很不方便,以人工送胶片的方式传递信息,不仅传递时间长、延误诊断,而且花费太大,图像数字化后纳入 PACS,传递时间缩短,诊断及时,花费减少;数字图像为"无胶片放射学"体系的建立、远程放射学系统的开通作了重要的准备工作;便于医学影像学的临床教育,如制作各种多媒体课件等。

临床上应用的成像设备大部分都可以直接形成数字医学图像,如 CT、MRI、PET、DSA、CR、DR 等。目前,常规 X 射线检查所占的比例在所有影像检查中约为 70%,因此,影像科获得的医学图像大部分仍然是模拟图像。为了利用计算机对模拟图像(如医学胶片图像)按照临床的要求进行方便、快捷的处理,把这些图像存储在计算机中,以便纳入 PACS 系统进行管理和传输,必须把这些模拟图像转化成数字图像。

3.1.1 图像采样

在采样时,若横向的像素数(列数)为 M,纵向的像素数(行数)为 N,则图像总像素数为 $M*N$。一般来说,采样间隔越大,所得图像的像素数越少,空间分辨率越低,图像质量越差,严重时会出现马赛克效应;采样间隔越小,所得图像的像素数越多,空间分辨率越高,图像质量越好,但数据量会大。

缩小图像[也称为下采样(subsampled)或降采样(down-sampled)]的主要目的有两个:① 使得图像符合显示区域的大小;② 生成对应图像的缩略图。

放大图像[也称为上采样(up-sampling)或图像插值(interpolating)]的主要目的是放大原图像,从而可以显示在具有更高分辨率的显示设备上。对图像的缩放操作并不能带来更多关于图像的信息,因此,图像的质量将不可避免地受到影响。然而,确实有一些缩放方法能够增加图像的信息,从而使得缩放后的图像质量超过原图质量。不同采样点数对图像质量的影响如图 3.1 所示。

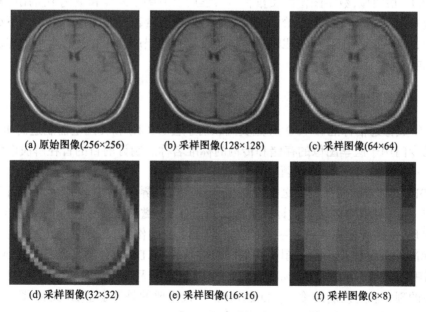

(a) 原始图像(256×256) (b) 采样图像(128×128) (c) 采样图像(64×64)

(d) 采样图像(32×32) (e) 采样图像(16×16) (f) 采样图像(8×8)

图 3.1 不同采样点数对图像质量的影响

3.1.2　图像的量化

量化等级越多,所得图像的层次越丰富,灰度分辨率高,图像质量好,但数据量大;量化等级越少,图像层次欠丰富,灰度分辨率低,会出现假轮廓现象,图像质量变差,但数据量小。

不同量化级别对图像质量的影响如图 3.2 所示。

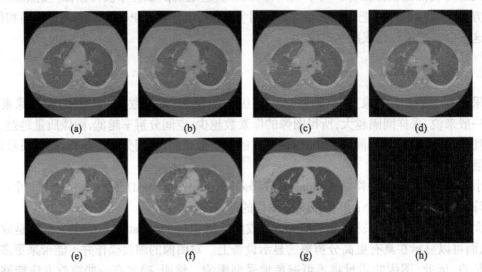

图 3.2　不同量化级别对图像质量的影响

图 3.2 中,(a) 为原始图像 (256 级),(b)~(h) 分别为量化图像 (128 级、64 级、32 级、16 级、8 级、4 级、2 级)。很明显,数字图像的质量在很大程度上取决于采样和量化中所用的样本数和灰度级。一般来说,当限定数字图像的大小时,为了得到质量较好的图像可采用如下原则:① 对缓变的图像,应该细量化、粗采样,以避免假轮廓;② 对细节丰富的图像,应细采样、粗量化,以避免模糊(混叠)。

3.1.3　医学图像格式

数字医学成像通信标准(DICOM)是美国放射学会(ACR)和美国电器制造商协会(NEMA)组织制订的专门用于医学图像的存储和传输的标准名称。制订的目的旨在解决医学成像设备的互联,统一图像格式和传输等问题。

目前,DICOM3.0 标准已经被医疗设备生产商和医疗界广泛接受,成为世界新型医学成像设备的标准。带有 DICOM 接口的计算机断层扫描(CT)、磁共振(MR)、心血管造影和超声成像设备大量出现,在医疗信息系统数字网络化中起了重要的作用。图像是 DICOM 标准的核心,也是这一标准的最终体现。除了图像存储和图像传输外,DICOM 图像的信息组成形式(即格式)以及对图像的处理是 DICOM 标准最重要的内容,它涉及使用者对图像的最终感受,进而影响到对图像的理解和对疾病的诊断。DICOM 标准最重要的是规定了 DICOM 图像的信息组织形式和处理功能,主要包括图像编码、压缩和灰度显示。

符合 DICOM 标准的文件扩展名通常为 "*.dcm"。目前,大多数的图像处理软件都不支持该格式,阅读该格式图像需要专用读图软件,如 EZDICOM、DICOMview 等。DICOM 图像格式采用位图的方式,逐点表示出其位置上的灰度和颜色信息。灰度图像上只有灰阶数目和不同灰阶的灰度值表示,而彩色图像则存在不同的颜色表示,如 RGB、YUV 和 HSL 等模型。

DICOM 一般采用的是 RGB 三基色表示,即一个点由红、绿、蓝 3 个基色分量的值组成。DICOM 允许用 3 个矩阵分别表示三基色分量值,也可以仅用一个矩阵表示整个图像,在这种情况下,矩阵中每一点是由 3 个值组成的。DICOM 文件格式提供了一种在一个文件中封装数据集的方法。一个 DCM 文件一般包括如下部分:文件开头是 128 字节的前言,一般全为 "00H",DICOM 格式中一般不用。紧随其后的是 ASCII 码的字节 "D""I""C""M",用于标识该文件是否是 DICOM 文档,然后是其他数据元。DICOM 文件数据集除了包括图像外,还包括许多与图像相关的信息,如患者姓名、性别、年龄、检查设备、传输语法等。

3.1.4 灰度直方图

灰度直方图反映一幅图像的总体灰度分布,是灰度级的函数,它表示图像中具有每种灰度级的像素的个数,反映图像中每种灰度出现的频率。图 3.3 中,横坐标表示图像中的各个像素点的灰度级,纵坐标为各个灰度级上图像像素点出现的概率。这样,通过灰度直方图就可以对图像整体效果进行描述。

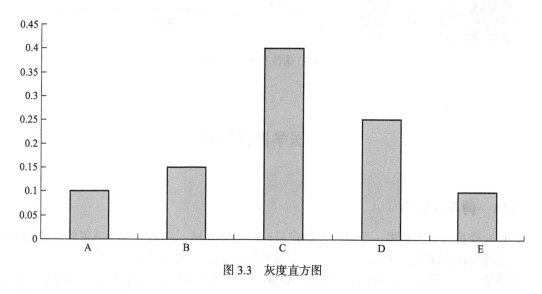

图 3.3 灰度直方图

设一幅数字图像的像素总数为 n,灰度级为 L,具有第 k 灰度级的等级灰度 S_k 的像素共有 n_k 个。于是,第 k 个灰度级或者说 S_k 出现的频率为 n_k/n。

如图 3.4 所示,一幅比较好的图像应该明暗细节都有,在柱状图上就是从左到右都有分布,同时直方图的两侧是不会有像素溢出的,而直方图的竖轴就表示像素数,峰值越高说明该明暗值的像素数量越多。

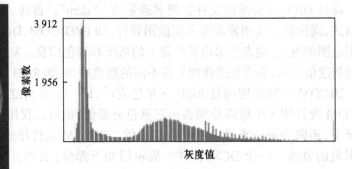

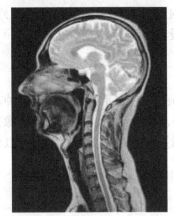

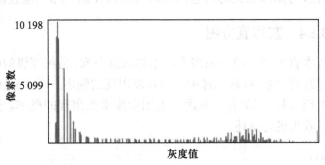

图 3.4   MRI 图像及其灰度直方图

3.2   医学图像变换

3.2.1   傅里叶变换

傅里叶变换的本质是将一个时域上的信号转换到频率域。我们平时观测到的各种物理量都是随时间变化的,进行傅里叶变换以后就是这些物理量在不同频率上的分布。

从傅里叶变换原理可以看出,任何连续测量的时序信号,都可以表示为不同频率的正弦波信号的无限叠加。图像傅里叶变换的物理意义是将以灰度信息表示的图像转变成以不同频率信息表示的图像。换句话说,傅里叶变换的物理意义是将图像的灰度分布函数变换为图像的频率分布函数,而图像的频率信息是表征图像中灰度变化剧烈程度的指标。因此,和对信号的傅里叶变换相似,任何图像的傅里叶变换也可以用许多基函数的线性组合来表示,如图 3.5 至图 3.7 所示。

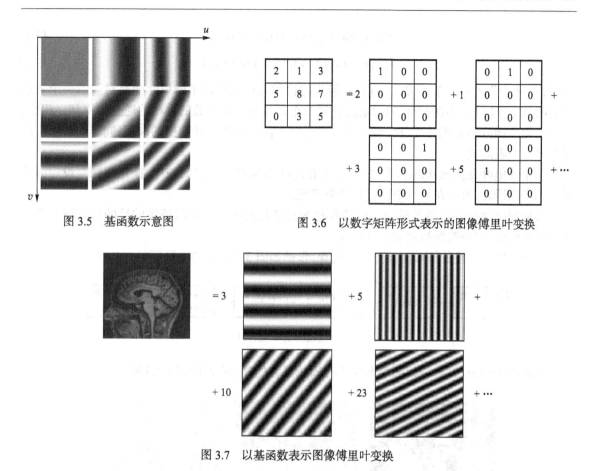

图 3.5　基函数示意图

图 3.6　以数字矩阵形式表示的图像傅里叶变换

图 3.7　以基函数表示图像傅里叶变换

　　图像的频率是表征图像灰度变化剧烈程度的指标,是灰度在平面空间上的梯度。例如:大面积的沙漠在图像中是一片灰度变化缓慢的区域,对应的频率值很低;地表属性变换剧烈的边缘区域在图像中是一片灰度变化剧烈的区域,对应的频率值较高。傅里叶变换以前,图像是在连续空间上采样得到的一系列点的集合,我们习惯用一个二维矩阵表示空间上的各点,图像可由 $z=f(x,y)$ 来表示。由于空间是三维的,图像是二维的,因此,空间中物体在另一个维度上的关系就由梯度来表示。这样,我们可以通过观察图像得知物体在三维空间中的对应关系。

　　为什么要提梯度? 实际上,对图像进行二维傅里叶变换得到的频谱图就是图像梯度的分布图。当然,频谱图上的各点与图像上各点并不存在一一对应的关系,即使在不移频的情况下也是如此。从图 3.7 中我们可以看到明暗不一的亮点。实际上,图像上某一点与邻域点明暗差异的强弱,即梯度的大小,也即该点频率的大小。一般来讲,梯度大,则该点的亮度强,否则该点的亮度弱。这样,通过观察傅里叶变换后的频谱图,我们就可以看出图像的能量分布。如果频谱图中暗的点数多,那么实际图像是比较柔和的(各点与邻域差异不大,梯度相对较小);反之,如果频谱图中亮的点数多,那么实际图像一定是尖锐的,边界分明且边界两边像素差异较大。

3.2.2　基于傅里叶变换的频域滤波

　　空间域和频率域的线性滤波基础都是卷积定理,该定理可以表示为

$$f(x,y)*h(x,y) \Leftrightarrow H(\mu,v)F(\mu,v) \tag{3.1}$$

$$f(x,y)h(x,y) \Leftrightarrow H(\mu,v)*F(\mu,v) \tag{3.2}$$

其中,符号"*"表示两个函数的卷积,双箭头两边的表达式组成了傅里叶变换对。第一个表达式表明两个空间域函数的卷积可以通过计算两个傅里叶变换函数的乘积的逆变换得到。相反,两个空间的函数的卷积的傅里叶变换恰好等于两个函数的傅里叶变换的乘积,同样的情况也出现在第二个表达式中。

基于傅里叶变换的频域滤波问题,主要由式(3.2)实现。在空间域中,操作图像与设定滤波函数的卷积运算,可以在频域中通过相乘来实现。

我们通常将空间滤波器的傅里叶变换称为滤波传递函数。频域滤波的目的是选择一个滤波器传递函数,以便按照指定的方式修改。

基于傅里叶变换的频域滤波处理的过程,包括如图 3.8 所示的主要环节。

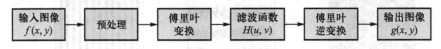

图 3.8　频域滤波处理的过程

根据以上分析,针对一幅医学图像进行频域滤波处理,其结果如图 3.9 所示。

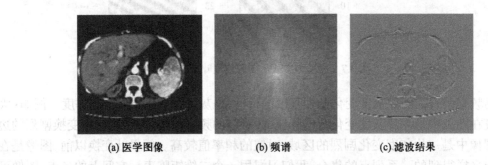

(a) 医学图像　　　　　　　　(b) 频谱　　　　　　　　(c) 滤波结果

图 3.9　医学图像进行频域滤波处理的结果

3.2.3　小波变换与医学图像处理

数字图像处理的研究开始于 20 世纪 60 年代初期,至今已有 60 多年的历史,有很多经典的图像处理方法,而小波变换则被看作是一种用于多层次图像分解的数学工具。图像数据经过小波变换后可以用小波系数来描述,小波系数体现出原图像数据的性质,图像数据的局部特征可以通过对小波系数进行处理而改变。小波变换在医学图像处理上的应用思路主要采用将空间域上的图像数据变换到小波域上,得到多层次的小波系数,根据所采用的小波基特性,分析小波系数特点,针对不同需求,既可以结合常规的图像处理方法,也可以提出更符合小波分析的新方法来处理小波系数,然后再对处理后的小波系数进行小波逆变换,得到所需的目标图像。因此,小波分析与变换在医学图像恢复、图像增强、图像分割、图像数据库检索、图像配准和融合、图像重建等处理上都能得到应用。基于小波变换的医学图像处理过程可以用图 3.10 表示。

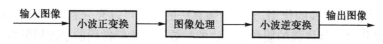

图 3.10 基于小波变换的医学图像处理过程

（1）基于小波变换的阈值化去噪方法。

传统的去噪方法是使被噪声干扰的信号通过一个滤波器,直接滤掉噪声频率成分,但对于脉冲信号、白噪声、非平稳过程等信号,传统方法存在一定的局限性。对于这类信号,在低信噪比的情况下,信号经过滤波器处理后,不仅信噪比得不到较大改善,而且信号的位置信息也被模糊掉了。

基于小波变换的去噪方法利用的是小波变换中的变尺度特性对确定信号具有一种"集中"的能力。如果一个信号的能量集中于小波变换域的少数系数上,那么对这些系数的取值必然大于在小波变换域内能量分散于大量小波系数上的信号或噪声的小波系数值。因此,基于小波变换的域值化去噪方法,关键是对小波变换系数进行筛选,它依赖于对小波系数的域值化和域值门限的选取。

利用小波域值化的去噪方法需在小波系数进行取舍之前,按照一定准则,将小波系数划分成两类:一类是重要的、规则的小波系数;另一类被看作是非重要的或者受噪声干扰较大的小波系数。通常以小波系数的绝对值作为小波系数的分类单元,小波系数的绝对值趋向零,意味着小波系数所包含的信息量少,并且受噪声强烈地干扰。因此,给定一个小波系数阈值,所有绝对值小于某个阈值的小波系数被划为"噪声",它们的数值用零代替;而超过阈值的小波系数用阈值缩减后再重新取值,这种方法意味着阈值化将在小波域中移去小幅度的噪声或者非期望的信号,最后再进行小波逆变换就得到所需要的恢复图像,如图 3.11 所示。

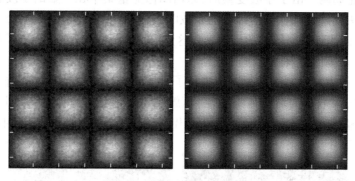

图 3.11 小波变换与图像去噪

（2）小波变换与图像增强。

图像增强的目的是采用一些技术手段,有选择地突出图像中感兴趣的特征或者抑制图像中不需要的特征,改善后的图像比原始图像更加满足某些特殊分析的需要。

图像增强处理主要有两类方法:空域法和频域法。频域增强的关键就是要借助具体的频域变换,来实现图像信息的转换,频域变换一般指傅里叶变换,但它也可以延伸为其他变换,如 DCT 变换、Walsh 变换和小波变换。在图像增强中,可以用 $g(i,j)=T[f(i,j)]$ 来反映图像增强前后之间的函数关系,这种函数关系可以是线性的,也可以是非线性的。虽然小波变换在图像增强的应用中仅充当一个频域变换的作用,但是增强算法的设计可以充分利用小波分析的时频局部化特性,更加有效地提高图像增强的质量和算法的时效性。比较常用的小波增强方法有:子带增强法、反锐化掩模法、自适应增益增强法等。利用小波变换进行图像增强的实例如图 3.12 所示。

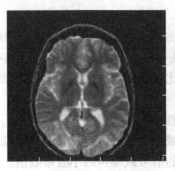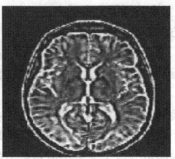

图 3.12 利用小波变换进行图像增强的实例

(3) 小波变换与图像编码。

最新的小波变换与图像编码(简称小波编码)方法大多沿袭以前变换编码的基本思想,即去相关性。因此,变换、量化和熵编码是构成小波编码的 3 个主要方面。目前,人们主要围绕这 3 个方面的内容开展小波变换与图像编码的研究。小波编码在实现结构和方法上与子带编码一致,可以说小波编码是子带编码的特例。一般来说,子带编码并非强求使用完全重构条件,但用小波编码时则使用严格的完全重构滤波器,并且要求符合正则性条件。

小波编码的基本思想:将原始图像经二维小波变换后,转换成小波域上的小波系数,然后对小波系数进行量化编码。由于小波变换后,原始图像能量集中在少数的小波系数上,因此最简单的系数量化方法就是将某一阈值以下的系数略去,或者表示为恒定常数,只保留那些能量较大的小波系数,从而达到数据压缩的目的。在这里,可以采用标量量化或矢量量化的方法,分别在不同分辨率的小波频带上来完成。

图 3.13(a)所示为对一幅磁共振图像进行了小波编码压缩,采用 sym4 进行 3 层小波分解,选择域值为 24.18,采取全局域值压缩方法,压缩结果为能量保留 99.47%,小波系数置零率为91.63%,图(b)是经过解压缩后的图像,可以看出,整个图像质量和原始图像相差不大。

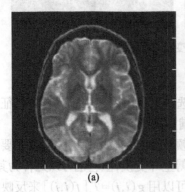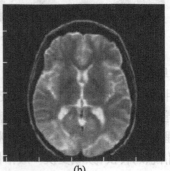

(a)　　　　　　　　　　(b)

图 3.13 小波变换与图像压缩编码

（4）小波变换与图像融合。

医学图像融合的方法大致可以分为两类，一是直接在像素域上的融合，二是基于变换域的融合。在医学图像融合中，目前所用的像素域方法有加权叠加法、色度空间融合法等，变换域方法有基于金字塔结构的融合方法以及基于小波变换的融合方法等。小波变换作为一种新兴的工程数学工具，它的金字塔式的分解方式，符合人的眼睛由粗及精的观察特点，而且，能在不同尺度上得到相应的高频和低频系数，从而能对它们进行不同的处理，再结合图像的局部特征，就能在最大保留图像本身信息的前提下，获得视觉效果较好的融合图像。因此基于小波变换的多模式医学图像融合方法具有较高的实际应用价值。

在图像融合过程中，融合规则的选择直接影响着图像融合的效果。目前，不少图像融合方法采用的是基于单一像素的简单比较规则，这种方法虽然简单且运算量小，但是往往会丢失许多图像信息，所以，这种基于单一像素的简单融合规则获得的融合效果往往并不理想，而且图像的局域特征往往是由某一区域的多个像素共同体现的，并不是孤立地由单一像素所能表征的，区域内的像素都具有较强的相关性，并非是各自孤立的。

为了直接说明基于小波变换的医学图像融合效果，本次融合所采用的原始图像是已经配准过的头部磁共振和单光子发射型断层图像，融合结果如图 3.14 右图所示。

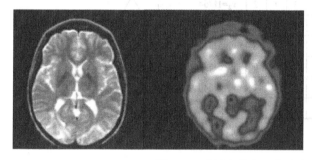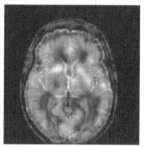

图 3.14 小波变换与图像融合

从融合结果来看，它不仅能反映磁共振图像的解剖结构，保留了它的边缘细节和纹理特征，而且 SPECT 图像的功能信息也能较完整地表现出来，从而能在解剖图像上进行很好的功能定位，达到不同模式医学图像信息互补的目的。

3.3　医学图像增强

医学图像增强技术是临床上应用最多的医学图像处理技术之一。通常情况下，临床医生需要对比度好的图像，以便于医生对图像的判读。在这种情况下，一般是利用图像增强技术改善图像的视觉效果，使医学图像能显示出更多的细节信息。另外，医学图像增强技术也是对医学图像进行进一步处理与分析的先行步骤，所有图像增强处理都可以用一个简单的公式表达，即

$$g(x,y)=T\left[f(x,y)\right] \tag{3.3}$$

其中,$f(x,y)$是输入图像,$g(x,y)$是处理后的图像,T是对输入图像所进行的一种操作,它随着处理方法的不同而不同。

根据对医学图像的增强处理是在频率域进行还是空间域进行,可以把医学图像的增强技术分为频域增强和空域增强。在空间域方法中的"空域"一词是指图像所在的空间,这类方法是以对图像的像素直接处理为基础的,而频域方法中的"频域"一词是指对图像进行傅里叶变换后图像所在的空间,即频率空间。频域处理技术是以修改图像的傅里叶频谱为基础的。根据对医学图像的处理策略,可以把图像增强技术分为全局增强处理和局部增强处理等。

3.3.1 直方图增强

一幅图像的灰度直方图挤在一个较小的灰度范围内,图像的灰度动态范围就小,图像的对比度就差,图像的质量也就不好,反之,图像的灰度动态范围大,图像的对比度就好。图像的像元总数为 $8*8=64,i=[0,7]$,其直方图如图 3.15 所示。

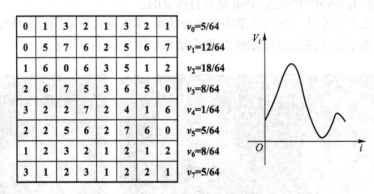

图 3.15   直方图示意图

常用的修改直方图的方法有灰度变换和直方图增强。直方图增强技术是一种通过改变图像的全部或局部对比度进行图像增强的技术,该技术主要有两种,即直方图均衡和直方图规定化。

为了使图像变得清晰,一个自然的想法是使图像的灰度范围变大,并且让灰度频率较小的灰度级在经过变换以后频率变得大一些,从而使像素个数增多,图像更醒目,即应将变换后的图像灰度直方图在较大的动态范围内趋于平衡。当图像中各灰度级的分布呈均匀状态时,图像包含的信息量巨大。因此,直方图均衡实际上就是为了使图像具有最大的信息量。

直方图均衡化技术的图像增强机制如下:

(1) 占有较多像素的灰度变换以后和前一个灰度级的级差增大。一般来讲,背景和目标占有较多的像素,这种技术实际上加大了目标与背景的对比度。

(2) 占有较少像素的灰度变换以后和前一个灰度级的级差较小,需要归并。一般来说,边界和背景过渡处的像素较少,由于归并变为背景点或目标点,从而使边界变得陡峭。

直方图均衡化的缺点在于:出现频率较低的灰度进行归并,可能损失一些重要的图像细节,另外,处理后的图像显得粗犷。直方图均衡增强效果如图 3.16 所示。

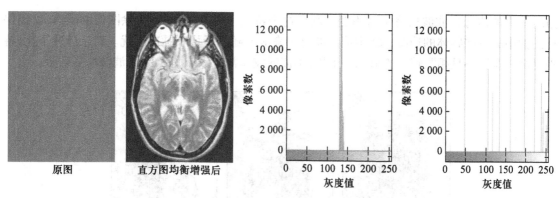

图 3.16 直方图均衡增强效果

3.3.2 图像的空间滤波增强

1. 空间域滤波

空间域滤波是在图像空间借助模板进行邻域操作完成的,各种空域滤波器根据功能又主要分为平滑滤波器、锐化滤波器两类。图像平滑的目的主要是消除图像中的噪声,而图像锐化则是为了增强被模糊的细节,如图像的边缘等。

平滑滤波器主要用来减弱或削弱图像中的噪声成分,从而提高图像的信噪比。因为高频分量对应图像中的区域边缘与噪声等灰度值,所以滤波器将噪声减弱或消除的同时,也会减弱图像的边缘信息。

锐化滤波器主要用来增强图像的边缘信息,凸显图像中感兴趣区域的轮廓。

2. 空间域平滑

(1) 均值滤波法。这是一种在空间域对图像进行简单平滑处理的方法,其原理就是用某像素领域内的各点灰度值的平均值代替像素的原值。这种处理可以减小图像灰度的"尖锐"变化。由于图像噪声一般为"尖锐"变化的白噪声,所以,均值滤波一般用来处理图像中的噪声。另一种均值滤波器采取加权平均的方式工作,即不同的掩模元素具有不同的权值,从而突出一些像素的重要性。

均值滤波法的优点是容易实现对噪声的抑制,缺点是容易使目标轮廓变得模糊,而且会降低有用的细节信息。

(2) 中值滤波法。中值滤波法是一种非线性滤波。这种方法简单,对孤立噪声的平滑效果比均值滤波法好,而且它能较好地保护图像边界,但是这种算法会使图像丢失细线和小块的目标区域。

中值滤波法是把领域内所有像素的灰度值从小到大排序,取中间值作为领域中心像素的输出值。中间值的取法如下:当领域内的像素为奇数时,取排序后的中间像素的灰度值;当领域内的像素为偶数时,取排序后的中间两像素的灰度值的平均值。

在对图像进行中值滤波时,通常选择的滤波器窗口是方形的(具有奇数的行与列),某些情况下也可以选择其他形式的滤波器窗口,例如线状、十字形和圆环形等。

(3) 中值滤波的主要特性。① 对某些输入信号,中值滤波具备不变性。一般地,与窗口对角线垂直的边缘经滤波后将保持不变。利用这个特点,中指滤波既能去除图像的噪声,又能保持图像中的一些物体的边缘;② 中值滤波可用来减弱随机干扰和脉冲干扰。对于脉冲干扰,特别是脉冲宽度小且相距较远的窄脉冲干扰,中值滤波非常有效。图 3.17 为滤波增强效果。

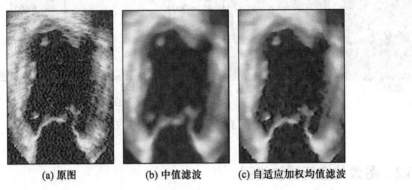

(a) 原图   (b) 中值滤波   (c) 自适应加权均值滤波

图 3.17   滤波增强效果

3. 空间域锐化

在图像处理中,把削减图像模糊、突出目标边界与图像细节的增强方法称为图像锐化。因此,图像锐化技术常用于加强图像中的目标边界和图像细节。图像轮廓是灰度陡然变化的部分,包含丰富的空间高频成分,把高频分量相对突出,可以使轮廓更加清晰。

(1) 基于微分的锐化方法。图像边缘定义为被人眼能识别的图像像素值变换处。通过积分运算可以对医学图像局部区域的像素值求平均值,求平均值会造成图像边缘的模糊。微分是积分运算的逆运算,可以想象,通过微分运算能够使图像的边缘锐化。实际上,通过微分得到的是图像的高频信息,而图像的高频信息通常集中在图像的边缘,这样,图像微分后再与原始图像数据叠加就可以得到边缘锐化的图像。

(2) 基于边缘检测算子的锐化法。边缘检测算子在边缘检测中,可使边缘图像有更好的边缘连续性和更少的检测点。经典的边缘检测算子有 Sobel、Prewitt、Roberts、拉普拉斯以及 Canny 等。图像边缘检测首先是对图像进行滤波,得到滤波图像,对滤波图像求极值得到极值点图像,然后基于预设阈值,由极值点图像得到边缘图像。

需要指出的是,虽然基于微分的锐化和基于边缘检测的锐化都能使图像边缘处的对比度增强,使边缘看起来更加锐利化,但两者有区别。前者是锐化的同时提高了图像的整体亮度,而后者是对图像整体亮度的提高不明显;前者锐化的边缘趋向于边缘变厚,后者锐化的边缘更加细化。图 3.18 是采用不同算子实现的边缘增强。

4. 伪彩色增强

由于人眼的彩色敏感细胞能分辨出几千种彩色色调和亮度,但对黑白灰度级却不敏感。热成像测温系统所产生的红外图像为黑白灰度级图像,灰度值动态范围不大,人眼很难从这些灰度级中获得丰富的信息。为了更直观地增强显示图像的层次,提高人眼分辨能力,需要对系统所摄取的图像进行伪彩色处理,从而达到图像增强的效果,使图像信息更加丰富。伪彩色增强效果如图 3.19 所示。

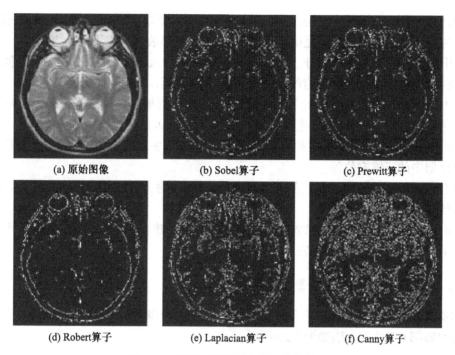

(a) 原始图像　　　(b) Sobel算子　　　(c) Prewitt算子

(d) Robert算子　　　(e) Laplacian算子　　　(f) Canny算子

图 3.18　采用不同算子实现的边缘增强

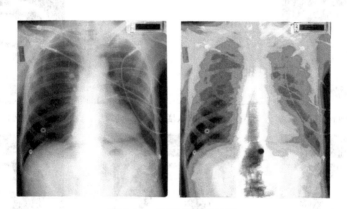

图 3.19　伪彩色增强效果

3.4　医学图像分割

　　医学图像分割是医学图像处理和分析的关键步骤,也是其他高级医学图像分析和解释系统的核心组成部分。医学图像分割为目标分离、特征提取和参数的定量测量提供了基础和前提条件,使得对更高层的医学图像理解和诊断成为可能。

医学图像分割在医学研究、临床诊断、病理分析、手术计划、影像信息处理、计算机辅助手术等医学研究与实践领域中有着广泛的应用和研究价值,具体表现为以下几个方面:

(1) 用于感兴趣区域提取,便于医学图像的分析和识别,如不同形式或来源的医学图像配准与融合,解剖结构的定量度量、细胞的识别与计数、器官的运动跟踪及同步等。

(2) 用于人体器官、组织或病灶的尺寸、体积或容积的测量。在治疗前后进行相关影像学指标的定量测量和分析,将有助于医生诊断、随访或修订对病人的治疗方案。

(3) 用于医学图像的三维重建和可视化,这有助于外科手术方案的制定和仿真、解剖教学参考及放疗计划中的三维定位等。

(4) 用于在保持关键信息的前提下进行数据压缩和传输,这在远程医疗中,对于实现医学图像的高效传输具有重要的价值。

(5) 用于基于内容的医学图像数据库检索研究。通过建立医学图像数据库,可对医学图像数据进行语义学意义上的存取和查找。

3.4.1　基于阈值的图像分割方法

所谓阈值分割方法就是确定某个阈值,根据图像中每个像素的灰度值大小来进行图像分割。基于阈值的肺部 CT 分割方法如图 3.20 所示。

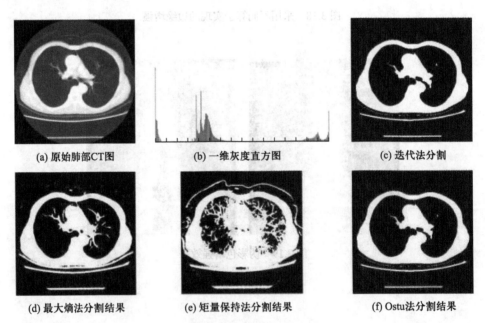

(a) 原始肺部CT图　　　(b) 一维灰度直方图　　　(c) 迭代法分割

(d) 最大熵法分割结果　　　(e) 矩量保持法分割结果　　　(f) Ostu法分割结果

图 3.20　基于阈值的肺部 CT 分割方法

阈值方法的数学模型如下:

设原图像为经过分割处理后的图像,为二值图像,则有

$$g(x,y)=\begin{cases}1, & f(x,y)\geqslant Th \\ 0, & f(x,y)<Th\end{cases} \tag{3.4}$$

根据式(3.4)可知,阈值方法的核心就是阈值的确定方法。

传统的阈值分割法通常直接利用图像的一维灰度直方图进行分割,或基于图像本身的灰度和颜色分布特征来确定一个或多个门限,用 N 个门限将灰阶所对应数轴划分成 $N+1$ 个区间。对于图像中的任意一个像素,如果它的值处于第 i 个区间内,它就属于第 i 类目标。该类方法适用于内容不太复杂且灰度分布较为集中的图像。理想情况下,从灰度直方图上,根据经验直接选取合适的门限即可很好地区分不同种类的组织(比如 CT 图像中皮肤、血管、骨骼等硬软组织的分割)。但在绝大多数情况下,简单阈值法并不能得到正确有效的分割,其原因在于图像的一维直方图一般是图像中各像素灰度值出现频数的统计结果,它只反映出图像中不同灰度值出现的频率,而不能反映某一灰度值的像素所对应的位置及其邻域特征,因此,它孤立地对每个像素进行运算,而得到的仅仅是相关于图像中某点像素灰阶的整体统计信息,忽略了空间邻域信息,这使得该方法对于噪声和灰度的不均匀性很敏感。此外,对于各物体不存在明显灰度差异或各自灰度范围有较大重叠的图像而言,在灰度直方图中,可能没有显著的统计特征,如直方图呈现大量毛刺,没有明显多峰、谷底,表现比较平坦等,这种情况就非常不利于阈值的选取,此时确定最佳分割阈值将是一个极为关键和困难的问题。如果阈值选取不合理,就会把一些本来不是目标的像素也当作目标,造成误识,或者把一些目标漏掉造成漏识。

(1) $p-$ 参数法。

$p-$ 参数法是针对预先已知图像中目标物所占比例的情况下所采用的一种简单且有效的方法。$p-$ 参数法的设计思想是选择一个值 Th,使前景目标物所占的比例为 p,背景所占比例为 $1-p$。

根据上面的原理 $p-$ 参数法的具体步骤如下:① 获得理想状态下的目标物所占画面的比例 p;② 尝试性地给定一个阈值 $Th=Th_0$;③ 计算在 Th 下判定的目标物的像素点数 N,此时目标物所占比例为 p_{new};④ 当 p_{new} 足够接近 p 时,此时得到最佳分割阈值 Th。

(2) 迭代法。

迭代法的设计思想是:首先选择一个阈值作为初始估计值,然后按某种策略不断地改进这一估计值,直到满足给定的准则为止。在迭代过程中,关键之处在于选择什么样的阈值改进策略。好的阈值改进策略应该具备两个特征:一是能够快速收敛,二是在每一次迭代过程中,新产生的阈值优于上一次的阈值。下面介绍一种迭代法。

① 选择图像灰度的中值作为初始阈值 Th。

② 利用阈值 Th 把图像分割为两个区域 C_1 和 C_2,用下式计算区域 C_1 和 C_2 的灰度均值 μ_1 和 μ_2,即

$$\mu_1 = \frac{1}{N_{C_i}} \sum_{(x,y) \in C_i} f(x,y) \ (i=1,2) \tag{3.5}$$

N_{C_i} 为第 i 类中的像素个数。

③ 计算出 μ_1 和 μ_2 后,计算出新的阈值 Th_{new};

④ 重复②和③,直到 Th_{new} 和 Th 的差小于某个特定的值。

(3) 最大熵法。

熵是信息论中对不确定性的度量,是对数据中所包含信息量大小的度量。熵取最大值时,就表明获得的信息量为最大。最大熵法的设计思想是:选择适当的阈值将图像分为两类,两类

的平均熵之和为最大时,可以从图像中获得最大信息量,以此来确定最佳阈值。具体步骤如下:

① 求出图像中的所有像素的分布概率 p_i,图像灰度的分布范围为 $[0,255]$。

② 给定一个初始阈值 Th,将图像分为 C_1 和 C_2 两类。

③ 分别计算两个类的平均相对熵,即

$$E_1 = -\sum_{i=0}^{Th} (p_i/p_{Th}) \cdot \ln(p_i/p_{Th}) \tag{3.6}$$

$$E_2 = -\sum_{i=Th+1}^{255} [p_i/(1-p_{Th})] \cdot \ln[p_i/(1-p_{Th})] \tag{3.7}$$

$$p_{Th} = \sum_{i=0}^{Th} p_i \tag{3.8}$$

选择最佳的阈值 Th_{new},使得图像按照该阈值分为 C_1 和 C_2 两类后,满足 $\max\{E_1+E_2\}$。

(4) Otsu 法。

Otsu 法是一种使类间方差最大的自动确定阈值的方法,该方法具有简单、处理速度快的特点,是一种常用的阈值选取方法。MATLAB 中的 graythresh 函数求取阈值采用的就是 Otsu 法。具体步骤如下:

① 给定一个初始阈值 Th,将图像分为 C_1 和 C_2 两类。

② 计算两类的灰度均值 μ_1 和 μ_2,以及图像的总体灰度均值 μ。

③ 计算两类的概率 P_1 和 P_2,即

$$p_1 = \sum_{i=0}^{Th} p_i, \quad P_2 = 1-P_1 \tag{3.9}$$

④ 计算类间方差 σ_b^2,即

$$\sigma_b^2 = P_1 \cdot (\mu_1-\mu)^2 + P_2 \cdot (\mu_2-\mu)^2 \tag{3.10}$$

⑤ 选择最佳的阈值 Th_{new},使得图像按照该阈值分为 C_1 和 C_2 两类后,满足 $\max\{\sigma_b^2\}$。

3.4.2　基于边缘检测的图像分割方法

图像最基本的特征是边缘特征,它是图像局部特性不连续(或突变)的结果。基于边缘检测的图像分割方法的基本思想是先检测图像中的边缘点,再按照一定的策略连接成轮廓,通过轮廓跟踪完成区域分割。

基于边缘检测的肺部 CT 分割方法如图 3.21 所示。

实际上,在数字图像中,边缘总是以某种图像特征所对应数值发生突变的形式出现的,往往体现为图像局部特性的不连续,比如像素灰度、颜色、纹理等特征的突变。图像的边缘包含了物体形状和目标结构的重要信息,它常常意味着一个区域的终结和另一个区域的开始。因此,基于边缘检测的图像分割方法可以通过检测出不同均匀区域之间的边界来实现分割。

作为所有基于边界的分割方法的第一步,经典的边缘检测方法是通过构造对图像灰阶变化敏感的差分算子来进行图像分割的。常见的对于灰度值不连续(或突变)的检测主要借助于空域微分算子进行,通过将各种边缘检测模板与原始图像进行卷积完成计算。这类方法大多是

基于局部空间信息的处理方法,一般是利用图像一阶导数的极大值点或二阶导数的过零点信息来提供判断边缘点的基本依据。常见的边缘检测算子有梯度算子、Robert 算子、Sobel 算子、Prewitt 算子、Kirsch 算子、Laplacian 算子、Marr 算子等。

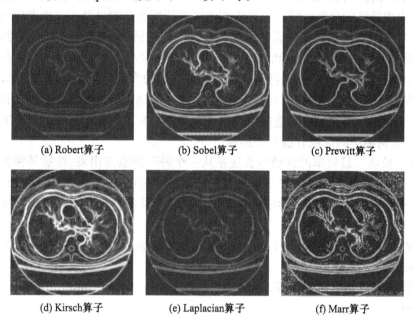

图 3.21　基于边缘检测的肺部 CT 分割方法

　　由于边缘的成因复杂,且图像的边缘在图像中表现为灰度的不连贯,与噪声信号类似(两者都是高频信号),容易混淆且很难用频带区分开来,因而边缘检测目前仍存在较大的困难,但其在医学图像分割中的意义无疑是十分明显而巨大的。目前,有 3 大难点限制了基于边缘的图像分割方法在医学图像分割中的应用,即:

　　(1) 不能保证边缘的连续性和封闭性。

　　(2) 在高细节区域存在大量的碎边缘,难以形成大的连通区域,但又不宜将高细节域分为小碎片。

　　(3) 抽取出的边缘往往是基于灰度变化的某种准则而得到的"图像意义上的边缘",这种边缘并不一定与实际意义上的边界完全对应。

　　由于上述 3 个难点,无论采用什么方法,单独的边缘检测只能产生边缘点,也就是说,边缘点信息需要附加后续处理步骤或与其他相关算法相结合(比如边缘连接、轮廓跟踪、区域填充等)才能最终完成图像分割任务。通常,通过各种边缘检测算子处理后所得到的边缘图像一般是一幅二值图像,其中边缘点被置为黑(或白),非边缘点则被置为白(或黑)。很明显,还需要一个对各区域对应封闭轮廓进行跟踪和区域填充的后处理过程才能最终保证图像分割的有效完成。

　　当前对于边界和轮廓跟踪已有很多方法,如跟踪虫法、8 邻域搜索法和基于链码的跟踪方法等。其中,基于链码的跟踪方法是最著名的用来寻找二值图像连续边界的一种轮廓跟踪算法,它不但可以把二值图像的边界(我们称其为二值边界)精确地跟踪出来,还可基于跟踪所得的链码表完成对二值封闭边界所包络区域的填充。

3.4.3 基于区域的图像分割方法

基于区域的图像分割方法是基于区域均匀性的要求把具有某种相似性质的像素或区域连通起来,从而构成最终的分割区域。如果说阈值法进行图像分割只是孤立地考虑每个像素的灰度,基于边缘的分割方法只考虑像素邻域内的特征变化的话,那么基于区域的分割方法则以区域为处理对象,同时考虑区域内部和区域之间的同异性,来决定对它们是进行合并还是进行分裂,从而实现图像分割,其实质就是把具有某种相似性质的像素连通起来,从而构成最终的分割区域。这种方法充分利用了图像的局部空间信息,可有效地克服其他方法有可能存在的图像分割空间不连续的缺点,但通常容易造成图像的过度分割。常见的基于区域的分割方法有区域生长法和基于四叉树遍历的区域分裂合并法等。

(1) 区域生长法。最简单的区域生长法是从一个种子像素点出发,按照某种连通方式和规则来检查周围邻近的像素点。如果具有和种子像素点相似的性质,就说明它们属于同一区域,这种算法有点类似于计算机图形学中的多边形种子填充算法。种子点的选取直接影响到分割的最终结果。

假设检测出 N 个种子点 $S_i(i=1,2,\cdots,N)$,则对应于 N 个初始区域 $R_i(i=1,2,\cdots,N)$。区域增长过程描述如下:

① 所有像素设置为未标记状态。

② 置 $i=1$。

③ 清空队列 Q,将种子点 S_i 标记为 i,并将其放入队列 Q 中。

④ 如果队列 Q 为非空,则从中取出一点 P,分别处理其 8 个邻接像素,如果某个未标记的邻接像素对应数值按照某种相似性规则判定与 P 点对应数值相近,则将该邻接像素标记为 P 点标号,并将其放入队列 Q 中。

⑤ 重复步骤 m,直到队列为空。

⑥ 设置 $i=i+1$,如果 $i \leqslant N$,则回到步骤③继续进行。

经过以上处理,图像中相关像素都被标记,各区域 R_i 由所有标记为 i 的像素组成,就得到了图像的初始分割。但这样分割图像所得到的区域可能不能包括图像中所有的像素点,即在图像中会存在未被标记的点,但这些未被标记的点一般不属于医学图像中的感兴趣区域,把所有未被标记的点简单设置成非感兴趣区域标记(也可能包含多个子区域,只是没必要进一步细分而已),就可以得到图像的完整分割。

(2) 基于四叉树遍历的区域分裂合并法。如果把树的根对应整个图像,树叶对应各单位像素,所有其他的节点往下都有 4 个子节点,那么这样的树称为四叉树。通常,采用四叉树结构中四叉树的生长和剪切过程可以有效解决分裂 – 合并算法中的区域遍历问题。特别当图像是一个正方形矩阵,即其维数是 $2n \times 2n$ 时,最宜采用这种技术。四叉树剪枝和图像区域分裂及合并示意图如图 3.22 所示。

当图像中某一块的特征存在不均匀性时,就将该块分裂成 4 个相等的区域,即四叉树生长;当某一层的 4 个小块的特征具有某种一致性时,就将它们合并成一个大块,即四叉树剪切;当图像中各个区域都满足均匀性时,进一步地分裂和合并都不可能,即四叉树的生长和剪枝过程结束。

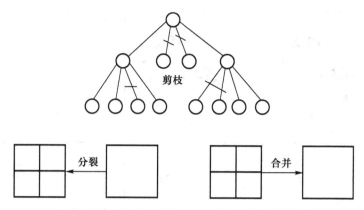

图 3.22 四叉树剪枝和图像区域分裂及合并示意图

3.4.4 基于模式识别原理的图像分割方法

在模式识别理论中,一个模式类是具有某些共同特征的模式集合,而模式又可以看作是由一个或多个特征组成的。模式识别的目的是将不同的模式进行区分,就图像分割而言,图像中各个区域具有不同的特征,可以看作是不同的模式,将感兴趣的目标从背景中分割出来,实现图像分割的过程实际上就是将分属于不同模式的区域进行划分的过程。因此,借助模式识别中模式辨识技术进行像素分类是实现图像分割的有效方法之一。用于图像分割的模式识别方法分为模式分类法和模式聚类法两大类。

模式分类法是模式识别领域中一种基本的统计分析方法,它使用分类器实现对图像的分割,是一种有监督的统计分割方法,一般以用手工分割得到的样本集作为对新图像进行自动分割的参考。分类器的设计与训练是实现这类方法的关键,通常分类器分为非参数分类器和参数分类器两种。用于图像分割的最常见的非参数分类器是 K 近邻(KNN)方法,它对图像的统计特性没有特殊的要求或约定,而贝叶斯分类器则是常用的参数分类器,它一般假定图像的概率密度函数符合高斯分布。模式分类法通常要求由手工分类生成训练集,然后进行训练,而手工分类的工作量很大,同时,用少量的训练集训练的分类器对大量的样本空间进行分类时又会产生泛化误差,容易产生误分类。

常见的基于模式识别的图像分割算法为 K 近邻方法、基于贝叶斯原理的分类和 K 均值聚类。K-means 算法是最为经典的基于划分的聚类算法,它的原理也较为简单。该算法的描述如下:

① 适当选择 k 个类的初始中心。

② 在第 i 次迭代中,对任意一个样本,求其到 k 各中心的距离,将该样本归到距离最短的中心所在的类。

③ 利用均值等方法更新该类的中心值;

④ 对于所有的 k 个聚类中心,如果利用②③的迭代法更新后,其值保持不变,则迭代结束,否则继续迭代。

k-means 聚类过程如图 3.23 所示,图中,两个"×"代表中心点的变化情况,聚类分割结果如图 3.24 所示。

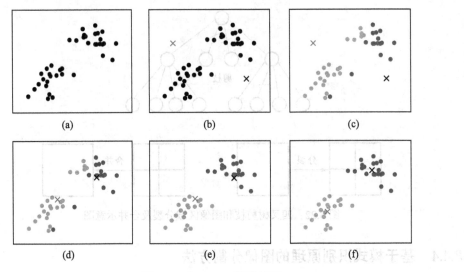

图 3.23   k-means 聚类过程

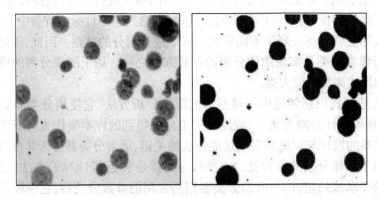

图 3.24   聚类分割结果

但需要指出的是,运用上述方法进行分割时,通常情况下要求这些图像具有较高的对比度,并且灰度均匀。如果不具备这样的前提条件,这些常用的分割方法往往无法达到预期的分割效果。在实际处理中,由于本身固有的复杂性和模糊性,很多医学图像并不具备这些条件,因此,近年来在医学图像分割领域中还融合了模式识别前沿研究领域中人工神经网络、模糊技术、支持向量机、遗传算法、蚁群算法等在内的一些数学背景或学科交叉背景很强的技术,以提高医学图像分割的精度和效率。

3.5   医学图像配准与融合

随着计算机技术的飞速发展,与计算机技术密切相关的医学成像技术也是日新月异。但是,各种成像技术和检查方法都有各自的优势与不足,并非一种成像技术可以适用于人体所有器官的检查和疾病诊断,一种成像技术也不能取代另一种成像技术,它们之间是相辅相成、相互补充的。如 CT 和 X 射线机对骨等密度较高的组织能提供高清晰的图像,MRI 对人体软组织的成像具有较高的分辨率,而 PET 和 SPECT 能够提供人体组织或器官的功能性代谢的图像。成像原理的不同造成了某一种成像模式所能提供的图像信息具有一定的局限性,有时单独使用某一类图像也难以获得正确的诊断结论。因此,为了提高诊断准确率,需要综合利用患者的各种图像信息。图像配准与融合技术为医学图像的综合利用提供了很好的技术手段。

根据医学图像所提供的信息,医学图像可分为两大类:解剖结构图像(CT、MRI、X 射线图像等)和功能图像(SPECT、PET 等)。这两类图像各有其优缺点:解剖结构图像以较高的分辨率提供了脏器的解剖形态信息,但无法反映脏器的功能情况;功能图像分辨率较低,但它提供的脏器功能代谢信息是解剖结构图像所不能替代的,这些信息是对疾病,特别是肿瘤进行早期诊断的重要依据。

目前,医学影像学的一个明显的发展趋势是利用信息融合技术,将多种医学图像结合起来,充分利用不同医学图像的特点,在一幅图像上同时表达来自人体的多方面信息,使人体内部的结构、功能等多方面的状况通过影像反映出来,从而更加直观地提供人体解剖、生理及病理等信息。

3.5.1 医学图像配准和融合在临床中的应用

医学图像配准和融合具有很大的临床应用价值。对使用各种成像手段所获得的医学图像进行配准和融合,不仅可以用于医疗诊断,还可以用于外科手术计划的制订、放射治疗计划的制订、病理变化的跟踪和治疗效果的评价等各个方面。

1. 在外科手术中的应用

了解病变与周围组织的关系对制订手术方案,决定手术是否成功至关重要。例如,对于脑肿瘤患者,一般采用外科手术切除肿瘤。患者的生存时间和生活质量与病灶(如肿瘤、血肿等)的切除程度密切相关。如果对病灶过度切除,会造成病灶周围重要功能区域的损害,而这种损害是不可逆转的,严重影响患者的生活质量;反之,如果对病灶切除不够,残余病灶会严重影响患者的生存时间。最大限度地切除病灶,同时使主要的脑功能区域(如视觉、语言和感知运动皮层等)得以保留,是神经外科手术的目标。为此,在手术前,一般要利用 CT 或 MRI 获取患者的脑肿瘤结构信息,利用 PET 或 fMRI 获取患者脑肿瘤周围的脑功能信息,通过对结构成像和功能成像的配准、融合,对脑肿瘤及其周围的功能区进行精确定位,在此基础上制订出外科手术计划,是对患者进行精确手术的基础。

2. 在放射治疗中的应用

大约 70% 的患者在肿瘤的治疗过程中接受放疗。放疗的目的就是最大限度地把放射能量集中在靶位上,从而对周围的正常组织的损害达到最小。在放射治疗中,应用 CT 和 MR 图像的配准和融合来制订放疗计划和进行评估,用 CT 图像精确计算放射剂量,用 MR 图像描述肿瘤的结构。用 PET 和 SPECT 图像对肿瘤的代谢、免疫及其他生理方面进行识别和特性化处理,整合的图像可用于改进放射治疗计划、立体定向活检或手术。此外,在放射治疗后扫描的 MRI 图像中,坏死组织往往表现为亮区,容易与癌症复发混淆。把 MRI 图像与 PET 或 SPECT

图像进行配准,可区分坏死组织(没有代谢)与肿瘤复发(通常表现为高代谢)。

3. 在癫痫治疗中的应用

原发癫病灶的准确定位一直是困扰影像界的一大难题,许多学者利用配准和融合技术对此做出了富有成效的探索。例如:对癫病患者的 MRI 和 PET 图像融合处理后,可观察到患者的脑外伤、炎症、硬化症等方面的变化,还可看到手术及麻醉前后的区别;在癫病发作期间,对癫病患者分别进行 SPECT 检查,将两者的图像相减,再分别与 MRI 图像融合,可使功能损伤的解剖学标记更准确,以 SPECT 所示的局部脑血流对大脑新皮质的癫病灶进行准确定位,从而为手术提供重要依据。

3.5.2　医学图像配准技术

1. 医学图像配准的概念

对几幅不同的图像作定量分析,首先要解决这几幅图像的严格对齐问题,这就是我们所说的图像配准。

医学图像配准是指对于一幅医学图像寻求一种(或一系列)空间变换,使它与另一幅医学图像上的对应点达到空间上的一致。这种一致是指人体上的同一解剖点在两张匹配图像上有相同的空间位置(位置一致,角度一致,大小一致)。配准的结果应使两幅图像上所有的解剖点,或至少是所有具有诊断意义的解剖点及手术感兴趣的解剖点都达到匹配。

2. 医学图像配准的基本过程

医学图像配准一般包括三个步骤:首先,提取图像的特征信息组成特征空间。特征空间一般可分为三类:特征点、特征曲线或曲面、基于像素或体素。特征点即选取一些几何上或解剖上有意义且容易定位的点组成特征空间;特征曲线或曲面:采用分割的方法将感兴趣区域的轮廓曲线提取出来作为特征空间,在三维中表现为曲面;基于像素或体素即将整幅图像的所有像素共同组成特征空间,也就是利用图像的所有信息。前两类特征一般适用于单模态图像的配准,第三类特征一般用于多模态图像的配准。

其次,根据提取出的特征空间确定一种空间变换,使一幅图像经过该变换后能够达到所需要的相似性测度。在变换的过程中,还需采取一定的搜索策略,也就是优化措施,以使相似性测度更快更好地达到最优值。因此,我们把特征空间、几何变换和优化作为配准的三个特性。我们对配准的定义是基于几何变换的,即寻找一幅图像空间 X 中的点(用列向量 x 表示)与另一幅图像空间 Y 中的点(用列向量 y 表示)之间的映射。x 经 T 变换后得到 x',即 $x'=T(x)$。如果 y 与 x 对应,则成功的配准应该使 $T(x)$ 等于或近似等于 y。任何非零位移 $T(x)-y$ 称为配准误差。配准过程一般是迭代过程,运算量较大,因此,需采用一定的优化措施使相似性测度更快更好地达到最优值。

最后,经过坐标变换后,两幅图像中相关点的几何关系已经一一对应,下一步的工作是要找到一种相似性测度来衡量两幅图像的相似程度,并且通过不断地改变变换参数使相似性测度达到最优,即最终转化为多参数多峰值的最优化问题。图像配准问题本质上是多参数优化问题,常用的优化算法有 Powell 法、下山单纯形法、随机搜索法、梯度下降法、遗传算法、模拟退火法、几何 Hash 法、半穷尽搜索法等。

对于两幅图像,固定图像 F(fixed image)和运动图像 M(moving image),分别用函数 $f(X)$ 和 $m(Y)$ 表示,其中,X、Y 为各自图像的定义域(解剖结构空间)。这里图像配准定义为寻找一种几何变换 T_t(t 为该变换的参数),使 $S\{f(X),m[T(X)]\}$ 取得最大值,用公式表示为

$$T_t^* = \arg\max_{T_t} S\{f(X),m[T_X(X)]\} \tag{3.11}$$

其中,S 为对任意两幅图像定义的目标函数,用来衡量两图像的匹配效果,一般用相似性测度表示。

图 3.25 为多模态医学图像配准框架,具体步骤为:① 输入待配准的两幅图像,分别记为固定图像 $f(X)$ 和运动图像 $m(Y)$;② 对固定图像区域 X 进行空间几何坐标变换,可得区域 $X'=T_t(X)$;③ 通过一定的插值方法得到运动图像在区域 $T_t(X)$ 的网格点上的取值 $m[T(X)]$;④ 在相似性测度模块中计算参考图像 $f(X)$ 和插值图像 $m[T(X)]$ 的相似度,相似度是一个关于几何变换参数的函数 $S(t)$;⑤ 将相似度函数 $S(t)$ 输入优化模块中进行最优化计算,得到最终变换参数,这个过程在计算中一般通过迭代来实现,即重复步骤②~④,直到取得最大相似度时终止迭代循环;⑥ 输出配准时所采用几何变换的最优变换参数及运动图像在最优变换下的插值图像。重采样模块(resample)由几何变换(transform)和图像插值(interpolate)组成。

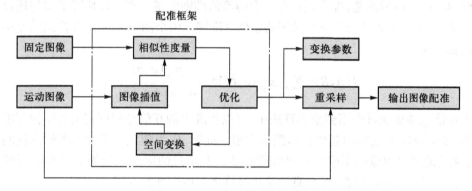

图 3.25 多模态医学图像配准框架

3. 医学图像配准技术

医学图像配准的关键技术有:

(1) 图像的空间变换:各种图像的配准技术都需要建立自己的变换模型,变换空间的选取与图像的变形特性有关,图像的几何变换可分为全局变换和局部变换两类,全局变换对整幅图像都有效,通常涉及矩阵代数,典型的变换运算有平移、旋转和缩放;局部变换有时又称为弹性变换,它允许变换参数存在对空间的依赖性。对于局部变换,由于局部变换随图像像素位置的变化而变化,变换规则不完全一致,因此需要进行分段小区域处理。空间变换描述了一幅图像中的位置映射到另一幅图像中的相应位置之间的关系。经常用到的图像变换主要有刚体变换、仿射变换、射影变换和非线性变换。

(2) 图像插值:在图像配准过程中,相似性测度(similarity metric)通常是比较固定图像和运动图像之间对应点的灰度值。当一个点通过某种变换,从一个空间映射到另一个空间时,目标点的坐标通常不在网格点上。在这种情况下,插值算法就需要用来估计目标点的灰度值。插值方法影响图像的平滑性,优化的搜索空间,以及影响总体计算时间。在一个优化周期之中,插值算法将被执行成千上万次,所以在指定插值方案时,我们需要在计算的复杂性和图像的平滑性

之间做权衡。图像插值方法可以分为两类,一类是基于确定性的方法,另一类是基于统计的方法。它们之间的不同之处在于,基于确定性的插值方法假定在采样点之间有某种确定的变异性,比如线性插值中的线性,基于统计的插值方法是以图像采样点的某种统计分布的评估误差最小化为基础的,而且基于统计的插值方法的计算效率不高。基于确定性的插值方法的数值精度和计算代价直接依赖于插值核函数。

(3) 相似度测度:相似性测度定量化地衡量了两幅图像匹配的效果,它是图像配准过程中十分重要的部分。一般情况下,待配准的图像是在不同时间、不同条件、不同成像技术下获取的,图像描述的信息可能存在本质的差别,这种情况下就没有绝对的配准问题,那么我们的任务就是寻找一种准则,使两幅图像在这种准则下达到最佳匹配效果,即认为在相似性测度取得全局极值位置的两幅图像达到最佳匹配效果,这里的准则称之为相似性测度,在一些非刚性配准中,还要加上形变约束。准则的选择与配准的目的、具体的图像形态、几何变换的类型有关。例如,有些准则允许很大的几何变换搜索范围,而有些准则就要求初始位置和最优配准结果比较接近才能得到正确的结果;有些准则仅仅适用于同一模态图像之间的配准,而有些准则能处理不同模态图像的配准。遗憾的是,现在还没有一个明确的准则能指导在各种情况下如何选择配准的相似性度量,更不存在各种情况下都通用的相似度准则。两个随机变量 A、B 之间的互信息可根据信息论表示为

$$I(A,B)=\sum_{a,b}p_{AB}(a,b)\log_2\frac{p_{AB}(a,b)}{p_A(a)\times p_B(b)} \tag{3.12}$$

最大互信息的概念可应用到配准算法中,可以将既定的互信息测度定义为图像配准结果的判断依据,即配准图像之间的互信息达到最大值。此时,作为随机向量的两图像系统的熵达到最小,也就是说两幅图像的不确定性已经很小了。互信息的应用不仅缩减了配准所耗费的时间,也提高了算法的性能,因此,互信息被应用在许多图像配准的过程中。

3.5.3 医学图像融合技术

1. 医学图像融合的概念

医学图像融合是指将两幅(或两幅以上)来自不同成像设备或不同时刻获取的已配准的图像,采用某种算法,把各个图像的优点或互补性有机地结合起来,从而获得信息量更丰富的新图像。在图像融合过程中,图像配准是图像融合的第一步,也是实现图像融合的先决条件,只有实现了待融合图像的配准,才能实现相应组织之间的融合,如果对应组织的位置有较大的偏差,那么融合的图像是不准确的。只有两幅图像中同一空间位置的像素都对应相同的解剖结构,融合起来的图像才有意义。

2. 医学图像融合分类

因为研究者的研究对象和研究目的不一样,所以发展和形成的图像融合分类也就多种多样。

(1) 按照被融合图像的成像方式分类,可以把图像融合分为单模融合和多模融合。单模融合是指待融合的图像由同一设备获取,简单地说,就是 CT-CT 或者 MRI-MRI 这种类似形式的融合处理。多模融合是指待融合的图像来源于不同的成像设备,研究较多的 CT 与 MRI 图像融合和 CT 与核医学图像的融合都属于此类。

(2) 按照融合对象的不同分类,可分为单样本时间融合、单样本空间融合和模板融合。单样本时间融合是指跟踪某个患者,将其一段时间内对同一脏器所做的同种检查图像进行融合,以利于跟踪病理发展和研究该检查对该疾病诊断的特异性。单样本空间融合是指将某个患者在同一时期内(临床上视 2 周以内的时间为同一时期)对同一脏器所做的几种检查的图像进行融合,以便综合利用这几种检查提供的信息(如 MRI/CT 可以提供脏器的结构信息,SPECT 可以提供脏器的功能信息)对病情做出更准确的判断。模板融合是指从许多健康人的研究中建立一系列模板,将患者的图像与模板图像融合,有助于研究某种疾病和确立诊断标准。

(3) 按照图像处理方法的不同分类,可分为数值融合法和智能融合法。数值融合法是将不同来源的图像做空间归一化处理后直接融合。智能融合法是将不同来源的图像做归一化处理后,根据需要选择不同图像中的所需信息再进行融合。

(4) 按图像类型的不同分类,可以分为断层图像间相互融合、断层图像与投影图像融合及结构图像与功能图像融合。断层图像间相互融合主要指 CT 与 MRI 图像的融合。断层图像与投影图像融合主要指 CT、MRI 图像与 DSA 图像通过三维重建后进行融合。结构图像融合与功能图像融合主要指 CT、MRI 图像与 PET、SPECT 图像进行融合。

综上所述,依据不同的分类原则,图像融合有多种分类方式。应该指出,以上分类不是绝对的、孤立的,在实际应用中,一个融合系统的设计往往是综合各种分类概念来实现的。

3. 医学图像融合技术

常用的医学图像融合技术有以下几种。

(1) 基于空域的图像融合:基于空域的图像融合是指直接在空间域中对图像的像素进行操作,该类方法简单直观,易于理解,但常常融合效果不佳,只适用于有限的场合。常用的方法有图像像素灰度值极大或极小融合法、图像像素灰度值加权融合法、TOET 图像融合方法。基于空域的图像融合结果如图 3.26 所示。

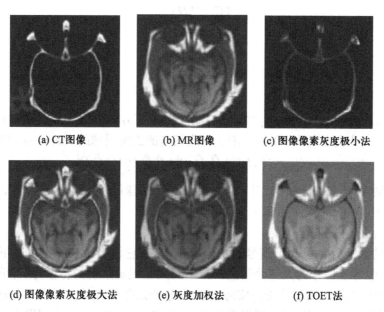

(a) CT图像   (b) MR图像   (c) 图像像素灰度极小法

(d) 图像像素灰度极大法   (e) 灰度加权法   (f) TOET法

图 3.26 基于空域的图像融合结果

(2) 基于变换域的图像融合:基于变换域的图像融合是结合医学图像融合的相关理论和目前常用方法,通过对各种方法的优缺点的比较,可采用在图像融合中占有明显优势的基于小波变换的融合方法。研究基于小波变换的医学图像融合是针对 PET、CT 的成像特点,对经过小波分解的高频域和低频域采用不同的融合规则。

① 小波分解和重构。

图像的离散小波分解如图 3.27 所示。在对图像进行分解时,首先对每一行进行低通和高通滤波,得到图像在 x 方向上的低频分量 L 和高频分量 H,对这两个分量进行采样,每两列中除去一行,把保留下来的系数保存在一幅图像中。在行滤波后,再进行列滤波。对低频分量的每一行进行低通和高通滤波后抽样,得到图像 x 方向上的低频分量、y 方向上的低频分量和 y 方向上的高频分量,它们的大小都是原始图像的 1/4。同样,将高频分量进行滤波,最后将低频低频分量 LL、低频高频分量 LH、高频低频分量 HL 以及高频高频分量 HH 保存在大小和原图相同的一幅新图像中,在一次分解后,对低频分量一直分解下去,直到达到预定的要求。

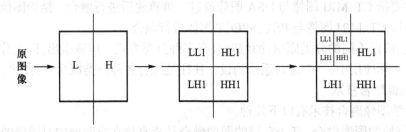

图 3.27　图像的离散小波分解

设 H(低通)和 G(高通)为两个一维镜像滤波算子,其下标 r 和 c 分别对应于图像的行和列,则按照二维 Mallat 算法,在尺度 $j-1$ 上有如下的 Mallat 分解公式:

$$\begin{cases} C_j = H_c H_r C_{j-1} \\ D_j^1 = G_c H_r C_{j-1} \\ D_j^2 = H_c G_r C_{j-1} \\ D_j^3 = G_c G_r C_{j-1} \end{cases} \tag{3.13}$$

式中,C_j、D_j^1、D_j^2、D_j^3 分别对应图像 C_{j-1} 的低频成分 LL、垂直方向上的高频成分 LH、水平方向上的高频成分 HL、对角方向上的高频成分 HH。与之相应的二维图像的 Mallat 重构算法为

$$C_{j-1} = \hat{H}_r \hat{H}_c C_j + \hat{H}_r \hat{H}_c D_j^1 + \hat{G}_r \hat{G}_c D_j^2 + \hat{G}_r \hat{G}_c D_j^3 \tag{3.14}$$

式中,$\hat{H}$、$\hat{G}$ 分别为 H、G 的共轭转置矩阵。若对二维图像进行 N 层小波分解,最终将有 $3N+1$ 个不同频带,其中有 $3N$ 个高频带和 1 个低频带。

② 低频分量的融合准则。

小波系数的低频分量包含了信号的主要轮廓信息,它相当于在一定尺度下原始信号的近似,这部分分量包含了信号的大部分信息。考虑到人眼视觉系统的特性,此部分的融合准则借助了均匀度测度的概念。由于块方差实际上就是均方误差,因此块方差并不是衡量区域均匀度的理想标准。基于这种考虑,在分析视觉系统对比度特性的基础上,人们提出了一种有效的衡量图像块均匀度的测度。

对于图像 $f(x,y)$ 中大小为 $N \times N$ 的块 F_k, 其均匀度 J 定义为

$$J(F_k) = \frac{1}{N \times N} \sum_{(x,y) \in F_k} \omega(m_k) * \frac{|f(x,y) - m_k|}{m_k} \tag{3.15}$$

式中, m_k 为 F_k 的均匀值; $\omega(m_k)$ 为根据块平均亮度调整的加权因子, 可以由下式确定:

$$\omega(m_k) = \left(\frac{1}{m_k}\right)^a \tag{3.16}$$

通过均匀度计算, 再根据计算值的大小进行融合。设两幅图像 A 和 B, 分别计算每个图像各个块的均匀度测度 $J(A_i)$ 和 $J(B_i)$。比较两幅图像对应块的均匀度测度, 得出融合图像的第 i 个块 F_i, 融合准则为: 当 A 的均匀度测试的值大于等于 B 的均匀度测试的值和 Th 的和时, $F_i = A_i$, 其中, Th 是阈值参数, 是一个经验因子; 当 B 的均匀度测试的值小于等于 A 的均匀度测试的值和 Th 的差时, $F_i = B_i$; 其他情况则为 $(A_i + B_i)/2$, 融合准则为

$$F_i = \begin{cases} A_i, & J(A_i) \geqslant J(B_i) + Th \\ B_i, & J(A_i) \leqslant J(B_i) - Th \\ \dfrac{A_i + B_i}{2}, & \text{其他} \end{cases} \tag{3.17}$$

③ 高频分量的融合准则。

小波系数的高频分量包含了图像的细节, 根据它的特点, 可采用与低频分量不同的融合准则。由于小波系数变化较大的值往往表征了图像的细节, 因而可以根据各个小波系数的梯度进行融合, 使用边缘检测算子, 采用对角线相邻两像素之差的梯度幅值检测边缘。通过对图像 A 和图像 B 的小波系数梯度的比较, 可以对融合后的小波系数进行融合。

设 $[A^{LH}, A^{HL}, A^{HH}]$ 为源图像 A 的 LH、HL、HH 三个小波系数子矩阵, $[B^{LH}, B^{HL}, B^{HH}]$ 为源图像 B 的 LH、HL、HH 三个小波系数子矩阵, $[F^{LH}, F^{HL}, F^{HH}]$ 为融合后的 LH、HL、HH 三个小波系数子矩阵。其中, $Grad$ 代表梯度幅度。融合准则为

$$F^{LH} = \begin{cases} A^{LH}, & Grad^{LH}(A) > Grad^{LH}(B) \\ B^{LH}, & Grad^{LH}(A) < Grad^{LH}(B) \end{cases}$$

$$F^{HL} = \begin{cases} A^{HL}, & Grad^{HL}(A) > Grad^{HL}(B) \\ B^{HL}, & Grad^{HL}(A) < Grad^{HL}(B) \end{cases} \tag{3.18}$$

$$F^{HH} = \begin{cases} A^{HH}, & Grad^{HH}(A) > Grad^{HH}(B) \\ B^{HH}, & Grad^{HH}(A) < Grad^{HH}(B) \end{cases}$$

最后将得到的高频和低频图像进行小波逆变换, 重构融合图像。如图 3.28 所示为基于小波变换的 PET/CT 图像融合结果。

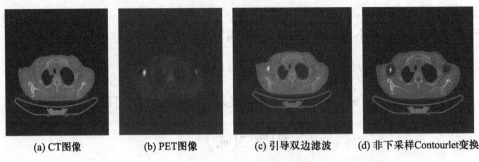

| (a) CT图像 | (b) PET图像 | (c) 引导双边滤波 | (d) 非下采样Contourlet变换 |

图 3.28 基于小波变换的 PET/CT 图像融合结果

3.6 医学图像的重建与可视化

3.6.1 图像重建的过程

数字图像处理是对已经获得的图像进行处理和转化,即把处理技术作为系统,其输入和输出均为数字图像。因此,在医学领域的应用中,数字图像处理也称为后处理。但在某些情况下,图像处理也涉及将数据进行计算并最终转化为图像的过程,如图像重建,这种情况更多地出现在医学领域中,如 CT、MR、超声成像和核医学成像。这些医学成像系统往往通过获得尽可能多的目标检测数据,并将这些数据进行计算处理,最终生成图像,这就是图像重建(image reconstruction)。图像重建的基本过程如图 3.29 所示,这种过程发生在图像后处理之前。

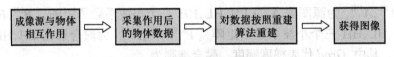

图 3.29 图像重建的基本过程

此外,上述医学成像系统往往能够获得连续的人体断层数据和断层图像。如果将这些数据或图像进行整合处理,仅通过图像处理技术就能获得新的切层位置和方向的断层图像;或将断层图像合并为体数据并显示成三维图像,以加强人们对器官解剖结构和病灶三维形态的观察和理解,这种处理我们称为图像的三维可视化(three-dimensional visualization)或三维重建(three-dimensional reconstruction),其处理过程如图 3.30 所示。

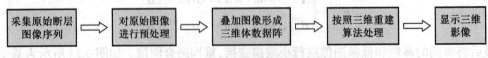

图 3.30 图像三维可视化处理过程

图像重建与图像可视化都是较为复杂的计算与处理过程。例如,CT 图像重建的二维傅里叶变换法的信号处理过程如图 3.31 所示。

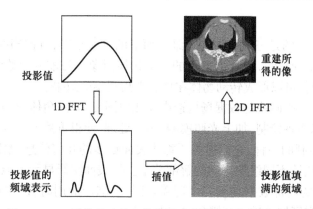

图 3.31 CT 图像重建的二维傅里叶变换法的信号处理过程

二维傅里叶变换法按照 CT 数理原理和中心切片理论进行重建,算法严谨,重建结果比较准确,但是需要进行正、反两次傅里叶变换,计算量大,要耗费较长时间,不利于快速扫描成像;在极坐标形式的数据转换为直角坐标形式时,需要进行插值,这也增大了运算量。现代 CT 追求更快的扫描速度和重建速度,傅里叶变换法已不适应这一要求,所以逐渐被淘汰,但它仍是理解 CT 图像重建最直观的算法之一。

3.6.2 图像的三维可视化

随着多排螺旋 CT 的应用,一次检查获得的可用图像数量得到爆炸式的增长。一次扫描往往可以获得几十乃至上百幅断层图像,这就使得以三维形式显示组织和器官变得可行且必要。图像三维显示技术可以更好地显示数据和诊断信息,为医生提供逼真的显示手段和定量分析工具,在辅助医生诊断、手术仿真、引导治疗等方面发挥重要作用。同时,三维显示还可以避免医生陷入二维图像的数据"海洋",防止过多浏览断层图像而造成漏诊率上升。

图像三维可视化也称三维重建,是指通过对获得的数据或二维图像信息进行处理,生成物体的三维结构,并按照人的视觉习惯进行不同效果的显示。在医学成像及医学图像处理中,图像三维可视化基于医学成像设备获得的大量二维断层图像,如 CT、MRI 等,并按照不同的诊断目的和算法进行显示。常见的可视化形式有多平面重建(multiplanar reconstruction,MPR)、曲面显示(curved multiplanar reconstruction,CMPR)、表面阴影显示(shaded surface display,SSD)、最大 / 最小密度投影(maximum/minimum intensity projection,MIP)、虚拟内窥镜(virtual endoscopy,VE)等。还有一些医学图像三维可视化基于专门的三维扫描技术获得体数据,可通过直接处理体数据生成三维结构,如 MRI 中的容积扫描等。这种可视化的算法与借助断层图像重建无本质的差异。

图像三维可视化的算法与数据或二维图像的获取方式(或者说成像方式)是相关的。在很多情况下,要进行某种三维重建就必须按照这种重建的要求采取特定的数据获取方式或扫描方式,这在 MR 成像中是需要注意的。

三维可视化尽管显示形式较多,但常用的基本算法只有面绘制(surface rendering)技术和体绘制(volume rendering)两类。此外,多平面显示和曲面显示属于将三维体视数据进行再切面,并将二维切面影像显示出来的技术形式,因此也称为二维重建或图像重排。

1. 面绘制

面绘制实际上显示的是三维物体在二维平面上的真实投影,就像当视角位于某一点时,从该点对三维物体进行"照相",相片上显示的三维物体形象。目前的面绘制技术要求能实时交互,即提供视角变化时,可以形成转动物体在任意视角观察的效果。

面绘制算法由三维空间均匀数据场构造中间几何图元,如三角体、小曲面等,然后再用传统的计算机图形学技术实现绘制,加上光照模型、阴影处理,使得重建的三维图像产生真实感。表面阴影显示就是面绘制的一种,它能提供了物体表面更多的几何信息,给医生组织结构的整体信息,并可以较好地描述不同组织之间的解剖关系。但表面阴影显示不能显示物体的内部信息和结构,三维体数据的内部数据均被完全遮盖。因此,临床应用时,往往对二维图像先进行分割,对分割出的感兴趣区域再进行三维重建和面绘制。

面绘制算法目前有移动立方体法(marching cubes,MC)和 cuberille 算法等,最为常用的是移动立方体法。移动立方体法也被称为"等值面提取"(isosurface extraction),它是面绘制算法中的经典算法,原理较简单,易于实现。

移动立方体法的算法描述为:将三维数据网格分成许多体元,根据物体表面的特征,给出物体等值面的相关阈值,再逐个测试体元的 8 个顶点是否位于等值面,通过线性插值得出体元中位于等值面的点,用连接这些点得到的三角形或多边形来代替立方体,由这些全部的三角形或多边形得到三维数据场的三维表面信息,最后按照某种光照模型计算等值面的显示亮度,并将等值面投影显示出来。

移动立方体法的算法过程如下:

(1) 通过配准及插值,建立面绘制所需的基本三维体数据,选定作为表面显示的等值面的灰度阈值,如图 3.32 所示。

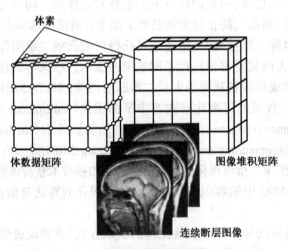

图 3.32　基本三维体数据的结构

(2) 紧邻的上、下两层数据对应的四个像素点构成一个立方体或对应成一个体素。

(3) 按照前面得到的等值面阈值,对体素的 8 个顶点进行分类,若大于或等于阈值,则顶点算作等值面的内部点;若小于阈值,则顶点算作等值面的外部点。

(4) 生成一个代表顶点内、外部状态的二进制编码索引表。

(5) 用此索引表查询一个长度为 256 的构型查找表,得到轮廓(等值面)与立方体空间关系的具体拓扑状态(构型)。

(6) 根据构型,通过线性插值确定等值面与立方体相交的三角片顶点坐标,得到轮廓的具体位置,如图 3.33 所示。

(7) 移动(前进)至下一个立方体,重复(3)~(7)步。

算法过程(5)中提到了"构型"这一概念,它的来源是:三维图像的轮廓并不是由体素作为最小单位的,而是由许多个小三角面片拼接而成,这些小三角片与原始体数据的相交形式和空间关系有 $2^8=256$ 种,我们称之为 256 种构型。算法的提出者考虑到某些构型可以由一些基本构型通过对称性实现,如绕三条坐标轴的任意一轴旋转,或绕任意一轴镜像反转,从而将构型简化为 15 种基本构型,如图 3.34 所示。

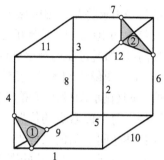

三角片①:线1、线9、线4
三角片②:线6、线7、线12

图 3.33 插值确定的三角片顶点

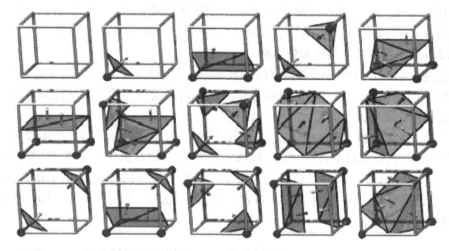

图 3.34 15 种基本构型

移动立方体法得到的三角片的数量相当多运算量大,并且很多三角片投影到屏幕上后,尺寸往往小于一个像素。因此,marching cubes 的作者又开发了一个更简化的算法——分割立方体法(dividing cubes),该算法中绘制的基本元素由三角片变成了点,无需考虑拓扑结构。图 3.35 所示为人头部的面绘制。

2. 体绘制

直接由三维数据场产生屏幕上的二维图像,称为体绘制。这种方法能产生三维数据场的整体图像,并具有图像质量高和便于并行处理等优点。体绘制不同于面绘制,它不需要中间几何图元,而是以体素为基本单位直接显示图像。

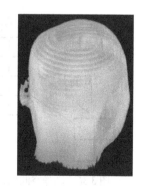

图 3.35 人头部的面绘制

目前常用体绘制技术研究光线在带颜色、透明的材质中的传播，这是医学应用所要求的。应用面绘制技术，医生可以观察到某个脏器或骨骼的外观形态，以及他们相互的解剖位置。但对于三维物体，其内部的信息是缺失的，我们只能观察外表，看不到内部的几何关系。体绘制技术就是力求将某三维区域内的所有的组织（皮肤、骨骼、肌肉等）集中在一幅图中显示，同时重叠或包含的组织之间不会互相完全遮挡，相互之间有一定的透明度，我们可以透过某种组织观察其内部，如透过肌肉观察到内部包含的骨骼。

（1）图像空间的体绘制算法。最经典的图像空间体绘制算法称为光线投射算法，这是从图像空间（显示图像的屏幕）到物体空间（三维离散数据场）的光线投射，如图 3.36 所示。由显示屏幕上每个像素点的位置向物体空间发出光线，该光线与物体空间相交于许多个点，这些点即为物体空间上新的采样点。我们选择适当的重构元素，建立光的传输方程，对三维物体数据进行卷积，重新构建原始的图像信号，并对重构的图像信号进行再次采样，得出重采样的灰度值，最后进行图像合成，计算出每个采样点对屏幕上像素的灰度贡献，合成为屏幕像素的灰度，得到图像。

（2）物体空间的体绘制算法。同图像空间体绘制相反，物体空间体绘制先进行物体的三维体数据进行计算，逐个扫描每个三维空间网格，计算其投射到显示矩阵中的数值，并合成他们对显示矩阵的像素，生成图像，典型的算法有溅射（splatting）算法、体元投射法等。

3. 最大 / 最小密度投影与三维体绘制

最大密度投影认为每个三维数据体的体素是一个小的光源。它可以看作是最简单的一种图像空间体绘制，不需要定义体数据和颜色值之间的转换关系。最小密度投影道理相同，但选择最小密度值作为屏幕像素值。

最大 / 最小密度投影方法能提供较为直观的图像。图 3.37 所示为最大密度投影，显示效果近似 X 射线成像，且计算量小，算法简单，能够实时显示，所以在医学成像领域内被广泛使用，如显示血管的三维结构等。但 MIP 重建后失去了三维空间信息，图像不能提供给观察者深度概念，也无法描述重叠的结构；重建时投影像素选用最大强度值，致使图像的平均背景强度增大，会影响观察效果。

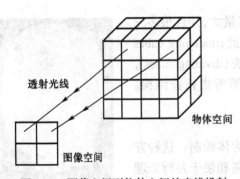

图 3.36　图像空间到物体空间的光线投射

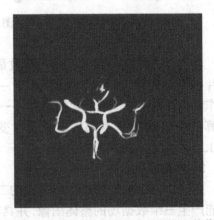

图 3.37　最大密度投影（磁共振颅脑血管像）

　　三维体绘制同样是一种简单的图像空间体绘制,但不同于 MIP。它对射线上每个像素强度计算加权和,将结果作为投影像素的灰度值。权重的计算需要考虑透明度,通过定义不同像素的透明度或 α 值确定像素的最终数值。这种计算方法使用的三维数据体信息多于 MIP,成像更为清晰可靠,物体的空间结构关系也比 MIP 交代的清楚,缺点是数据处理量大,造成运算速度降低。

4. 体数据二维重建

　　人体的断面显示对于临床诊断的重要性无需多言,即使在三维重建已经广泛应用的今天,二维断面显示也仍是必需的,但很多时候,受成像设备和受检者自身因素的影响,某些组织的断面图像无法获得,例如倾斜平面或弯曲平面。这种情况下,我们可以借助已有的断面生成三维体数据,在三维体数据的基础上进行二次截面(切片),通过已有数据模拟出其他的断面或者斜面、曲面。这就是多平面重建和曲面重建,如图 3.38 所示。

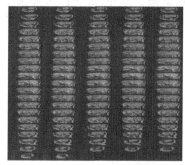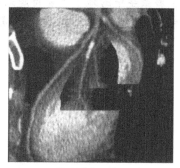

(a) 多平面重建(由横断位原始　　　　　　(b) 曲面重建(显示心脏
　　图像获得的矢状位像)　　　　　　　　　对角中的支架)

图 3.38　多平面重建和曲面重建

　　一般的医学成像系统主要产生薄层、连续的横断位图像。因此,MPR 主要从连续横断位图像中产生冠状平面、矢状平面和斜平面。MPR 重建的方法相对三维重建简单很多,一般算法步骤为:

　　(1) 采集二维断面的图像序列,对每幅图像进行降噪等预处理。

　　(2) 对图像序列进行简单配准,一般仅对图像进行简单的刚体变换即可。若序列图像尺度不同或涉及不同的成像系统,则应进行准确的对齐配准。

　　(3) 叠加序列图像,生成三维数据体。例如,有 30 幅 256×256 像素的图像,则图像顺序生成 $256 \times 256 \times 30$ 的三维矩阵。大多数多平面重建考虑到图像质量的问题,还会进行层面间插值,生成实际大于 30 层的图像矩阵。

　　(4) 按照拟生成冠状面的层数、矢状面的层数和间隔,切割三维数据体,显示切面的二维数据,得到二维图像。

　　MPR 平面不需要是平的,这对血管或骨结构的显示非常有用。曲面重建要显示的是一个弯曲线切割三维数据体所得到的断面,弯曲切割线往往要由医生根据诊断要求交互设定(如在横断面上沿某一血管或骨骼设定曲线)算法识别曲线切面与三维体数据的交点,并将交点置于二维平面内显示。

本章小结

现代医学越来越离不开医学图像提供的信息,医学图像往往在疾病的确诊、分期及选择治疗方法和手段方面起决定性的作用。医学图像能够直观地反映患者的病情,大大提高了医生的诊断准确率。现代科学已经证明,人们通过图像获得的信息占总信息量的 70% 以上。医学图像能够最大限度地向医生提供患者的信息,在现代医学中占有越来越重要的位置,医生在临床上越来越依赖于医学图像。

但这也产生了两个问题:一方面,阅读患者的检查影像成为医生的一项非常繁重的工作,由于长时间判读图像,使放射科医生容易疲劳和分心,从而造成诊断准确率的下降;另一方面,仅凭借医生自身的经验很难保证不会出现漏诊和误诊的情况,并且很难对影像资料进行一致的定量分析,而对医学图像的定量分析是医学影像学发展的必然要求。在此背景下,医学图像处理与分析技术在医学影像学中的地位就显得越来越重要。另外,医学图像处理与分析技术在外科手术术前计划的制订、神经外科导航、虚拟内镜以及放射治疗计划的制订等方面都具有重要的应用价值。

第4章 计算机辅助诊断

近年来,随着计算机技术的快速发展和数字化医疗成像设备的普及,计算机辅助诊断(computer-aided diagnosis,CAD)已经成为医学影像、诊断放射及计算机科学中重要的研究领域。"诊断"是指医生把影像的计算分析结果作为检测病灶与诊断决策的第二选择,最终诊断结果仍由医生作出。本章基于对医学影像处理、分析与理解中关键技术的研究,介绍对疾病诊断具有实际参考价值的信息,如医生感兴趣区域(region of interest,ROI)的提取、病灶区域的定量定性描述等信息的获取,从而达到辅助医生对多种疾病进行诊断的目的。本章的主要内容包括:人工智能技术的发展过程、AI+医疗中的关键技术、深度学习技术在医学临床检测及医学影像处理中的应用、深度学习在基因组学及药物发展中的应用等。

4.1 人工智能概述

人工智能是计算机学科的一个分支,20世纪70年代以来被称为世界三大尖端技术之一(空间技术、能源技术、人工智能),也被认为是21世纪三大尖端技术(基因工程、纳米科学、人工智能)之一,近30年来获得了迅速的发展,在机器翻译、智能控制、专家系统、机器人学、语言和图像理解等众多学科领域都获得了广泛应用,并取得了丰硕的成果。

1. 人工智能的定义

早期人们对人工智能的理解不同,一些人认为人工智能是通过非生物系统实现的任何智能形式的同义词,智能的实现方式与人类智能的实现是否相同是无关紧要的;而另一些人认为,人工智能系统必须能够模仿人类智能。随着人工智能技术的发展和应用,人工智能的定义更倾向于第一种说法,人工智能分为"强人工智能"和"弱人工智能"。强人工智能认为有可能制造出真正能推理和解决问题的智能机器,这样的机器是有知觉的,有自我意识的。强人工智能可以有两类:一类是类人的人工智能,即机器的思考和推理就像人的思维一样;另一类是非类人的人工智能,即机器产生了和人完全不一样的知觉和意识,使用和人完全不一样的推理方式。弱人工智能认为不可能制造出能真正地推理和解决问题的智能机器,这些机器只不过看起来像是智能的,但是并不真正拥有智能,也不会有自主意识。

1955年,约翰·麦卡锡定义"人工智能"为"制造智能机器的科学与工程"。安德里亚斯·卡普兰和迈克尔·海恩莱因将人工智能定义为"系统正确解释外部数据,从这些数据中学习,并利用这些知识提高灵活适应实现特定目标和任务的能力"。维基百科上对人工智能的定义是:人工智能是指由人制造出来的机器所表现出来的智能。百度百科上对人工智能的定义是:人工智能是研究、开发用于模拟、延伸和扩展人的智能的理论、方法、技术及应用系统的一门新的技术科学。维基百科对人工智能的定义简单明了，百度百科的定义更正式一些，但总体来说都倾向于给人工智能一个更广义的定义，即人工智能是模仿人类但不局限于人类的一切人工制造的智能形式，包含强人工智能、弱人工智能的一切形态。

2. 人工智能的发展简史

(1) 人工智能的诞生(1943—1956 年)。

20 世纪 40 年代和 50 年代，来自不同领域(数学、心理学、工程学、经济学和政治学)的一批科学家开始探讨制造人工大脑的可能性。1956 年，人工智能被确立为一门学科。

最初的人工智能研究是 20 世纪 30 年代末到 50 年代初的一系列科学研究。神经学研究发现，大脑是由神经元组成的电子网络，其激励电平只存在 "有" 和 "无" 两种状态，不存在中间状态。维纳的控制论描述了电子网络的控制和稳定性，克劳德·香农提出的信息论则描述了数字信号(即高低电平代表的二进制信号)。图灵的计算理论证明数字信号足以描述任何形式的计算。这些密切相关的想法暗示了构建电子大脑的可能性。

这一阶段的工作包括一些机器人的研发，例如格雷·沃尔特的 "乌龟(turtles)"，还有 "约翰·霍普金斯兽"。这些机器并未使用计算机、数字电路和符号推理，控制它们的是纯粹的模拟电路。

沃尔特·皮茨和沃伦·麦卡洛克分析了理想化的人工神经元网络，并且指出了用它们进行简单逻辑运算的机制。他们是最早描述所谓 "神经网络" 的学者。1951 年，他们的学生——马文·闵斯基，与埃德蒙兹一道建造了第一台神经网络机，称为 SNARC。

① 游戏 AI。1951 年，克里斯托弗使用曼彻斯特大学的 Ferranti Mark 1 机器写出了一个西洋跳棋(checkers)程序，迪特里希·普林茨则写出了一个国际象棋程序，亚瑟·山谬尔在 20 世纪 50 年代中期和 60 年代初开发的国际象棋程序的棋力已经可以挑战具有相当水平的业余爱好者。

② 图灵测试。1950 年，图灵发表了一篇划时代的论文，论文中预言了创造出具有真正智能机器的可能性。由于 "智能" 这一概念难以确切定义，因而他提出了著名的图灵测试：如果一台机器能够与人类展开对话(通过电传设备)而不能被辨别出其机器身份，那么称这台机器具有智能。这一简化使得图灵能够令人信服地说明 "思考的机器" 是可能的，论文中还回答了对这一假说的各种常见质疑。图灵测试是人工智能哲学方面第一个严肃的提案。

③ 符号推理与 "逻辑理论家"。20 世纪 50 年代中期，随着计算机的兴起，一些科学家感到可以进行数字操作的机器也应当可以进行符号操作，而符号操作可能是人类思维的本质，这是创造智能机器的一条新路。1955 年，艾伦·纽厄尔和后来荣获诺贝尔奖的赫伯特·西蒙开发了 "逻辑理论家(logic theorist)"。这个程序能够证明《数学原理》中前 52 个定理中的 38 个，其中某些证明比原著更加新颖和精巧。赫伯特·西蒙认为，他们已经 "解决了神秘的心／身问题，解释了物质构成的系统如何获得心灵的性质。这一断言的哲学立场后来被约翰·塞尔称为 "强人工智能"，即机器可以像人一样具有思想。

④ 达特茅斯会议。1956 年，达特茅斯会议的组织者是马文·闵斯基，约翰·麦卡锡和另外两位资深科学家克劳德·香农以及内森·罗切斯特。会议提出的断言之一是 "学习或者智能的任何其他特性的每一个方面都应能被精确地加以描述，这使得机器可以对其进行模拟。会上，艾伦·纽厄尔和赫伯特·西蒙讨论了 "逻辑理论家"，而麦卡锡则说服与会者接受 "人工智能" 一词作为本领域的名称。1956 年，在达特茅斯会议上，AI 的名称和任务得以确定，同时出现了最初

的成就和最早的一批研究者,因此,这一事件被广泛认为是 AI 诞生的标志。

(2) 黄金年代(1956—1974 年)。

达特茅斯会议之后的数年是大发现的时代,对许多人而言,这一阶段开发出的程序堪称神奇:计算机可以解决代数应用题,证明几何定理,学习和使用英语。当时大多数人几乎无法相信机器能够如此“智能”。DARPA(国防高等研究计划署)等政府机构向这一新兴领域投入了大笔资金。研究者们在公开发表的论文中表达出相当乐观的情绪,认为具有完全智能的机器将在 20 年内出现,并做出一系列预言。1958 年,艾伦·纽厄尔和赫伯特·西蒙预言:“10 年之内,数字计算机将成为国际象棋世界冠军”,以及“10 年之内,数字计算机将发现并证明一个重要的数学定理”。1965 年,赫伯特·西蒙预言:“20 年内,机器将能完成人能做到的一切工作”。1967 年,马文·闵斯基预言:“一代之内……创造‘人工智能’的问题将获得实质上的解决”。1970 年,马文·闵斯基预言:“在 3—8 年的时间里,我们将得到一台具有人类平均智能的机器”。20 世纪 50 年代后期到 60 年代涌现了大批成功的 AI 程序和新的研究方向,下面列举最具影响的几个。

① 搜索式推理。许多 AI 程序使用相同的基本算法。为实现一个目标(例如赢得游戏或证明定理),它们一步步地前进,就像在迷宫中寻找出路一般;如果遇到了死胡同,则进行回溯,这就是“搜索式推理”。这一思想遇到的主要困难是,在很多问题中,“迷宫”里可能的线路总数是一个天文数字(所谓“指数爆炸”)。研究者使用启发式算法去掉那些不太可能导出正确答案的支路,从而缩小搜索范围。艾伦·纽厄尔和赫伯特·西蒙试图通过“通用解题器(general problem solver)”程序,将这一算法推广到一般情形。另一些基于搜索算法证明几何与代数问题的程序也给人们留下了深刻印象,例如,赫伯特·吉宁特的几何定理证明机和马文·闵斯基的学生开发的 SAINT。还有一些程序通过搜索目标和子目标作出决策,例如,斯坦福大学为控制机器人 Shakey 而开发的 STRIPS 系统。

② 自然语言处理。AI 研究的一个重要目标是使计算机能够通过自然语言进行交流。如果用节点表示语义概念,用节点间的连线表示语义关系,就可以构造出“语义网(semantic net)”。第一个使用语义网的 AI 程序由奎利恩开发,而最为成功(也是最有争议)的则是尚克的“概念关联(conceptual dependency)”。约瑟夫·维森鲍姆的 ELIZA 是第一个聊天机器人,可能也是最有趣的会说英语的机器人。与 ELIZA “聊天”的用户有时会误以为自己是在和人类,而不是和一个机器人交谈,但是实际上,ELIZA 根本不知道自己在说什么,它只是按固定套路作答,或者用符合语法的方式将问题复述一遍。

③ 微世界。20 世纪 60 年代后期,麻省理工学院 AI 实验室的马文·闵斯基和西摩尔·派普特建议 AI 研究者们专注于被称为“微世界”的简单场景。他们指出,在成熟的学科中往往使用简化模型帮助理解基本原则,例如物理学中的光滑平面和完美刚体。许多这类研究的场景是“积木世界”,其中包括一个平面,上面摆放着一些不同形状、尺寸和颜色的积木。在这一指导思想下,杰拉德·杰伊·萨斯曼(研究组长)、阿道夫·古兹曼、大卫·瓦尔兹(“约束传播”的提出者),特别是帕特里克·温斯顿等人在机器视觉领域作出了创造性的贡献。同时,马文·闵斯基和佩珀特制做了一个会搭积木的机器臂,从而将“积木世界”变为现实。微世界程序的最高成就是特里·威诺格拉德的 SHRDLU,它能用普通英语与人交流,还能作出决策并执行操作。

(3) 第一次 AI 低谷(1974—1980 年)。

到了 20 世纪 70 年代,AI 开始遭遇批评,随之而来的还有资金上的困难。AI 的研究者们对课题的难度未能作出正确的判断：此前的过于乐观使人们期望过高，当承诺无法兑现时，对 AI 的资助就缩减或取消了。同时，由于马文·闵斯基对感知器的激烈批评，联结主义（即神经网络）销声匿迹了 10 年，即使是最杰出的 AI 程序也只能解决它们尝试解决的问题中最简单的一部分，也就是说，所有的 AI 程序都只是"玩具"。AI 研究者们遭遇了无法克服的基础性障碍。

① 计算机的运算能力。当时计算机有限的内存和处理速度不足以解决任何实际的 AI 问题。例如，罗斯·奎利恩在自然语言方面的研究结果只能用一个含 20 个单词的词汇表进行演示，因为内存只能容纳这么多。1976 年，汉斯·莫拉维克指出，计算机离智能的要求还差上百万倍。他做了个类比：人工智能需要强大的计算能力，就像飞机需要大功率动力一样，低于一个门限时是无法实现的，但是随着能力的提升，问题逐渐会变得简单。

② 计算的复杂性和指数爆炸。1972 年，理查德·卡普根据史提芬·古克于 1971 年提出的 Cook-Levin 理论证明，许多问题只可能在指数时间内获解（即计算时间与输入规模的幂成正比）。除了那些最简单的情况，这些问题的解决需要近乎无限长的时间。这就意味着 AI 中的许多玩具程序恐怕永远也不会发展为实用的系统。

③ 常识与推理。许多重要的 AI 应用，例如，机器视觉和自然语言都需要大量对世界的认识信息。程序应该知道它在看什么或者在说些什么，这要求程序对这个世界具有至少儿童水平的认识。研究者们很快发现这个要求太高了。1970 年，没人能够做出如此巨大的数据库，也没人知道一个程序怎样才能学到如此丰富的信息。

④ 莫拉维克悖论。定理和解决几何问题对计算机而言相对容易，而一些看似简单的任务，如人脸识别或穿过屋子，实现起来却极端困难。这也是 20 世纪 70 年代中期机器视觉和机器人研究进展缓慢的原因。

⑤ 框架和资格问题。采取逻辑观点的 AI 研究者们（例如约翰·麦卡锡）发现，如果不对逻辑的结构进行调整，他们就无法对常见的涉及自动规划（planning or default reasoning）的推理进行表达。为解决这一问题，他们发展了新逻辑学［如非单调逻辑（non-monotonic logics）和模态逻辑（modal logics）］。

(4) 繁荣（1980—1987 年）。

在 20 世纪 80 年代，一类名为"专家系统"的 AI 程序开始为全世界的公司所采纳，而"知识处理"成了主流 AI 研究的焦点。日本政府积极投资 AI 以促进其第五代计算机工程。20 世纪 80 年代早期，另一个令人振奋的事件是约翰·霍普菲尔德和大卫·鲁姆尔哈特使"联结主义"重获新生，AI 再一次获得了成功。

① 专家系统获得赏识。专家系统是能够依据从专门知识中推演出的逻辑规则在某一特定领域回答或解决问题的程序。专家系统最早的示例由爱德华·费根鲍姆和他的学生们开发。1965 年开始设计的 Dendral 能够根据分光计读数分辨混合物，1972 年设计的 MYCIN 能够诊断血液传染病。

专家系统仅限于一个很小的知识领域，从而避免了常识问题，其简单的设计又使它能够较为容易地编程实现或修改。总之，实践证明了这类程序的实用性。直到现在，AI 才开始变得实用起来。

1980 年，卡内基梅隆大学（CMU）为数字设备公司（digital equipment corporation, DEC）设计了一个名为 XCON 的专家系统，这是一个巨大的成功。在 1986 年之前，该系统每年为公司省下 4 000 万美元。全世界的公司都开始研发和应用专家系统,到 1985 年,它们已经在 AI 上投入超过十亿美元,为之提供支持的产业也应运而生,其中包括 Symbolics、Lisp Machines 等硬件公司和 IntelliCorp、Aion 等软件公司。

② 知识革命。专家系统的能力来自它们存储的专业知识。这是 20 世纪 70 年代以来 AI 研究的一个新方向。帕梅拉·麦考达克在书中写道:"不情愿的 AI 研究者们开始怀疑,因为它违背了科学研究中对最简化的追求。智能可能需要建立在对分门别类的大量知识的多种处理方法之上。" 20 世纪 70 年代的教训是智能行为与知识处理关系非常密切,有时还需要在特定任务领域非常细致的知识。知识库系统和知识工程成了 20 世纪 80 年代 AI 研究的主要方向。

第一个试图解决常识问题的程序 Cyc 也在 20 世纪 80 年代出现,其方法是建立一个容纳一个普通人知道的所有常识的巨型数据库。发起和领导这一项目的道格拉斯·勒纳特认为,让机器理解人类概念的唯一方法是一个一个地教会它们。这一工程几十年也没有完成。

③ 重获拨款(第五代工程)。1981 年,日本经济产业省拨款 8.5 亿美元支持第五代计算机项目,其目标是制造出能够与人对话、翻译语言、解释图像,并且能够像人一样推理的机器。令 "芜杂派" 不满的是,他们选用 Prolog 作为该项目的主要编程语言。

其他国家纷纷作出响应。英国开始了耗资 3.5 亿英镑的 Alvey 工程。美国的一个企业协会组织了微电子与计算机技术集团(Microelectronics and Computer Technology Corporation,MCC),向 AI 和信息技术的大规模项目提供资助。DARPA 也行动起来,组织了战略计算促进会(Strategic Computing Initiative),1988 年向 AI 的投资是 1984 年的三倍。

④ "联结主义" 的重生。1982 年,物理学家约翰·霍普菲尔德证明了一种新型的神经网络(现被称为 "Hopfield 网络")能够用一种全新的方式学习和处理信息。大约在同时,大卫·鲁姆尔哈特推广了反向传播算法,这是一种神经网络训练的方法。这些发现使 1970 年以来一直遭人遗弃的 "联结主义" 重获新生。

1986 年,由大卫·鲁姆尔哈特和心理学家詹姆斯·麦克莱兰主编的两卷本论文集《分布式并行处理》问世,这一新领域从此得到了统一和促进。20 世纪 90 年代,神经网络获得了商业上的成功,它们被应用于光字符识别和语音识别软件。

⑤ 第二次 AI 低谷(1987—1993 年)。20 世纪 80 年代,商业机构对 AI 的追捧与冷落符合经济泡沫的经典模式,泡沫的破裂也在政府机构和投资者对 AI 的观察之中。尽管遇到各种批评,这一领域仍在不断前进。来自机器人学这一相关研究领域的罗德尼·布鲁克斯和汉斯·莫拉维克提出了一种全新的人工智能方案。

"AI 之冬" 一词由经历过 1974 年经费削减的研究者们创造出来。他们注意到了对专家系统的狂热追捧,预计不久后人们将转向失望。事实被他们不幸言中:从 20 世纪 80 年代末到 90 年代初,AI 遭遇了一系列财政问题。"变天" 的最早征兆是 1987 年 AI 硬件市场需求的突然下跌。Apple 和 IBM 生产的台式机性能不断提升,到 1987 年时其性能已经超过了 Symbolics 和其他厂家生产的昂贵的 Lisp 机。老产品失去了存在的理由,一夜之间这个价值五亿美元的产业土崩瓦解。XCON 等最初大获成功的专家系统维护费用居高不下,它们难以升级,难以使用,成了以前已经暴露的各种各样的问题的牺牲品。专家系统的实用性仅仅局限于某些特定情景。

到了 20 世纪 80 年代晚期,战略计算促进会大幅削减对 AI 的资助。DARPA 的新任领导认为,AI 并非 "下一个浪潮",拨款将倾向于那些看起来更容易出成果的项目。直到 1991 年,"第五代工程"并没有实现。事实上,其中一些目标,比如"与人展开交谈",直到 2010 年也没有实现。与其他 AI 项目一样,期望比真正可能实现的要高得多。

20 世纪 80 年代后期,一些研究者根据机器人学的成就提出了一种全新的人工智能方案。他们相信,为了获得真正的智能,机器必须具有躯体,需要感知、移动、生存,并与这个世界交互。研究者认为,这些感知、运动、技能对于常识推理等高层次技能是至关重要的,而抽象推理不过是人类最不重要、也最无趣的技能(参见 Moravec 悖论)。他们号召"自底向上"地创造智能,这一主张使从 20 世纪 60 年代就沉寂下来的控制论得以复兴。另一位先驱是在理论神经科学上造诣深厚的大卫·马尔,他于 20 世纪 70 年代到 MIT 指导视觉研究组的工作。他排斥所有符号化方法(不论是约翰·麦卡锡的逻辑学还是马文·闵斯基的框架),认为实现 AI 需要"自底向上"地理解视觉的物理机制,而符号处理应在此之后进行。在发表于 1990 年的论文《大象不玩象棋》(《Elephants Don't Play Chess》)中,机器人研究者罗德尼·布鲁克斯提出了"物理符号系统假设",认为符号是可有可无的,因为"这个世界就是描述它自己最好的模型。在 20 世纪 80 年代和 90 年代,也有许多认知科学家反对基于符号处理的智能模型,认为身体是推理的必要条件,这一理论被称为"具身的心灵 / 理性 / 认知(embodied mind/reason/cognition)"论题。

⑥ 1993 年至今。现已"年过半百"的 AI 终于实现了它最初的一些目标。它已被成功地用在技术产业中,不过有时是在幕后。这些成就有的归功于计算机性能的提升,有的则是在高尚的科学责任感驱使下对特定的课题不断追求而获得的。不过,至少在商业领域里,AI 的声誉已经不如往昔了。"实现人类水平的智能"这一最初的梦想曾在 20 世纪 60 年代令全世界为之着迷,其失败的原因至今仍众说纷纭。各种因素的合力将 AI 拆分为各自为战的几个子领域。AI 比以往的任何时候都更加谨慎,却也更加成功。

3. 人工智能研究内容

人工智能涉及众多领域,包括数学、统计学、计算机科学、物理学、哲学和认知科学、逻辑学、心理学、控制论、决定论、不确定性原理、社会学、犯罪学等。研究范畴包括自然语言处理(natural language processing,NLP)、知识表现(knowledge representation)、智能搜索(intelligent search)、推理、规划(planning)、机器学习(machine learning)、增强式学习(feinforcement learning)、知识获取、感知问题、模式识别、逻辑程序设计、软计算(soft computing)、不精确和不确定的管理、人工生命(artificial life)、人工神经网络(artificial neural network)、复杂系统、遗传算法、数据捕捞(data mining)、模糊控制等众多方向。人工智能涉及应用领域极广、研究内容极多,暂未找到清晰合理的分类。

4.2 AI+ 医疗

AI+ 医疗是以互联网为依托,通过基础设施的搭建及数据的收集,将 AI 技术及大数据服务应用于医疗行业中,提升医疗行业的诊断效率及服务质量,更好地解决医疗资源短缺、人口老龄化的问题。

AI+ 医疗形成如图 4.1 所示的金字塔结构。

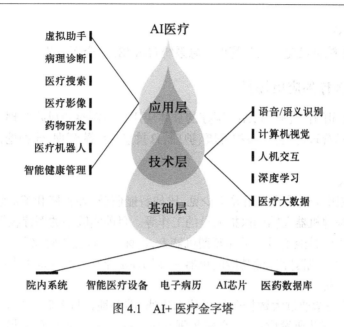

图 4.1　AI+ 医疗金字塔

① 基础层：通过软 / 硬件等基础设施，收集用户、药物及病理数据，并使数据互通互联，为人工智能的应用提供支持与可能。

② 技术层：通过语音 / 语义识别、计算机视觉等技术，对非结构化数据进行分析和提炼；"学习"病理学数据文本，掌握问答、判断、预警、实施等能力。

③ 应用层：人工智能与不同细分领域的结合，以解决医疗行业中的某种业务需求，如智能诊断、药物研发、智能健康管理、智能语音等医疗场景。

4.2.1　AI+ 医疗深度原因分析

1. 政策推动

AI 政策持续利好。2017 年 7 月，国务院印发《新一代人工智能发展规划的通知》，其中明确提出"到 2020 年，人工智能总体技术和应用与世界先进水平同步"，医疗政策持续利好。2016年，国务院发布《关于促进医药产业健康发展的指导意见》，明确提出开展智能医疗服务。

2. 国情推动

社会进步和人们健康意识的渐渐觉醒，人口老龄化问题的加剧；病患多、医生少；医务人员培养成本过高；药物研发周期长、费用高；医生诊断不容犯错。

3. 技术推动

语音和图像识别技术已达到商业化水平。深度学习在图像的分类与识别上已经取得了非常大的进展，在医疗影像领域目前对某些病理图片的识别准确率已超过 90%，可以用于辅助医生诊断。三大 AI 技术基石：深度学习算法 + 计算能力 + 大数据，为 AI 融入医疗奠定基础。

4. 设备驱动

电子胶片的普及，大量可穿戴设备及胶片的投入使用，形成庞大的用户病理数据，为构建医疗大脑奠定基础。

5. 基础设施驱动

超过 60% 的医院都已完成医院管理信息系统（HMIS）的全面搭建。

4.2.2　AI+ 医疗的应用场景

从全球创业公司的情况来看，AI+ 医疗的具体应用包括洞察与风险管理、医学研究、医学影像与诊断、生活方式管理与监督、精神健康、护理、急救室与医院管理、药物挖掘、虚拟助理、可穿戴设备以及其他。

1. 医疗机器人

机器人技术在医疗领域的应用并不少见，比如智能假肢、外骨骼和辅助设备等技术修复人类受损身体，医疗保健机器人辅助医护人员的工作等。目前实践中的医疗机器人主要有两种：

(1) 能够读取人体神经信号的可穿戴型机器人，也称为“智能外骨骼”。

(2) 能够承担手术或医疗保健功能的机器人，以 IBM 开发的达芬奇手术系统为典型代表。

2. 智能药物研发

智能药物研发是指通过大数据分析等技术快速、准确地挖掘和筛选出合适的化合物，缩短新药研发周期、降低新药研发成本、提高新药研发成功率。人工智能通过计算机模拟，可以对药物活性、安全性和副作用进行预测。借助深度学习，人工智能已在心血管药、抗肿瘤药和常见传染病治疗药等多领域取得了新突破。

案例 1：

以硅谷公司 Atomwise 为例：Atomwise 通过 IBM 超级计算机，在分子结构数据库中筛选治疗方法，评估出 820 万种候选化合物，研发成本仅为数千美元，研究周期仅需要几天。2015 年，Atomwise 基于现有的候选药物，应用 AI 算法，不到一天时间就成功地寻找出能控制埃博拉病毒的两种候选药物，以往类似研究需要耗时数月甚至数年时间。

3. 智能诊疗

智能诊疗就是将人工智能技术用于辅助诊疗中，让计算机“学习”专家医生的医疗知识，模拟医生的思维和诊断推理，从而给出可靠诊断和治疗方案。智能诊疗场景是人工智能在医疗领域最重要、也最核心的应用场景。

案例 2：

Babylon 开发的在线就诊 AI 系统，能够基于用户既往病史与用户和在线 AI 系统对话时所列举的症状，给出初步诊断结果和具体应对措施；在远程用药提醒服务方面，可通过手机终端，帮助医生知晓，并提醒患者的用药，降低因不按时吃药导致的复发风险。

4. 智能健康管理

智能健康管理是将人工智能技术应用到健康管理的具体场景中，目前主要集中在风险识别、虚拟护士、精神健康、在线问诊、健康干预以及基于精准医学的健康管理方面。

案例 3：

Alme Health Coach 可以针对慢性病患者，基于可穿戴设备、智能手机、电子病历等多渠道数据的整合，综合评估病人的病情，提供个性化健康管理方案，帮助病人规划日常健康安排，监控睡眠，提供药物和测试提醒。又如，AiCure 通过智能手机的摄像头获取用户信息，结合 AI 技术确认病人的服药依从性。

5. 智能影像识别

智能医学影像是将人工智能技术应用在医学影像的诊断上。人工智能在医学影像中的应用主要分为两部分：一是图像识别，应用于感知环节，主要目的是对影像进行分析，获取一些有意义的信息；二是深度学习，应用于学习和分析环节，即通过大量的影像数据和诊断数据，不断对神经元网络进行深度学习训练，促使其掌握诊断能力。

在"医学影像"应用场景下，主要运用计算机视觉技术解决以下三种需求：

(1) 病灶识别与标注：针对医学影像进行图像分割、特征提取、定量分析、对比分析等工作。

(2) 靶区自动勾画与自适应放疗：针对肿瘤放疗环节的影像进行处理。

(3) 影像三维重建：针对手术环节的应用。

案例 4：

贝斯以色列女执事医学中心（BIDMC）与哈佛医学院合作研发的人工智能系统对乳腺癌病理图片中癌细胞的识别准确率能达到 92%，虽然还是低于人类病理学家 96% 的准确率，但当这套技术与病理学家的分析结合在一起时，诊断准确率可以高达 99.5%。国内的 DeepCare 对于乳腺癌细胞识别的准确率也达到了 92%。据悉尼《先驱晨报》的报道，Enlitic 凭借深度学习技术超越了 4 位顶级的放射科医生，诊断出了医生无法诊断出的 7% 的癌症，以及在医生对癌症的误诊率高达 66% 的情况下，Enlitic 的误诊率只有 47%。

4.3 深度学习在临床检测及医学影像中的应用

医学成像已经成为临床诊断的重要辅助手段，包括计算机断层扫描（computed tomography，CT）成像、磁共振成像（magnetic resonance imaging，MRI）、正电子发射断层扫描（positron emission tomography，PET）成像、超声（ultrasound，US）成像、X 射线（X-ray）成像等。如何借助大数据和人工智能技术，深入挖掘海量的医学图像信息，实现基于影像数据的智能诊断、智能临床决策以及治疗预后，已经成为目前的研究热点。

深度学习属于机器学习的分支，是目前实现人工智能技术的重要手段。随着深度学习技术在图像处理和计算机视觉领域的广泛应用，利用深度学习技术辅助临床诊断和决策已成为医学图像分析领域的研究重点。医学影像智能诊断的流程可大致分为 3 个步骤。首先，获取大量高质量的图像数据，然后对图像进行预处理，最后挖掘图像信息，进行分析预测。医学图像处理分析流程如图 4.2 所示。其中，海量、高质量的图像数据是深度学习训练的基础，图像预处理（如配准、感兴趣区域提取）是后续分析准确度的基本保障，挖掘信息、建立预测模型是临床智能决策的关键。因此，本节将分别围绕这 3 个方面，阐述深度学习在医学图像处理分析流程中每个环节的主要应用现状，最后总结深度学习在医学影像研究中的发展趋势。

4.3.1 医学检测采集

海量、高质量的医学图像数据是利用深度学习技术实现影像精准诊断的基础。然而，由于成像设备和采集时间等因素的限制，医学成像的过程不可避免地会受到噪声、伪影等因素的影响。同时,针对某些成像方式,需要在成像分辨率和采集时间上进行折中,例如,在 CT 成像中,为了降低辐射的影响,需要减少投影采集数目;在磁共振成像中,为了减少患者运动或者器官自身运动引起的伪影,需要降低 K 空间的采样率以减少采集时间,然而低采样率会严重影响图像的重建质量。为了获得高质量的采集图像,经常需要进行图像降噪、图像超分辨率重建、图像去伪影等复原与重建工作。下面将分别阐述深度学习在这几方面的研究现状。

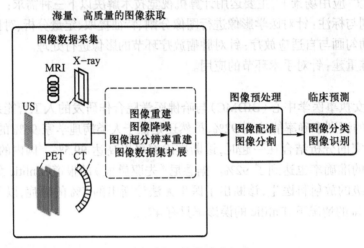

图 4.2 医学图像处理分析流程

1. 医学图像降噪

基于深度学习的医学图像降噪主要应用在低剂量 CT 图像中。卷积降噪自动编码器（convolutional neural networkdenoise auto-encoder,CNN-DAE）是早期用于医学图像降噪的深度学习模型。该模型通过一些堆叠的卷积层,以编码和解码的方式从噪声图像中学习无噪图像,其鲁棒性较差,对噪声类型变化较为敏感。随后,研究人员提出 RED-CNN 降噪模型,将残差网络与卷积自动编码器相结合,通过跳跃连接形成深度网络,实现低剂量 CT 图像的降噪。同年,研究人员首先对低剂量 CT 图像进行方向小波变换,然后将深度卷积神经网络模型应用于小波系数图像,实现降噪,并使用残差学习架构加快网络训练速度,提高性能。

虽然这些网络结构的降噪性能相较于传统方法得到了显著的提升,但是其网络训练均以复原 CT 图像与相应正常剂量 CT 图像之间的均方误差最小为优化目标,这使得降噪图像存在细节模糊和纹理缺失等问题。为了解决这一问题,研究人员提出改进损失函数和模型结构的方法来优化低剂量 CT 图像的降噪效果。WGAN-VGG 模型通过引入感知损失,采用 WGAN（wasserstein generative adversarial network）模型进行降噪,利用 Wasserstein 距离和感知损失提高降噪图像与真实图像的相似性。基于 WGAN-GP（gradient penalty）的 SMGAN（structurally-sensitive multi-scale generative adversarial net）模型将多尺度结构损失和 L1 范数损失结合到目标函数中,并利用相邻切片之间的信息降噪,其结果优于 WGAN-VGG 模型,但是梯度惩罚的使用削弱了生成式对抗网络（generative adversarial network,GAN）的表示能力。为了解决这个问题,研究人员提出基于最小二乘生成对抗网络（least-square GAN,LS-GAN）的残差生成器结构,通过引入结构相似度和 L1 范数损失来提高降噪能力,生成器负责学习噪声,降噪图像为生成器的网络输入与网络输出的相减结果。除了生成模型,为了提高降噪效果,研究人员同时在投影域和图像域采用 3D 残差网络进行降噪,并利用滤波反投影重建算法,实现投影域和图像域的相互转化,通过迭代的思想实现图像降噪。有研究人员提出一致性神经网络模型,实现了无监督的图像降噪方法,其不需要无噪图像标签,仅利用有噪图像对模型进行训练,从而获得降噪图像。

可以看出,在利用深度学习进行降噪时,常需要利用有噪图像和无噪图像来训练模型,学习噪声类型,或者学习无噪图像与有噪图像之间的对应关系,进而实现图像降噪。这种方式具有一定的局限性,在临床的某些应用上,很难获得真实的无噪图像。因此,如何采用无监督或者自监督模型,仅利用有噪图像实现医学图像降噪将是未来研究的主要方向。

2. 医学图像超分辨率重建

高分辨率的医学图像可以提供更多的临床诊断细节,然而由于采集设备的限制,临床上的高分辨率图像较难获取。因此,如何利用深度学习技术,从一幅或者多幅低分辨率的医学图像中获得高分辨率的图像成为当前研究的热点之一。随着深度学习模型在自然图像超分辨率重建中的成功应用,采用深度学习模型进行医学图像超分辨率重建的研究逐渐开展起来。然而,医学图像与自然图像有本质的区别,其超分辨率重建不仅需要在图像切片平面上进行,还需要在切片之间进行,如图 4.3 所示。

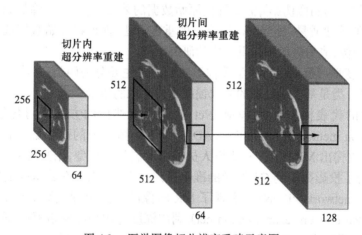

图 4.3 医学图像超分辨率重建示意图

除了将自然图像中的超分辨率重建模型直接应用到医学图像,奥克泰还采用深度残差卷积网络从多个 2D 心脏磁共振(magnetic resonance,MR)图像中重建出 3D 高分辨率的 MR 图像,提高了层间分辨率。费曼等人将 SRCNN 模型拓展到 3D,以实现脑部 MR 图像的超分辨率重建。麦克唐纳等人提出对上下文敏感的残差网络结构,可以得到边界和纹理清晰的高分辨率MR 图像。有团队提出多个 Dense 模块和多路分支组合的 MR 高分辨重建模型,该模型具有较好的重建结果和泛化能力。有研究人员提出通道可分离的脑部 MR 图像高分辨率重建模型,一个通道采用残差结构,另一个通道采用密集连接结构,实现了特征的有效利用,从而提高高分辨率图像的重建质量。坦诺等人结合 3DSubpixelCNN 和变分推论实现了磁共振扩散张量图像的超分辨率重建。程鹏等人提出空间感知插值网络(spatially aware interpolation network,SAINT),充分利用不同切面的空间信息提高超分辨率图像的重建质量,该模型在对 CT 图像进行 2 倍、4 倍和

6 倍分辨率重建时,均取得了较好的结果。科研人员提出一种多尺度全局和局部相结合的残网络 (multi-scale global local residual learning, MGLRL) 模型,实现了 MR 图像的超分辨重建,该模型可以增强图像重建细节。有些团队提出采用 GAN 实现了多对比度 MR 图像的超分辨率重建。

与医学图像降噪相似,基于深度学习的超分辨率图像重建需要低分辨率图像样本和高分辨率图像样本对对网络进行训练。通常采用下采样的方式进行高 / 低分辨率图像样本对的构造。然而,针对不同模态的医学成像,其成像原理大不相同,高分辨率和低分辨率之间的对应关系也不尽相同。因此,采用人工下采样的方式获得训练数据,学习低分辨率图像与高分辨率图像的对应关系,很可能与实际采集中低分辨率图像与高分辨率图像的对应关系不相符,进而导致重建的高分辨图像无意义,因此如何构建符合实际的高 / 低分辨率图像样本对是利用深度学习进行超分辨重建的难点。

3. 医学图像重建

医学图像重建是指将采集的原始数据重建为临床上可视图像的过程,如 CT 采集的原始数据为投影图像,MR 采集的原始数据为 K 空间数据,需要通过重建才能获得临床上可用于诊断的图像。在实际应用中,由于一些采集条件的限制(如在 CT 中尽量减少投影数目,缩短采集时间,以降低辐射影响;在 MR 成像中,减少 K 空间填充数目,缩短采集时间,以避免患者的不适或者由患者运动带来的图像伪影),需要降低原始数据的采集率。然而,降低原始数据的采集率必然会影响图像的重建质量。因此,研究合适的重建算法,保证在原始数据低采样率下仍能获得高质量的重建图像,成为医学图像重建中的研究重点。

目前,采用深度学习模型进行医学图像重建的方法主要分为两类:一类是从原始数据直接到图像的重建,另一类是基于后处理的方式提高重建图像的质量。

第一类方法的代表模型是 ADMM-Net,其用深度迭代的方式学习传统交替方向乘子 (alternating direction method of multipliers, ADMM) 优化算法中的超参数,可以直接从欠采样的 K 空间数据中重构出 MR 图像;有研究人员提出对偶学习模型,用其代替 CT 重建中的滤波反投影方法,实现了投影数据到 CT 图像的准确重建;有研究人员在此基础上提出原始 – 对偶网络 (primal-dual network, PD-Net),实现了 MR 图像的快速重建;张海苗等人提出 JSR-Net (joint spatial-Radon domain reconstruction net),利用深度卷积神经网络模型,同时重建 CT 图像及其对应的 Radon 投影变换图像,得到了比 PD-Net 更好的重建结果。

第二类方法是目前主要采用的重建方式,即采用图像去伪影的后处理模型进行重建,用于图像降噪、超分辨重建的模型都可以用于该类型的图像重建,如用带有残差模块的 U-Net 模型结构来学习重建图像与原始欠采样图像之间的伪影。随后,他们又提出利用双路 U-Net 模型对相位图像和幅度图像进行重建,从而提高了 MR 图像的重建质量;施伦佩尔等人采用深度级联的卷积神经网络(convolutional neural network, CNN)模型,学习动态 MR 图像采集的时序关系,进而在快速采集下提高动态 MR 图像的重建质量;有团队采用域适应微调方法,将 CT 图像重建的网络应用到 MR 图像重建上,可以实现高采样率下的准确重建;随后,有人提出的 KIKI-Net,可同时在 K 空间和图像空间域上使用深度学习网络进行重建,提高了 MR 图像重建的性能;采用一个增强递归残差网络,结合残差块和密集块的连接,用复数图像进行训练,可得到较好的 MR 图像重建结果;基于多尺度空洞卷积设计深度残差卷积网络,以较少的网络参数提高了 MR 图像的重建精度;受 GAN 在视觉领域成功应用的启发,一种深度去混叠生成对抗网络

（DAGAN）被提出，以消除 MRI 重建过程中的混叠伪影；而 RefinGAN 模型以极低的采样率提高了 MR 图像的重建精度；马尔达尼等人基于 LS-GAN 损失，采用 ResNet 的生成器和鉴别器来重建 MR 图像，获得了较好的可视化结果。

4.3.2 医学影像处理与分析

在很多医学图像分析任务中，获得高质量的图像数据后，经常需要对图像进行配准，并对感兴趣区域进行分割，然后才能进行图像分析和识别。本节分别对深度学习在医学图像配准以及分割领域的应用进行详细的阐述。

1. 医学图像配准

图像配准是对不同时刻、不同机器采集的图像进行空间位置匹配的过程，是医学图像处理领域非常重要的预处理步骤之一，在多模态图像融合分析、图谱建立、手术指导、肿瘤区域生长检测以及治疗疗效评价中有广泛的应用。目前，深度学习在医学图像配准领域的研究可以分成三类：第一类是采用深度迭代的方法进行配准，第二类是采用有监督学习的深度学习模型进行配准，第三类是基于无监督学习的深度学习模型进行配准。第一类方法主要采用深度学习模型学习相似性度量，然后利用传统优化方法学习配准的形变。该类方法配准速度慢，没有充分发挥深度学习的优势，因此近几年鲜见报道。本文主要集中介绍有监督学习和无监督学习的医学图像配准。

基于有监督学习的图像配准在进行网络训练时，需要提供与配准对相对应的真实变形场，其配准框架如图 4.4 所示。

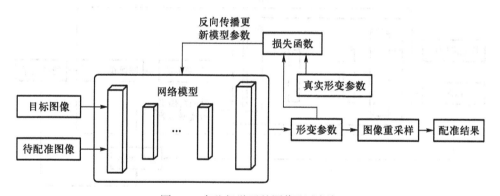

图 4.4　有监督学习的图像配准框架

网络模型的训练目标是缩小真实变形场与网络输出变形场的差距，最后将变形场应用到待配准的图像上，从而得到配准结果。在有监督学习的医学图像配准中，变形场的标签可以通过以下两种方式获得：一种是将经典配准算法获得的变形场作为标签；另一种是对目标图像进行模拟形变，将形变参数作为真实标签，将形变图像作为待配准图像。

在基于有监督学习的刚性配准方面，结合 CNN，采用回归的思想将 3D X 射线衰减映射图与手术中实时的 2D X 射线图进行刚体配准；结合深度残差回归网络和修正网络，采用"先粗配准，再细配准"的策略，基于测地线距离损失实现了 3D 胎儿大脑 T1 和 T2 加权磁共振图像的刚体配准，建立了胎儿大脑图谱。采用域自适应的思想，利用预训练网络可实现 2D 和 3D X 射线图像配准，设计成对域适应模块，用来调整模拟训练数据与真实测试数据之间的差异，以提高配准的鲁棒性。

　　在非线性配准方面,模拟非线性变形场比模拟刚性变形场困难得多,因此在基于有监督学习的非线性配准中,大多采用经典方法获得变形场,并以其为标签,对模型进行训练。研究人员首先以 U-Net 网络模型为基线结构,利用微分同胚算法获得变形场,并将其作为标签,实现 2D 和 3D 脑部 MR 图像的端到端配准。因为非线性变形场较难模拟,所以在有监督学习中引入弱监督配准和双监督配准的概念。弱监督配准指利用解剖结构标签做配准的标记学习变形场。有研究团队使用前列腺超声图像和 MR 图像的结构标记训练 CNN 模型,学习变形场,然后将变形场施加在灰度图像上,从而实现 MR 图像和超声图像的配准。另外,采用相似度测量和组织结构分割标签,同时训练配准网络,提高了心脏 MR 图像的配准精度。双监督配准是指模型采用两种监督形式的损失函数进行训练,如在进行 MR 图像和 CT 图像配准时,先利用生成网络将 MR 图像转换为其对应的 CT 图像,将 CT 图像转换为其对应的 MR 图像,在配准的过程中,同时计算原始 MR 图像与生成 MR 图像之间的相似性损失,以及原始 CT 图像与生成 CT 图像之间的相似性损失,通过两种损失的优化,提高配准的精度;研究人员结合有监督模型损失和无监督模型损失,实现了脑部 MR 图像的准确配准。有监督学习的医学图像配准的精度取决于标签的可靠性,因此,如何生成可靠的标签并设计合适的损失函数,是有监督学习的医学图像配准中待解决的难点。

　　随着空间变换网络(spatial transformer network,STN)的问世,利用无监督深度学习模型进行医学图像配准成为研究热点,其配准网络框架如图 4.5 所示。

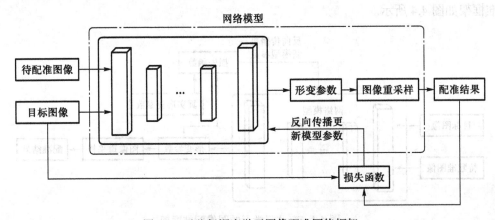

图 4.5　无监督深度学习图像配准网络框架

　　结合卷积自动编码器(convolutional auto-encoder,CAE)和 STN 模型,可实现神经组织显微镜图像的配准,其中 CAE 基于该特征计算相似性损失,负责提取待配准图像与目标图像的特征。结果表明,该种损失能取得较好的配准结果。2018 年,巴拉克里希南等人提出 VoxelMorph 网络结构,以 U-Net 为基线模型,结合 STN 模块,实现了 MR 图像的非线性配准;随后,他们对模型进行了改进,引入分割标记辅助损失,进一步提高了配准的 Dice 分数。接着,有人提出空间变换模块,用于替代 U-Net 网络结构,在降低模型参数的前提下,实现了脑部 MR 图像的准确配准。为了进一步提高无监督深入学习图像配准的准确度,除了相似度损失,还引入了变换平滑损失、反向一致性损失以及防折叠损失。其中,变化平滑损失和防折叠损失是为了保证变形场的平滑性,反向一致性损失在互换待配准图像与目标图像时,可保证变形场满足可逆关系。

研究团队利用无监督网络实现了脑部 MR 图像端到端的配准,即网络模型同时学习了仿射变换参数和非线性变换参数。

除了基于 CNN 模型的无监督配准,采用 GAN 模型进行配准也已经成为一种研究趋势,即采用条件生成对抗网络进行医学图像配准。其中,生成器用来生成变换参数或者配准后的图像,判别器用于对配准图像进行鉴别。通常在生成器与判别器之间插入 STN 模块,以便进行端到端训练。目前,基于 GAN 模型的医学图像配准有较多的应用,如前列腺 MR 图像与超声图像配准,以 CycleGAN 为基线模型的多模态视网膜图像,单模态 MR 图像配准,CT 图像和 MR 图像配准等。在基于 GAN 的医学图像配准中,GAN 模型或者起到正则化的作用,用来调节变形场及配准图像,或者用来进行图像转换,利用交叉域配准提高配准的性能。表 4.1 总结了深度学习配准的代表性模型。

2. 医学图像分割

医学图像分割是计算机辅助诊断的关键步骤,是进行感兴趣区域定量分析的前提。随着深度学习在语义分割中的快速发展,将自然图像分割模型扩展到医学图像已成为主要趋势。在医学图像分割中,采用的主流网络框架有 CNN、全卷积网络(full convolutional network,FCN)、U-Net、循环神经网络(recurrent neural network,RNN)和 GAN 模型。目前,常用的医学图像分割模型包括 2.5DCNN,即分别在横断面、矢状面、冠状面上使用 2D 卷积进行分割,在节约计算成本的前提下,充分利用三维空间的邻域信息提高分割的准确度。FCN 是深度学习语义分割的初始模型,通过全卷积神经网络和上采样操作,可以粗略地获得语义分割结果。为了提高分割细节,采用跳跃连接将低层的空间信息和高层的语义信息相结合,以提高图像分割的细腻度。FCN 及其变体(如并行 FCN、焦点 FCN、多分支 FCN、循环 FCN 等)已被广泛应用到各种医学图像分割任务中,且表现良好。

表 4.1 深度学习配准的代表性模型

模型类型	配准类型	数据集	变形场来源	器官	模型	评价指标
有监督配准模型	刚体配准	内部数据集	合成形变场	骨骼 X-ray	CNN	mTREproj:0.282 mm
	刚体配准	内部数据集	合成形变场	脊柱 CT 和 X-ray	PDA	TRE:5.65 mm
	非线性配准	LBPA40、ISBR18、CUMC12、MGH10	真实形变场	脑部 MR	3D-CNN	
	非线性配准	内部数据集	真实形变场	前列腺超声和 MR	CNN	TRE=8.5 mm Dice=0.86
	非线性配准	ACDC dataset	分割监督	心脏 MR	CNN	Dice=0.865
	非线性配准	内部数据集	标签监督	前列腺 CT 和 MR	CNN	ASD=1.58 mm Dice=0.873
	非线性配准	IBSR18、CUMC12、MGH10、IXI30	双监督学习形变场	脑部 MR	BIR Net	Dice > 0.728(分脑区比较)

模型 类型	配准类型	数据集	变形场来源	器官	模型	评价指标
无监督 配准 模型	非线性配准	ADNI、OASIS、ABIDE、ADHD200、MCIC、PPMI、HABS、Harvard GSP		脑部 MR	Voxel Morph	Dice=0.78
	非线性配准	Mindboggle101		脑部 MR	FAIM	Dice=0.533（左上顶叶）
	非线性配准	ADNI		脑部 MR	ICNet	Dice=0.88 ASD=0.71 mm HD=12.71 mm（白质）
	非线性配准	内部数据集		脑部 MR	ADMIR	Dice=0.91 HD=2.68 ASD=0.59
	非线性配准	内部数据集		前列腺 MR 和超声	AirNet	TRE=3.48 mm
	非线性配准	内部数据集、Sunybrook		视网膜图像、心脏 MR	GAN	Dice=0.887/0.79 HD=8.0/5.12 （视网膜 / 心脏）
	非线性配准	VISCERAL Anatomy3 benchmark		全身 MR、CT	GAN	Dice=0.757（胸部） Dice=0.783（腹部）

U-Net 是由一系列卷积和反卷积组成的编码和解码结构，通过跳跃连接实现高级语义特征和低级空间信息的融合，进而保证分割的准确度。U-Net 及其变体（如 Nested U-Net、V-Net、循环残差 U-Net）在医学图像分割上取得了较好的分割结果，是目前医学图像分割的主流基线模型。

RNN 类分割模型主要考虑医学图像分割中切片和切片之间的上下文联系，进而将切片作为序列信息输入 RNN 及其变体中，从而实现准确分割，典型的模型有 CW-RNN（clockwork RNN）和上下文 LSTM 模型，其通过抓取相邻切片的相互关系，锐化分割边缘。在此基础上，研究人员提出双向上下文 LSTM 模型——BDC-LSTM，即在横断面双向、矢状面双向和冠状面双向上学习上下文关系，其结果比采用多尺度分割的金字塔 LSTM 模型要好。

基于 GAN 的分割的主要思想是生成器被用来生成初始分割结果，判别器被用来细化分割结果。一般在分割网络中，生成器常采用 FCN 或者 U-Net 网络框架，判别器采用常见的分类网络结构，如 ResNet、VGG 等。基于 GAN 的医学图像分割已经被应用到多个器官和组织的医学图像分割任务中。表 4.2 为典型的深度学习医学图像分割模型。

表 4.2 典型的深度学习医学图像分割模型

数据集	模型	器官	损失	精度
内部数据集	2.5D CNN	脑部、乳腺 MR,心脏血管造影图像	交叉熵损失	
2016 MICCAI 1VDs 挑战赛数据集	3D FCN	椎间盘 MR	加权交叉熵损失	Dice=0.912
2017 MICCAI grand challenge on infant brain MRI	Multi-stream 3D FCN	脑部 MR	似然损失	Dice=0.954 ASD=0.127 MHD=9.62(脑脊液)
MICCAI 2009 LV Segmentation Challenge	Recurrent FCN	心脏 MR	交叉熵损失	Dice=0.90 APD=2.05
TCIA(ProstateX,QINHEADNECK)	U-Net	多器官	Combo 损失	Dice=0.92
DRIVE、STARE、CHASH_DB1	R2U-Net	多器官	二值交叉熵损失	Dice=0.86
PROMISE 2012 challenge	V-Net	前列腺 MR	Dice 损失	Dice=0.87 HD=5.71 mm
DRIVE Dataset.ISIC 2018	Bi-LSTM	多器官	二值交叉熵损失	F1-Score>0.99
MICCAI BRATS 2013,2015	SegGAN	头部 MR	多尺度 L,范数损失	Dice=0.84/0.85（BRATS 2013 数据集/BRATS 2015 数据集)
INbreast dataset,DDSM dataset	cGAN	乳腺钼靶图像	Dice 以及对抗损失	Dice=0.94(INbreast)

4.3.3 医学图像分类及识别

医学图像分类和识别是计算机辅助诊断(computer-aided diagnosis,CAD)的最终目标。在深度学习出现前,常采用人工定义的图像特征(如图像的纹理、形状、图像的灰度直方图等),经过特征选择后,再基于机器学习模型(如支持向量机、逻辑回归、随机森林等)进行分类,典型代表为影像组学方法,其在肿瘤的分型分期、治疗的预后预测方面取得了很多重要的成果。然而,人工定义特征以及特征选择方式在很大程度上影响了分类的可靠性和鲁棒性。

近年来,深度学习模型飞速发展,尤其是 CNN 的广泛应用,使得利用神经网络模型自动提取、特征选择并进行分类成为主流趋势。CNN 模型的不同变体已经在基于医学影像的临床疾病诊断中得到了广泛的应用,例如,基于 Kaggle 公司的眼底图像公开数据集,以及 Shanthi T 等人使用改进的 AlexNet 进行糖尿病视网膜病变的分类,其精度可以达到 96.6%;基于 VG G,利用胸片进行肺结节的良恶性分类,其精度高达 99%。目前,在常见的 CNN 变体中,ResNet 和

VGG 在医学影像分类中的表现最好,因此,在大多数的肿瘤检测、脑神经系统疾病分类、心血管疾病检测中,研究者都将这两种模型作为基线模型进行研究。

与自然图像数据相比,医学图像数据中满足模型训练需求的数据较少。因此,为了提高临床影像智能诊断的准确性,通过知识迁移来训练医学图像分类模型已成为主流。常见的知识迁移包含自然图像到医学图像的迁移和基于临床知识的指导迁移。

自然图像到医学图像的迁移主要有两种方式:一种是固定利用自然图像训练的网络模型的卷积层参数,利用该参数提取医学影像特征,然后利用该特征结合传统的机器学习方法进行分类;另一种是将自然图像训练的网络模型参数作为医学图像训练模型的初始化参数,通过微调来实现医学图像分类。除了自然图像到医学图像的迁移,还可以利用其他医学图像数据集,采用多任务学习的方式进行数据信息共享,弥补数据不足带来的分类缺陷。

基于临床知识的指导迁移将临床医生诊断的经验(如医生的经验学习方式、影像诊断方式以及诊断关注的图像区域和特征等)融入模型,根据临床医生诊断的经验,即先掌握简单的疾病影像诊断,再进行复杂疾病诊断,研究者们提出了"课程学习"模型,即将图像分类任务从易到难进行划分,模型训练先学习简单的图像分类任务,再学习较难的分类任务。基于该方式的学习可以提高分类的准确度。

基于医生诊断的方式(如迅速浏览全部医学图像,再选择某些切片进行诊断),研究者提出了基于全局和局部的分类模型,在胸片和皮肤疾病的诊断上取得了较好的效果。

基于诊断时关注的影像区域,研究者们提出了带有注意力机制的分类模型,典型的代表有 AGCNN(attention-based CNN for glaucoma detection)、LACNN(lesion aware CNN)和 ABN(attention branch network),通过引入注意力,网络可以关注某些区域,从而提高分类的精度。

此外,根据医生诊断用到的经验特征,如肿瘤的形状、大小、边界等信息,可将人工定义的特征与深度模型提取的特征进行融合,从而提高医学图像的分类精度,这也是一种趋势。如研究人员将人工特征的分类结果与深度学习的分类结果进行融合,提高了皮肤癌分类的准确度;将人工特征和深度学习特征进行融合并训练分类器,从而实现青光眼图像的分类;将人工提取的特征图像块与深度学习图像块同时作为 ResNet 模型的输入,实现肺结节的准确分类。如何将深度学习特征与传统人工特征进行有效地融合,是该类模型设计的难点。

医学图像目标识别也属于临床诊断的一种,即在一幅图像中标记出可能病变的区域,并对其进行分类,如图 4.6 所示。

传统的人工标记识别费时费力。最初将深度学习模型应用于目标识别时,主要是将图像分成小块,逐块输入由 CNN 等组成的二分类模型中,判断其是否属于目标区域。随着深度学习模型在目标检测领域的快速发展,尤其是 Fast R-CNN 模型和 Mask R-CNN 模型的出现,将整幅医学图像输入模型,即可一次找到所有可能的目标区域,但是在这两类模型中均存在一个区域建议模块和一个分类模块,二者需要进行迭代更新,模型的速度并不能满足临床的实时性要求。YOLO(you only look once)和 SSD(single shot multibox detector)模型的问世解决了目标检测的实时性问题。基于此类模型,研究人员提出 RetinaNet 模型,并将其扩展应用到病理图像和钼靶图像乳腺肿瘤识别、CT 图像的肺结节检测中。上述模型均针对 2D 图像进行目标检测,忽略了3D 图像中切片和切片之间的空间信息。为了提高识别的准确度,基于 RNN 和 LSTM 的识别模型被应用到医学图像中。

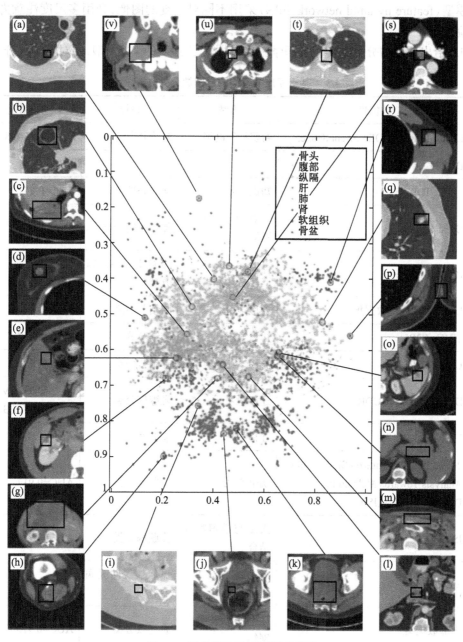

图 4.6　医学图像目标识别示意图

此外,在医学图像目标识别中,同样存在数据不充足的问题。为了解决这个问题,基于迁移学习的医学图像识别逐渐开展起来,如基于 ImageNet 数据进行模型迁移,可实现肺结节、乳腺癌和结直肠息肉的检测。同时,基于临床经验知识指导的迁移学习也被应用到医学图像的目标检测中,典型代表有 AGCL 模型,其基于注意力的课程学习可实现胸片中的肿瘤检测;CASED （curriculum adaptive sampling for extreme data imbalance）模型可检测 CT 图像中的肺结节；特征金字塔模型（feature pyramid network，FPN）采用不同对比度的图像，利用多尺度注意力模型实现肿瘤检测。

表 4.3 给出了肿瘤分类中常用的医学图像数据集以及深度学习模型，并对比了其分类性能。

表 4.3　基于深度学习的医学图像分类方法总结

器官	数据集	方法	目标	精度
肺	LIDC-IDRI、ANODE09 challenge. DLCST	卷积神经网络	结节分类	Sensitivity=0.854
	LIDC-IDRI	知识学习	结节分类	AUC=0.957
	Chest X-ray 14	注意力卷积神经网络	肺部疾病分类	AUC=0.871
	HUG database	迁移学习	间质性肺疾病分类	Fl-score=0.88
	LIDC 以及内部数据集	迁移学习	肺结节检测	AUC=0.812
	LIDC-IDRI	知识学习	肺结节分类	AUC=0.957
	LIDC-IDRI	流形学习	肺结节分类	ACC=0.90
乳腺	DDSM、MIAS、BCDR	迁移学习	乳腺癌分类	AUC=0.997（MIAS）AUC=0.956（BCDR）
皮肤	ISIC 2016,2017	迁移学习	皮肤病分类	AUC=0.914
	2017 ISBI Challenge on Skin Lesion Analysis Towards Mela noma Detection.EDRA、ISIC	知识学习	皮肤病分类	AUC=0.917
	ISIC	人工与学习特征结合	皮肤病分类	AUC=0.780
眼底	Messidor	AlexNet	糖尿病视网膜病变分级	ACC=0.966
	内部数据集	注意力卷积神经网络	青光眼分类	AUC=0.975
	UCSD、NEH	病变感知卷积神经网络	眼底疾病分类	AUC>0.96
	内部数据集	知识学习	青光眼分类	ACC=0.915

4.4 深度学习在基因组学个性化医疗中的应用

2013 年,变分自动编码器(VAEs)被提出,2014 年,研究人员又提出了生成对抗网络(GANs),自此,生成式模型(generative models)受到深度学习研究者的青睐,尤其是当深度学习由于 "black box" 的限制而不能充分地推动 AI 在生物学、基因组学中的发展时,很多研究者力求探索生成式模型的应用。

4.4.1 深度学习应用于基因组学:解密人类遗传密码

自从 1953 年将 DNA 解释为人类遗传信息的载体以来,人们便致力于研究如何更有效地收集遗传信息,以及探索由这些遗传信息主导的生命进程。1990 年启动的科学探索巨型工程——人类基因组计划(Human Genome Project)的宗旨在于测定人类染色体所包含的 30 亿个碱基对组成的核苷酸序列,其目的在于绘制人类基因组图谱,辨识并破译人类遗传信息。至 2001 年,"人类基因组计划" 首次公布了人类基因组工作的草图。近年来,FANTOM,ENCODE,Roadmap Epigenomics,以及不同物种的基因组计划被陆续启动执行,使得科学家们有更多的途径和信息去探索基因科技。在人工智能技术全面渗透的时代,基因科技作为可以改变人类未来的科技之一,也备受关注。

基因组学不同于传统的遗传学,它的数据量非常大。遗传学的研究通常只牵扯到个别基因,但基因组学研究需考虑一个生物体的所有基因,从整体水平上探索全基因组在生命活动中发挥的作用。比如,若对人类基因序列测序,那么信息量级为 23 对染色体上的 30 亿对碱基排序。

由于基因组学所需的信息量巨大,其研究的推动依赖于先进的基因测序技术。Frederick Sanger 发明了测序法后,人类才得以对整个基因组进行测序。DNA 微阵列(macroarray)芯片技术的诞生,使得大规模的基因测序成为可能。随后,2000 年首次商用的高通量测序(high-throughput sequencing,HTS)是基因测序领域的一次革命性的技术变革。HTS 可以大规模、低成本、快速地获得任何生物的基因序列,但 HTS 有一个致命的缺陷,即测序结果是不完整的短序列片段,被称为读取单位(reads)。如何高效又精准地拼接这些碎片化的信息,一直以来都是挑战。近期,一款由 Google Brain 联合 Alphabet 旗下公司 Verily 所开发的开源工具 DeepVariant 巧妙地将 HTS 序列片段的拼接问题转化为一个图像处理分类的问题。DeepVariant 利用了 Google Brain 的图像处理模型 Inception,用深度神经网络来识别 HTS 测序结果中 DNA 碱基变异位点,包括基因组上的单碱基突变(SNP)和小的插入缺失(indel),从而极大提高了拼接精度。

另一方面,深度学习模型被广泛应用于鉴别基因的不同成分,比如外显子(exons)、内含子(introns)、启动子(promoters)、增强子(enhancers)、剪接位点(splice sites)、非转录区(untranslated region,UTR)等。同时,有丰富的数据种类可以被用于基因组学的研究,包括基因微列阵(microarray)、转录因子(DNA 结合)、转录后修饰(RNA 结合)、组蛋白修饰(histone modifications)

等。许多信息门户,比如 GDC、dbGaP、GEO 都为广大科研工作者提供了这类数据来源。

面对日益精进的生物技术和飞速发展的深度学习与人工智能技术,用深度学习去探索人类基因组密码成为趋势与未来。

4.4.2　基因组学中的深度学习模型

深度学习发展至今,CNN、RNN、前馈神经网络(feed-forward neural networks)、自动编码器(auto-encoders)等种类繁多。在实际应用中,如何利用各类模型的优势去解决不同类型的基因学问题呢?

1. CNN

近几年,CNN 在计算机视觉领域取得了空前的成功,这得益于其擅长的捕捉空间信息特征的能力。CNN 在图像处理领域卓越的性能亦可被用于基因组学研究中。类似于有 R、G、B 三个颜色通道的二维图像,基因序列的一个窗口可以被看作有 4 个通道(A、T、C、G)的一维序列,由此便可以通过一维卷积进行单序列分析(single sequence assays)。CNN 能够逐步提取图像的特征,可以用来鉴别基因图像中有意义的图形,从而应用于基因序列识别和绑定分类等问题中。

2. RNN

RNN 擅长处理序列性数据,因而成功地应用于自然语言处理领域。由于基因序列很长,且位点之间有复杂的相关性,因此 RNN 类结构(LSTM,bi-LSTM,GRU)也被很多基因组学研究者青睐,用于通过基因序列的信息研究非编码 DNA(non-coding DNA),或进行亚细胞定位(subcellular localization)等。

3. 自动编码器

自动编码器是一个由来已久的神经网络模型,以往常被用于初始化神经网络。近年来,VAE 的思路被提出后,不少学者又开始应用 VAE 或 autoencoders 类(contractive autoencoders,stacked denoising autoencoders,denoising autoencoders)模型来进行数据降维,或试图借此捕捉基因序列之间隐含的依赖关系。

4. 新型模型结构

由于基因组数据量大,生物体各部分之间的依赖关系复杂,单一形式的深度神经网络模型已经不能满足人们对效率和精度的要求。因此,在基因组研究中取得突破性成功的项目,都运用并结合了多个深度学习网络模块。比较常见的几种方式包括:

(1) CNN+RNN 结构。利用 CNN 初步处理 DNA 序列局部特征,然后结合 RNN 挖掘 DNA 序列之间的依赖性,比如 DanQ,在输入层将 DNA 序列表示成 one-hot 编码,分别经过卷积层和池化层后,用 LSTM 进行进一步特征提取。

(2) 堆叠的(stacked)网络结构。利用多层网络去捕捉深层次的相互依赖关系,比如 DST-NNs。

(3) 同一网络结构的并行运用。例如,DeepCpG 将两个 CNN 各自作为整体模型的两个子模块(sub modules),分别从 CpG sites 和 DNA 序列提取特征,并在高层模块(fusion module)融合这两部分信息。

对于这些新兴的、更复杂的网络结构,虽然其应用效果优于传统统计或机器学习,但其泛化性和可解释性还亟待探究。

有监督学习的训练过程如图4.7所示,共分三步。

(1) 数据划分和确定预测目标。有监督学习数据集由输入－目标对组成,分为三个不同的数据集[图4.7(a)]:一个用于优化模型参数(训练集),一个用于评估模型性能(验证集),一个用于最终评估最佳开发模型(测试集)。

(2) 使用训练集拟合参数。首先对神经网络的参数进行随机初始化,然后使用随机梯度下降或其他变化的方法进行迭代优化[图4.7(b)]。

(3) 通过验证集调整模型的超参数。通过评估损失或验证数据集上的评估指标来训练过程[图4.7(c)]。

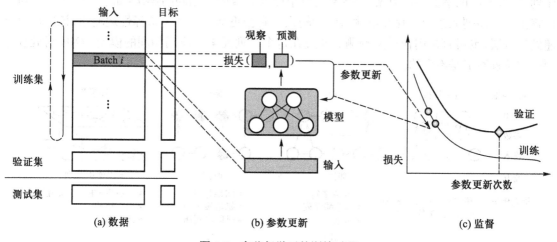

图4.7 有监督学习的训练过程

4.4.3 深度学习在基因组学问题中的应用

基因突变是导致肿瘤的重要因素,而对肿瘤患者样本进行基因检测已经成为临床常用的试验检验内容。基因检测,顾名思义就是通过测序等手段对基因位点进行检测。最初的基因检测只是检测基因载体——染色体数目的异常,此后的测序技术使得人们可以更清晰地认识基因序列。2005年,第一台高通量测序仪 Genome Sequencer 20 System 的诞生给基因测序带来了变革(高通量测序又称第二代测序、新一代测序),也为致病基因研究带来新的方法。2013年11月,美国食品和药物管理局(FDA)批准了第一个高通量测序仪 Illumina's MiSeqDx 用于临床,标志着高通量测序的临床价值得到了认可,高通量产生的海量基因数据及其信息挖掘将为临床医生提供无限可能的医学意义。而现在,新一代测序技术同时检测成千上万个基因位点,能够对肿瘤以及各种多基因遗传病的易感性进行预测,对临床治疗进行针对性的指导。

1. 监督学习

全连接神经网络(DNN)已被用于许多基因组学的应用中,其中包括根据序列特征(如剪接因子结合基序的存在或序列保守性)预测特定序列中剪接的外显子百分比;优先考虑潜在的致病基因变体；利用诸如染色质标记、基因表达和进化保守性等特征来预测给定基因组区域中的顺式调控元件。全连接层构成了深度学习中必不可少的构建块，可以与其他神经网络层（如卷积层）有效结合。

卷积神经网络（CNNs）自最初应用以来，仅以 DNA 序列为基础，就被应用于各种分子表型预测，成为最新的前沿模型，其应用包括转录因子结合位点分类和预测分子表型，如染色质特征、DNA 接触图、DNA 甲基化、基因表达、翻译效率、RBP 结合和 microRNA（miRNA）靶点。除了从序列中预测分子表型外，CNNs 已经成功地应用于传统上由手工制作生物信息流程处理的更多技术任务，例如，它们已被用于预测导向 RNA 特异性、去噪 ChIP-seq、提高 Hi-C 数据分辨率、根据 DNA 序列预测实验室起源和调用遗传变异等。

递归神经网络（RNN）是 CNNs 的一种替代方法，用于处理序列数据，如 DNA 序列或时间序列，实现不同的参数共享方案。RNN 对每个序列元素应用相同的操作（如图 4.8 所示）。该操作将前一个序列元素的内存和新输入作为输入。它会更新内存并有选择性地输出，该输出可传递到后续层，也可直接用作模型预测。通过在每个序列元素上应用相同的模型，RNN 对处理序列中的位置索引是不变的。

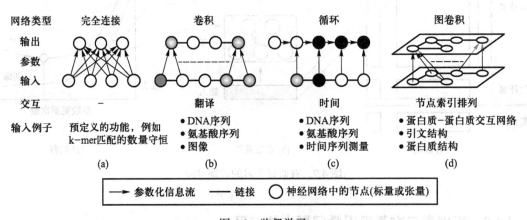

图 4.8　监督学习

图卷积神经网络（GCNs）的图形结构数据包括蛋白质相互作用网络和基因调控网络，在基因组学中无处不在。图卷积神经网络利用图中节点的个体特征和节点连通性来解决图上机器学习任务。GCNs 依次应用多个图变换（层），其中每个图变换以非线性方式聚集来自相邻节点或边的特征，并用一组新特征表示节点或边。GCNs 可训练的任务包括节点分类、无监督节点嵌入（目的是寻找节点信息、低维表示）、边缘分类和图分类。

2. 多任务信息共享和多模态数据整合

基因组数据通常包含相关生物活性的测量。相关测量可以发生在单个数据类型（如共调节基因表达）内，也可发生在不同数据类型［如 ChIP-seq 峰和 DNase 超敏位点测序（DNase-seq）峰］之间，并产生相关的预测任务。在基因组学中，多任务模型已成功地用于同时预测多种分子表型，如转录因子结合位点、不同组蛋白标记、DNA 的可访问性和不同组织中的基因表达。多任务信息共享和多模态数据整合示意图如图 4.9 所示。

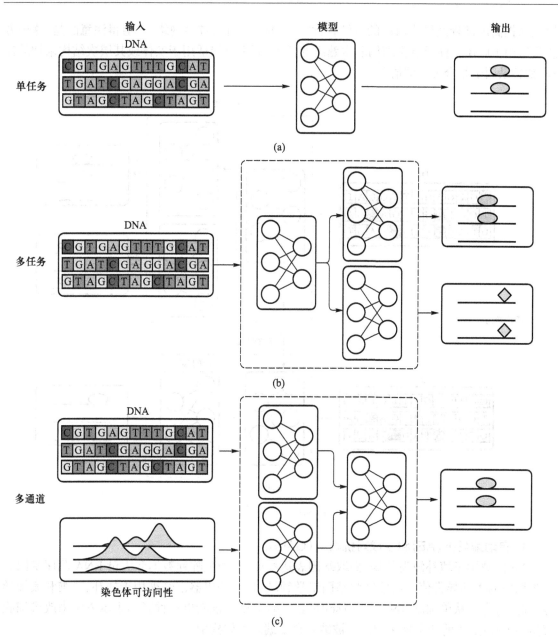

图 4.9　多任务信息共享和多模态数据整合示意图

3. 基于迁移学习的小数据集训练模型

在数据稀少的情况下,从头开始训练模型是不可行的。相反,可以使用另一个在类似任务中训练的模型的大部分参数来初始化模型,这种方法被称为迁移学习,迁移学习可以看作是将先验知识整合到模型中(如图 4.10 所示)。在基因组学中,迁移学习在基于序列的染色质可及性预测模型中的应用已经得到证实。

在具有可解释性参数和激活函数的神经网络的研究中,最近有研究者提出了一种用 DCell

模型来提高内部神经网络激活的可解释性方法,称为"可见神经网络"。值得注意的是,这种方法只适用于底层实体及层次结构非常熟悉的任务,而不直接适用于实体或其层次结构未知的任务,如转录因子结合位点的情况。

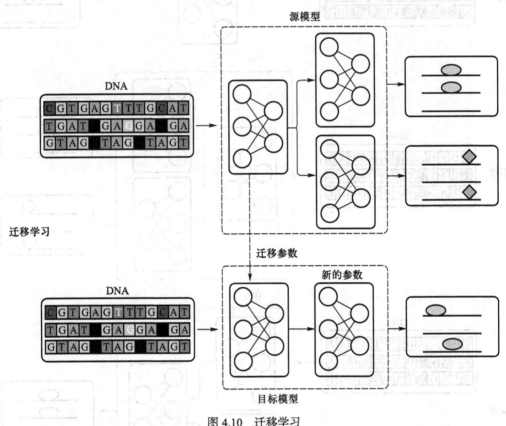

图 4.10   迁移学习

4. 自动编码机(AE)和生成对抗网络(GANs)

AE 已被用于填补缺失数据,提取基因表达特征,检测微阵列数据和大量 RNA 测序基因表达数据中的表达异常值。在单细胞基因组学领域,自动编码器已经被用于插补、降维和表征学习。此外,为了从单细胞 RNA 测序(scRNA-seq)数据中推断出一种新的表示方法来改进细胞聚类和可视化,先前的生物学知识可被纳入自动编码器架构中。

GANs 是一种完全不同的生成建模方法。它涉及鉴别器和生成器两个神经网络,并且需进行联合训练。非监督学习示意图如图 4.11 所示。作为一种相对较新的方法,GANs 在基因组学中的应用还很有限,目前主要用于产生蛋白质编码的 DNA 序列和设计蛋白质结合微区的 DNA 探针。

数据隐私及生成模型是人类基因组学面临的特殊挑战,另一个重要领域是因果关系的预测,这与医学和治疗应用高度相关。一方面,机器学习领域对因果建模越来越感兴趣,另一方面,基因组学因为使用大规模并行基因检测或 CRISPR 筛选而产生越来越多的扰动数据。尽管这些新发展的影响仍有待观察,但基因组数据的规模和复杂性将确保深度学习成为日常分析工具。

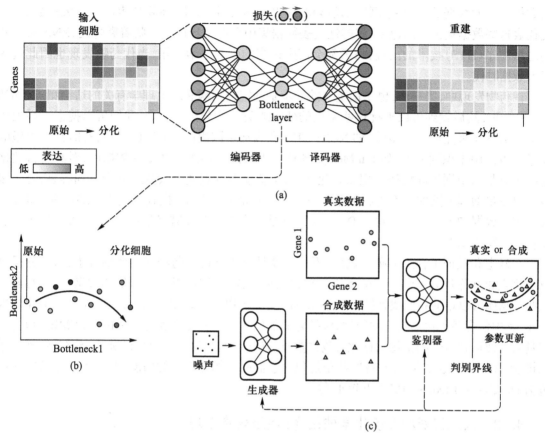

图 4.11 非监督学习示意图

4.5 深度学习在药物发展中的应用

药物发现和研发是制药企业和化学科学家的重要研究领域。然而,低效率和高成本给该领域带来了障碍。此外,处理来自基因组学、蛋白质组学、微阵列和临床试验的大量复杂数据也存在挑战。

人工智能和机器学习技术使制药领域实现了现代化。机器学习和深度学习算法已被应用于多肽合成、虚拟筛选、毒性预测、药物监测和释放、药效团建模、定量构效关系、药物重定位、多药理和生理活性等药物发现过程。此外,新的数据挖掘和管理技术为最近开发的建模算法提供了支持。

4.5.1 药物发现的革命性过程:大数据和人工智能的作用

大数据可以定义为无法使用传统的数据分析软件、工具和技术进行分析的庞大和错综复杂的数据集。大数据的三个主要特征是体积、速度和多样性,其中,体积代表产生的大量数据,速度代表这些数据被再现的速率,多样性代表数据集中存在的异质性。随着微阵列、RNA-seq 和高通量测序(HTS)技术的出现,每天都会产生过多的生物医学数据,当代药物发现也因此进入了大数据时代。

在药物发现中,第一步,也是最重要的一步是确定与疾病病理生理学有关的适当靶点(如基因、蛋白质),然后找到可以干扰这些靶点的药物或类药物分子。如今,我们可以搜索一系列生物医学数据库来完成这个步骤,如 NCBI GEO 和癌症基因组图谱(TCGA)等,有时甚至出版的文献也可以用于识别靶点,如 PubMed 是各种已出版的生物医学文献的数据库,对其进行数据挖掘可以帮助识别不同疾病的靶点。此外,人工智能的发展使得大数据分析更加容易,有很多技术可以帮助提取这些大型生物医学数据集中存在的有用特征、模式和结构。2019 年,研究人员利用大数据和人工智能开发了 DriverML,这是一个基于 ML 监督学习的工具,可以指出与癌症相关的驱动基因。

在确定和验证了合适的靶点之后,下一步就是寻找合适的药物或类药物分子,这些分子可以与靶点相互作用并引起所需的反应。在大数据时代,我们可以支配海量的大型化学数据库,这些数据库可以帮助我们找到针对特定靶点的完美药物。比如,PubChem 是一个免费的化学数据库,其中包含各种化学结构的数据,包括它们的生物、物理、化学和毒性特性;ChEMBL 包含许多具有类似药物特性的生物活性化合物的数据,还包含有关这些化合物的吸收、分布、新陈代谢和排泄(ADME)、毒性方面的特性,甚至还包含它们的靶相互作用的信息;其他的化学数据库还包括 DrugBank、LINCS L1000 和 PDB 等。

4.5.2 人工智能和传统化学的结合:促进药物发现

随着技术的进步和高性能计算机的发展,计算机辅助药物设计(CADD)中补充了从 ML 到 DL 一系列人工智能的算法。在过去的 20 年里,许多用于计算药物发现、定量结构活性关系(QSAR)和自由能最小化技术的工具应运而生。例如,使用机器智能方法(如 DT、随机森林方法、CNN、SVM、LSTM 网络和梯度增强机)区分复合细胞活性。类似地,使用 QSAR 方法预测 PAMPA 有效渗透率时的结果比使用偏最小二乘(PLS)方案、使用分层支持向量机(HSVR)方案开发的基于 ML 的模型在训练集、测试集和统计分析方面执行得更好。另外,对于新化合物的合成,化学科学家常常借助已发表的文献,而随着涉及 AI 和 ML 的自动药物发现方法的进步,区分现有药物和新的化学结构变得相对简单。

在药物发现和开发的过程中,最艰难的一步是寻找存在于浩瀚化学空间中合适的、具有生物活性的药物分子,约 90% 的药物分子通常不能通过第二阶段临床试验和其他监管批准。上述事件可以通过实施基于人工智能的工具和技术来解决。人工智能可以参与药物开发过程的每一个阶段。

(1) 一次和二次药物筛选。在药物发现过程中,先导化合物的筛选是至关重要的,人工智能在识别新的和潜在的先导化合物方面发挥着巨大的作用。在化学空间中有大约 1.06 亿个化学结构,他们来自不同的研究,如基因组研究、临床和临床前研究、体内分析和微阵列分析,利用机器学习模型(如强化模型、Logistic 模型、回归模型和生成模型),并根据活性位点、结构和靶结合能力可以筛选出这些化学结构。

(2) 肽合成与小分子设计。多肽是一种由大约 2~50 个氨基酸组成的生物活性小链,由于它们具有跨越细胞屏障的能力,并可以到达所需的靶点,因此越来越多地被用于治疗。近年来,研究人员利用人工智能的优势发现了新肽。例如,有研究团队在 2020 开年发了基于 DL 的短抗菌肽(AMPs)鉴定平台 Deep-AmPEP30。Deep-AmPEP30 是一种 CNN 驱动的工具,可以根据 DNA 序列数据预测短 AMP。使用该平台,研究人员从一种存在于胃肠道的真菌病原体——光滑梭菌的基因组序列中鉴定出新的 AMPs。

小分子是分子量非常低的分子,就像肽一样,利用人工智能也可以探索小分子的治疗作用。例如,研究人员设计了一种基于生成性强化学习的小分子从头设计工具 GENTRL,并利用它发现了一种新的酶抑制剂——DDR1 激酶。

(3) 药物剂量和给药效果的识别。给病人任何不适当剂量的药物都可能导致不良甚至致命的副作用。多年来,确定能够以最小毒副作用达到预期效果的药物的最佳剂量一直是一个挑战。随着人工智能的出现,许多研究人员正在借助 ML 和 DL 算法来确定合适的药物剂量。

例如,研究人员开发了一个基于人工智能的平台,称为 AI-PRS,用于确定通过抗逆转录病毒疗法治疗艾滋病毒的最佳剂量和药物组合。AI-PRS 是一种神经网络驱动的方法,它通过抛物线响应曲线(PRS)将药物组合和剂量与疗效联系起来。在他们的研究中,10 名 HIV 患者联合使用替诺福韦、法韦伦和拉米夫定,AI-PRS 分析表明替诺福韦的剂量可以减少起始剂量的 33%,而不会导致病毒复发。

(4) 生物活性物质预测与药物释放监测。研究者已经开发了多种在线工具来分析药物释放,以及探索用选定的生物活性化合物作为载体的可行性。最常用的是基于化学特征的药效团评价。为了研究基于配体的化学性质,人们已经使用 CATALYST 程序建立了各种成功的实验。此外,利用人工智能,研究人员可以确定用于与疾病相关的特定靶点的生物活性化合物。例如,研究人员利用集成 DL 和 RF 的方法设计了 WDL-RF 用于测定靶向配体的 G 蛋白偶联受体(GPCRs)的生物活性。

(5) 蛋白质折叠和蛋白质相互作用的预测。分析蛋白质 – 蛋白质相互作用(PPI)对于药物开发和发现至关重要。例如,使用贝叶斯网络(BN)预测 PPI,其本质是利用基因共表达、基因本体(GO)和其他生物过程的相似性来集成数据集,并产生精确的 PPI 网络。已有研究小组使用 BN 结合酵母菌的数据集研究出一种新的层次模型 PCA 集成极限学习机(PCA-EELM),该工具可以仅使用蛋白质序列信息来预测蛋白质 – 蛋白质的相互作用,产生准确且快速的输出。

(6) 基于结构和基于配体的虚拟筛选。在药物设计和药物发现中,虚拟筛选(VS)是 CADD 的重要方法之一,是从化合物库中筛选出有前景的治疗化合物的有效方法。作为高通量筛选的重要工具,虚拟筛选也产生了成本高、准确率低的问题。要将 ML 用于虚拟筛选,应该有一个由活性和非活性化合物组成的过滤训练集。这些训练数据用于使用监督学习技术训练模型,然后对训练的模型进行验证,如果它足够精确,则将该模型用于新的数据集,从而针对目标筛选具有所需活性的化合物。ML 能够加快虚拟筛选的速度,使其更完善,甚至可以减少虚拟筛选中的误报。

一般来说,虚拟筛选分两种,即基于结构的虚拟筛选(SBVS)和基于配体的虚拟筛选(LBVS)。其中,分子对接是 SBVS 中应用的主要原则,人们已经开发了几种基于 AI 和 ML 的评分算法,如 NNScore、CScore、SVR-SCORE 和 ID-SCORE;也有算法用于 SBVS 中的分子动态模拟分析以及预测 SBVS 中蛋白质 - 配体的亲和力,如 RFS、支持向量机、CNNs 和浅层神经网络。类似地,LBVS 也开发了不同的算法和工具,例如 SwissSimilarity、METADOCK、HybridSim-VS、PKRank、BRUSELAS 和 AutoDock Bias 等。

(7) QSAR 建模与药物再利用。在药物设计和开发中,研究化学结构和理化性质与生物活性之间的关系是至关重要的。定量构效关系(QSAR)建模是一种计算方法,通过它可以在化学结构和生物活性之间建立定量的数学模型。目前已经开发了多种基于网络的工具和算法,如 Vega 平台、QSAR-Co、FL-QSAR、Transformer-CNN 和 Chemception 等,为 QSAR 建模提供了一条新的途径。

在药物设计和发现中,药物重新定位是指对已经开发的药物进行调查,并针对其他疾病的情况进行重新定位。近年来,基于人工智能的工具和算法的出现为该领域研究提供了平台,如 DrugNet、DRIMC、DPDR-CPI、PHARMGKB 和 DRRS 等。特别是新冠肺炎在全球流行后,世界各地的研究人员开始寻找有前途的治疗剂。在这方面,研究人员基于神经网络进行药物重新定位,确定了 16 种潜在的抗 HCoV 的可再利用药物,并为新冠肺炎确定了 12 个有前景的药物靶点。

(8) 理化性质和生物活性的预测。众所周知,每一种化合物都与溶解度、分配系数、电离度、渗透系数等物理化学性质有关,这可能会阻碍化合物的药代动力学特性和药物靶向结合效率。因此,在设计新的药物分子时,必须考虑化合物的物理化学性质。为此,研究人员开发了不同的基于人工智能的工具来预测这些性质,包括分子指纹、SMILES 格式、库仑矩阵(Coulomb matrices)和势能测量,这些都可用于 DNN 训练阶段。

此外,药物分子的治疗活性取决于其与受体或靶点的结合效率,因此,预测化学分子与治疗靶点的结合亲和力对于药物的开发至关重要。研究人员使用相似性特征已经开发了几个基于网络的工具,如 ChemMapper 和相似集合方法(SEA)。此外,还构建了基于 ML 和 DL 的药物靶标亲和力识别模型,如 KronRLS、SimBoost、DeepDTA 和 Padme 等。

(9) 化合物的作用方式和毒性预测。药物毒性是指由于化合物的作用方式或新陈代谢方式不同,化学分子对生物体产生的不利影响。人工智能可以预测药物分子与靶点结合和未结合时的效应,以及体内的安全性。研究人员已经开发了不同的基于 Web 的工具,如 LimTox、pkCSM、admetSAR 和 Toxtree。

(10) 分子通路的鉴定与多重药理学。人工智能和最大似然算法在药物开发中的重要成果之一是预测和估计疾病网络、药物 - 药物相互作用和药物 - 靶点关系。如 DisGeNET、STRTCH、STRING 数据库分别被用于确定基因 - 疾病关联、药物 - 靶标关联和分子途径。例如,Gu 等人在 2020 年使用相似性集成方法确定了 197 种最常用的中草药的靶点,然后使用 DisGeNET 数据库将这些靶标与不同的疾病联系起来,从而将草药与疾病联系起来。

在药物化学中,多重药理学是指在与疾病相关的药物靶标生物网络中设计能够与多个靶点相互作用的单一药物分子。它适合于为复杂疾病,如癌症、神经退行性疾病(NDDS)、糖尿病和心力衰竭等设计治疗剂。由于强大的挖掘能力和数据分析能力,基于 ML 的方法具有分析牵连分子网络的潜力,大大增加发现多靶配体的概率。此外,ML 模型有助于识别具有不同结合口袋的多靶配体。

（11）临床试验的设计。在引入人工智能技术后，临床试验的成功率大幅提高。IBM Watson 开发了一个临床试验配对系统，该系统使用患者的医疗记录和大量过去的临床试验数据来创建详细的档案。人工智能模型还可以通过分析毒性、副作用和其他相关参数来提高成功率，从而降低临床试验的成本。

本章小结

基于医学图像的 CAD 技术研究具有重要的医疗和社会价值。本章对 AI 在医疗辅助诊断中的发展过程和应用做了详细的阐述。CAD 是一个具有很强实用价值的研究领域，基于医学图像的 CAD 系统具有光明的发展前景。目前，在系统每一个环节的算法、统一完善的公用样本库、标准的性能评估指标流程体系和无缝高效的临床应用方面还有很多有待完善、深入和拓展的研究空间。

在很长一段时间内，计算机辅助检测/诊断将是医学图像处理领域的研究热点。建立鲁棒和高性能的 CAD 系统能够更好地辅助医生对疾病的检测与诊断，提高患者的生存率，改善其生活质量，具有广阔的应用前景。

第 5 章 医疗机器人

从20世纪90年代起,国际先进机器人计划(IARP)已经召开过多届医疗外科机器人研讨会,在发达国家已经出现医疗机器人市场化的产品。目前,先进机器人技术在医疗外科手术规划模拟、微损伤精确定位操作、无损伤诊断与检测、病人安全救援、无痛转运、康复护理、功能辅助及医院服务等方面得到了广泛的应用,这不仅促进了传统医学的革命,也带动了新技术、新理论的发展。医疗机器人在战创伤救治方面也有着良好的应用前景,受到外军的广泛重视。美国国防部高等研究计划局(DARPA)为美国陆军未来战场伤病员救援和医疗设计了高度集成化、机器人化和智能化的医疗系统。本章节从医疗机器人的发展、研究方向和应用落地三个方面阐述医疗机器人的相关知识点。

5.1 医疗机器人发展

近年来,西方许多先进国家都进行专门立项投资,积极开展医疗机器人的研究。如美国国防部开展了 telepresence surgery(临场感手术)技术研究,用于战场模拟手术培训和解剖教学,NASA 已经在美国加州与意大利米兰之间进行了这方面的试验。欧洲共同体技术专家在《IEEE SPECTRUM》期刊中表示:欧洲共同体正在制定一项新的计划,其中将机器人辅助外科手术及虚拟医疗技术仿真作为重点研究发展计划之一。日本也制定计划开展高技术医疗器械研究。许多著名的国际会议,如 IEEE Robotics and Automation,IEEE Eng, In Medicine and biology Society,IEEE System,Man and Cybernetics 等都将医疗机器人与计算机辅助外科单独列为一个专题,在美国、日本、欧洲等国家和地区多次召开国际会议。

目前,医疗机器人的研制主要集中在外科手术、康复和医院服务机器人系统等几个方面。

5.1.1 外科手术机器人的发展现状

瑞士洛桑大学研制出一种脑外科手术机器人,手术时,患者的头部被固定在一个钢制框架内,医生通过 CT 观察病人颅内情况,并将有关的手术数据输入到控制机器人的计算机中。计算机自动识别脑中的病灶,并规划出通往病灶的途径,根据医生的指令,完成病人头部的皮肤切开、在头盖骨上钻孔和刺穿脑膜等工作,微型仪器从 2 mm 粗的导管中伸入病变部位进行手术。这台机器人能切除脑肿瘤、能用放射性光束杀死脑中的癌细胞,还能用导管破坏帕金森病患者脑中的有病细胞,从而制止病人的颤抖。

1986年,美国IBM的Thomas J.Watson研究中心和加利福尼亚大学的研究人员开始合作开发一种创新的系统,可进行髋骨整体置换手术。在此基础上,1992年,Integrated Surgical Systems公司并推出了ROBODOC机器人系统,它是在传统工业机器人技术的基础上开发而成的,可以完成全髋骨替换,髋骨置换及修复和膝关节置换等手术,相应地,该公司还开发了ORTHODOC图像处理系统,根据CT图片进行3D建模和手术规划,为手术提供所有需要的数据,帮助医生完成监控和虚拟手术。该系统已经通过美国食品与药品检验局(FDA)认证,在美国、欧洲、中东、亚洲等地得到应用。

在国内,由北京航空航天大学机器人研究所、清华大学计算机图形图像中心和海军总医院共同开发的遥操作远程医用机器人系统,主要由影像获取传输、虚拟手术规划、智能机械臂,病人头部(病灶)固定装置等部分组成,可以完成确定手术靶点、重建三维病灶轮廓、引导定位器械、定向手术系统等多个复杂步骤,治疗脑部纵深病变无需开颅。这一手术突破了传统脑外科手术的定式,病人头上不必再戴厚重的金属框架以辅助定位,病人造成的创伤面比传统手术小得多,定位也比传统手术更精确。

5.1.2 医院服务机器人

移动机器人可以解决目前医院服务上的一些缺陷,完成一些沉重的和令人厌恶的工作,如抬起病人去厕所或为失禁病人更换床单等。一些医院的服务机器人近年来得到发展,一般用来辅助护士完成食物、药品、医疗器械、病志等的传送和投递工作。如美国运输研究会(transition research corporation,TRC,现在名为HelpMate Robotics)研制的"HelpMate"机器人,可以24 h在医院内完成运送食物和药品的工作。与工厂所使用的自动输送车不同的是,这种机器人不是沿着固定的轨道网络行走,而是基于传感器和运动规划算法实现自主行走,适合于部分结构化的环境(structured environment),系统也能处理传感器噪声、误差和定位错误,发现并避开障碍物。这种机器人已在多家医院安装,一些医院的报告反馈工作效率大大提高。

5.1.3 应用现状

目前,医疗机器人的实际应用主要集中在外科手术领域,机器人做手术十分精确,一个神经外科大夫的误差精度能达到2 mm,而机器人的精度可以很容易达到微米级,在追求MIS的今天,其好处是不言而喻的,因此机器人做手术得到了广泛的研究和应用。目前,已经商品化的产品包括前面提到的TOBODOC、AESOP、ZEUS和Da vinci等系统,它们在各种外科手术中得到了广泛的应用。如TOBODOC辅助外科手术系统在德国、澳大利亚、西班牙、法国、英国、瑞士、中东地区、日本、韩国、印度等多个国家和地区都有应用,在日本大学和医院里就有7台,而在世界范围内有近500台AESOP机器人在MIS中得到应用,每年完成数万例手术,ZEUS系统在美国和欧洲的应用也十分广泛。

1. 医疗机器人产业现状

从用机器人来辅助和帮助医生解决患者的问题来讲,医疗机器人分成四个类别。

(1) 手术机器人。这类机器人主要辅助和替代医生进行手术作业,在骨科用得比较多。这一类产品国外有不少,都是在关节置换过程中,通过生物力学的计算和精准的图像匹配,实现精准作业。

(2) 康复机器人和医用服务机器人。康复类机器人在解决老年人和残疾人康复方面起到很大的作用。医用服务机器人在医院里帮助护士和医生对患者进行看护,对药品进行传输。

(3) 检测类机器人。国外已经有很多检测类机器人方面的产品,包括机器人化 X 光机、机器人化超声检测与诊断系统等。这类机器人在骨科用得比较多,都是在关节置换过程中,通过生物力学的计算和精准的图像匹配,实现精准作业。

(4) 微纳血管介入机器人。以前在医院里,医生在 X 光机下进行导丝 / 导管操作,医生和患者同时接触大量 X 射线。现在可以用微纳血管介入机器人实现导丝 / 导管,国外也有类似的磁类导航和力反馈的操作型的机器人。

2. 康复机器人行业发展情况

(1) 市场发展现状。康复机器人是辅助人体完成肢体动作,实现助残行走、康复治疗、负重行走、减轻劳动强度等功能的一种医用机器人。业界普遍认为康复机器人的下游市场可被认为是一种特殊环境下的"可穿戴设备",在应用技术取得突破后的市场需求量巨大,未来几年产业增长速度将超过整体医用机器人市场的增长速度。康复机器人市场将从 2015 年的 4 300 万美元增长至 2020 年的 18 亿美元,如图 5.1 所示。

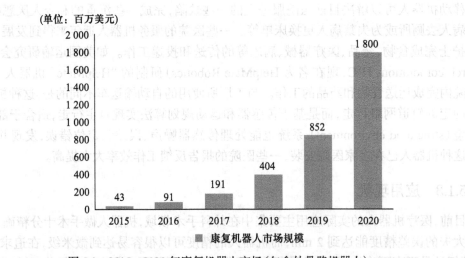

(单位:百万美元)

图 5.1　2015—2020 年康复机器人市场(包含外骨骼机器人)

(2) 供需缺口巨大。肢体残疾主要由骨关节病、脊髓损伤和脑血管疾病等造成。大量骨关节疾病的疼痛和功能障碍会导致行走能力、劳动能力丧失,甚至致残。60 岁以上的老年人中,55% 的人患有该病。脊髓损伤主要是由交通事故造成的,轻者使损伤者行走能力减弱,重则瘫痪。脑血管疾病是神经系统疾病的常见病,其中以脑卒中患者居多。脑卒中是死亡率最高的三大疾病之一,85%的脑卒中患者会出现侧肢体运动功能障碍。据专家估计,每年我国脑血病新发患者超过 200 万人。

我国肢体残疾基数庞大,且人数仍在递增。相较于 1987 年第一次全国残疾人抽样调查数据,2006 年第二次全国残疾人抽样调查数据显示,残疾类别结构发生改变,肢体残疾人数大幅增加,肢体残疾人数从 1987 年的 755 万上升到 2006 年的 2 412 万,占残疾总人口比例约为

29.07%,是最主要的残疾类型。另外,由于我国残疾标准较为严格,与发达国家相比,残疾人比例相对较低,国际社会公认的全球残疾人比例约为全球总人口的 10%,2006 年,我国的残疾人口比例约为 6.34%,因此,我国目前的残疾人数可能存在一定的低估。2010 年末,我国残疾人总人数中,肢体残疾为 2 472 万人。残疾人数增长情况如表 5.1 所示。

表 5.1　残疾人数增长情况

残疾类型	1987 年		2006 年	
	残疾人数（万）	占总人口比例	残疾人数（万）	占总人口比例
肢体残疾	755	14.62%	2 412	29.07%
视力残疾	754	14.61%	1 233	14.86%
听力残疾	1 770	34.29%	2 004	24.16%
言语残疾	–	–	127	1.53%
智力残疾	1 017	19.70%	554	6.68%
精神残疾	194	3.76%	614	7.40%
多重残疾	674	13.03%	1 352	16.30%
总计	5 164	100%	8 296	100%

　　人口老龄化增加了致残率和残疾人的数量,残疾人年龄结构呈倒金字塔型,年龄越大,比例越高。由于生理机能衰退,脑血管疾病、骨关节病、痴呆等,老年人的发病率和致残率增高。我国已步入老龄化进程,老年人口占比不断攀升。2014 年,我国 65 岁以上老年人口数达到 1.38亿,所占人口比例不断攀升,达到 10.1%,2000—2014 年老年人口结构占比情况如图 5.2 所示。老年人抚养比在 2014 年达到 13.7%,维持不断增加的趋势;少儿抚养比下降伴随着因计划生育和经济增长带来的人口出生率下降。2000—2014 年少儿和老年人抚养比情况如图 5.3 所示。伴随着老龄化过程中的生理衰退,老年人四肢的灵活性下降,并且老年人群体中存在大量的心脑血管疾病或神经系统疾病患者,多数患者存在偏瘫症状。

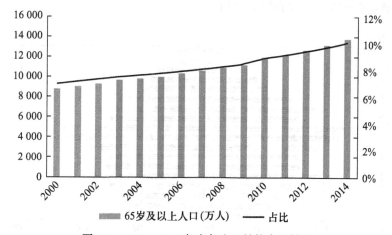

图 5.2　2000—2014 年老年人口结构占比情况

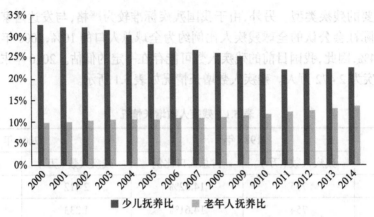

图 5.3　2000—2014 年少儿和老年人扶养比情况

　　残疾人比例随着年龄增加而增加,年龄越大,残疾人比例越高。第二次全国残疾人抽样调查显示,60 岁及以上的残疾人约有 4 416 万人,比 1987 年调查时增加了 2 365 万人,占全国残疾人新增总数的 75.5%。2011 年,全国残疾人状况监测显示,残疾人的年龄结构不同于全社会人口的年龄结构特征,呈现倒金字塔型,残疾人比例随年龄增加而增加。2011 年监测常住人口年龄如图 5.4 所示,2011 年残疾人监测样本年龄结构如图 5.5 所示。

　　肢体残疾的庞大基数以及老龄化趋势,使得我国康复装备供应和康复临床需求之间存在巨大缺口。一方面,医院康复医学科数量不足,康复科室供给和康复装备供应不足。根据官方数据,截至 2015 年 5 月底,全国医院共有 2.6 万个,其中,二级以上的医院有 8 973 个(三级医院2 002 个,二级医院 6 971 个)。2011 年,原卫生部下发《综合医院康复医学科建设与管理指南》通知,要求所有二级以上综合医院必须建设康复医学科,截止到 2012 年底,实际拥有康复医学科的综合医院仅为 3 288 家,与要求相去甚远。

　　另一方面,肢体残疾者接受康复训练服务的供给不足,服务供给和残疾者需求之间存在巨大缺口。截至 2014 年底,全国共有康复机构 6 914 个,开展肢体残疾康复训练的服务机构达2 181 个,全国共对 36.7 万名肢体残疾者实施康复训练,而我国肢体残疾者有 2 400 多万人,康复装备供应与康复临床需求之存在巨大缺口。

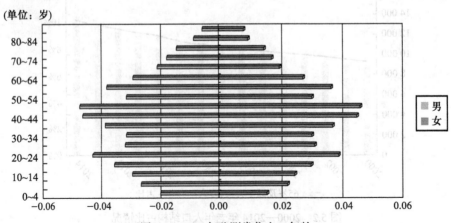

图 5.4　2011 年监测常住人口年龄

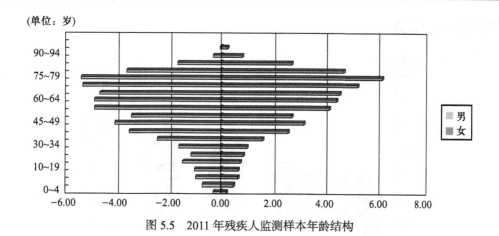

图 5.5   2011 年残疾人监测样本年龄结构

传统的医疗设备已经不能满足患者的康复需求,这也使得人们对于四肢康复设备(如康复机器人)的需求增大。康复机器人可以减少人员陪护,而且可以更有成效地帮助病患实现康复。更重要的是,患者、老年人及幼儿对于医疗康复机器人的需求较为突出,市场需求未来可期。

未来,我国康复市场规模将达到百亿,成长空间巨大。假设未来我国二级以上综合医院的康复医学科建设完全,那么康复医学科的数量近 1 万,这里还不包括社区等康复机构。考虑到康复设备单价在数十万元至数百万元之间,即使一所康复医学科配一台设备,市场空间也将达到数百亿元。

3. 医疗机器人行业的发展

(1) 全球市场发展。

2020 年,全球医疗器械市场规模达到 5 140 亿美元,2013—2020 年的复合年平均增长率约为 5%。2020 年,全球医疗器械研发投入将达到 305 亿美元,2013—2020 年的复合年平均增长率约为 4.2%。医疗器械未来的方向是智能化,而研发也会朝着这一方向前进。

2012 年,全球医疗机器人销量为 1 308 台,同比增长 20%,占全部专业服务机器人销量的 8%,市场规模约为 60 亿美元。医疗机器人是单位价值最高的专业服务机器人,每台医疗机器人(包括附件和零部件)的售价可达 150 万美元。医疗机器人的市场规模每年会以 19% 的速度增长,2014 年,全球医疗机器人市场为 87.37 亿美元,2020 年达到 179 亿美元。2012—2016 年医疗机器人市场规模如图 5.6 所示。

2014 年,手术机器人的市场规模为 32 亿美元,伴随着下一代设备、系统和器械的发布,手术机器人将从目前的大型开放手术覆盖到身体中的微小部分,该市场规模 2021 年达到 200 亿美元。

2014 年,全球医疗机器人的销量为 1 224 台,其中,最重要的应用是外科手术辅助机器人,销量为 978 台,医疗机器人的总销售额为 13.17 亿美元,占专业服务型机器人销售额的 35%。2018 年,全球医疗机器人的销量约 4 000 台。2012—2018 年全球医疗机器人产值如图 5.7 所示。

目前,国际上已形成产业化或具备产业化趋势的是手术机器人和外骨骼机器人,其中,直觉外科公司是手术机器人领域的领军者,其研发的达芬奇外科手术机器人系统占据全球手术机器人市场的一半;以色列的 ReWalk 是外骨骼机器人领域的代表性企业,超过 10 年的技术积累使公司产品具备竞争优势。

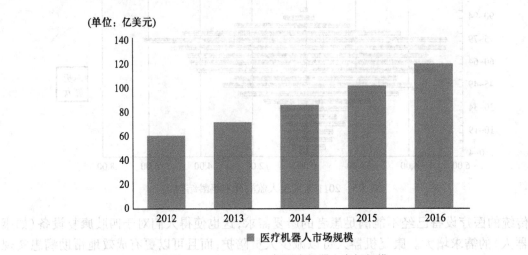

图 5.6　2012—2016 年医疗机器人市场规模

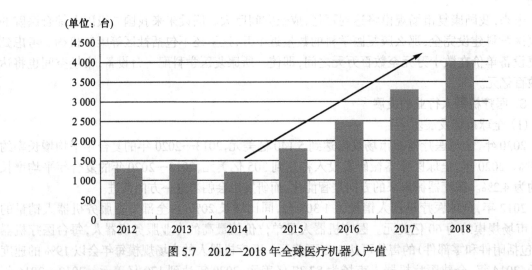

图 5.7　2012—2018 年全球医疗机器人产值

(2) 产业发展潜力。

医疗机器人的各类产品中,手术机器人占比最高,达到 60% 以上,是医疗机器人中体量最大的机器人;其次为微创放射性手术系统,约占 20%。急救机器人、外骨骼机器人、辅助康复机器人、非医疗医院机器人等占比均较小。

从医疗机器人各类产品的市场增速来看,2012—2022 年,外骨骼机器人、辅助康复机器人的市场占比明显提升。未来 5 年,广义康复机器人的年复合增长率约为 37%,其中,康复机器人年复合增长率约为 21%,外骨骼机器人年复合增长率约为 47%,远高于其他类别医疗机器人的平均增速。2012—2022 年医疗机器人各类产品细分增速情况如图 5.8 所示。

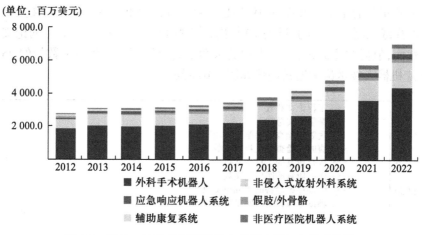

（单位：百万美元）

图 5.8 2012—2022 年医疗机器人各类产品细分增速情况

5.2 医疗机器人的研究方向

5.2.1 医疗机器人热门的研究主题

通过搜索 2010—2020 年《科学》杂志上被引用最多的医疗机器人的论文，我们可以确定 8 个热门研究主题，包括机器人腹腔镜、用于微创手术的非腹腔镜机器人、辅助穿戴式机器人、治疗康复机器人、胶囊机器人、磁驱动、软体机器人和连续体机器人。

数据显示，工程和医学期刊上关于医疗机器人的出版物数量呈指数级增长，从 1990 年的 6 篇增至 2020 年的 3 500 多篇。医学期刊上的论文主要是关于腹腔镜机器人方面的（占总数的 60%~70%）。伴随着达芬奇外科手术机器人系统的研制成功（如图 5.9 所示），2020 年发表的相关论文超过 1 300 篇。

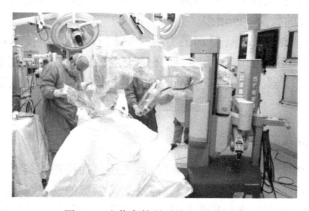

图 5.9 达芬奇外科手术机器人系统

腹腔镜手术相关的工程论文在 2019 年也达到了 126 篇的高峰,工程论文主要是关于治疗康复和辅助可穿戴机器人方面的,过去 10 年内,《医疗机器人》期刊中,80% 的论文都与这两个主题有关。然而,值得注意的是,这些主题的医学论文数量不到工程论文数量的 25%。1990 —2020 年间医疗机器人技术论文增长趋势如图 5.10 所示。

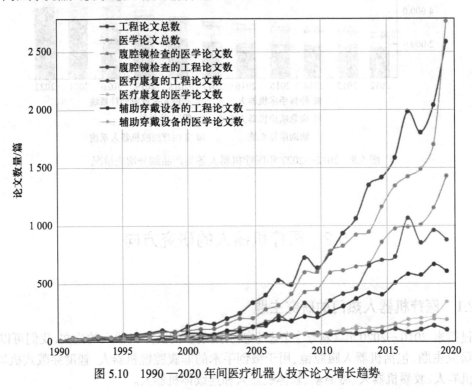

图 5.10 1990 —2020 年间医疗机器人技术论文增长趋势

此外,磁驱动技术日趋成熟,相关的工程和医学论文数量快速增长,这一主题的持续发展一定程度上取决于微型机器人的临床应用得到发展。

连续体机器人技术是不寻常的,因为手动的连续体式医疗器械早在 1990 年就出现了。近几十年来,新的连续体机器人体系结构得到了发展,这一主题的医学论文起步缓慢,但新的临床系统开发会让相关论文的数量不断增多。

胶囊机器人是目前最不成熟,但却最专业的热门技术,这项技术可能正处于拐点。如果这些机器人能够取代目前的临床治疗,那么这个主题的研究论文将加速涌现。有证据表明,磁驱动下的软胶囊机器人就是这种情况,这种方法有可能在消化道内进行无创诊断和治疗。

5.2.2 医疗机器人关键技术

除了机器人的基础理论和关键技术,医疗机器人还包括机器人构型设计优化技术、运动模型、驱动技术、自动控制技术、传感器技术等。涉及交叉领域的、医疗机器人独有的关键技术包括人机工效、遥操作、空间定位、多模影像处理、人工智能、互联网大数据、VR/AR 技术。

1. 人机工效学

国际工效学学会将人机工效学定义为研究人和系统中其他要素之间的交互关系,其理论、原则和方法主要应用于机器人设计过程中,目的是使人的健康和系统绩效达到最优的一门科学。它致力于设计和评估任务、作业、产品、环境及系统,以达到人的需求、能力和人的限制与系统中各要素之间的兼容。

人机工效学与医疗机器人相融合,即通过计算机输入、输出设备,以有效的方式实现人与计算机的对话,相关技术包括机器通过输出或显示设备给人提供有关信息及提示,人通过输入设备给机器输入有关信息,及开展相关交互等。

医疗机器人系统集成时一定要面向具体的医疗需求,不同类型的手术机器人需要考虑具体手术的应用问题,服务机器人需考虑患者的具体需求与体验。如果医生不接受某个系统,理论工作做得再好、技术再先进也不可能得到推广应用,所以医疗机器人更强调"医生—机器人—患者"三者共融。

2. 遥操作

遥操作技术是指操作者在本地对主操控器进行控制,完成对难以接近或特殊环境中的远端机械的控制。根据控制系统性能和技术的先进性,遥操作机器人控制技术的研究经历了手工闭环控制、共享或监管控制、基于万维网的遥操作三个发展阶段。

远程手术是遥操作技术在医学领域的重要应用。远程手术是指外科医生能够在本地对远端的病人利用仪器来进行手术治疗,可缓解偏远地区优质手术医生紧张的问题,降低医疗成本,给许多生活在遥远或特殊环境中的患者以希望。

由于远程手术的操作对象通常是相对柔软的人体器官,远程手术遥操作对医疗机器人系统稳定性的要求更高,获得机器人与环境之间真实的反馈更加重要。

3. 空间定位技术

手术导航设备在微创手术中已经获得了广泛应用,可用于引导医生进行手术训练、制定手术计划、实时导航手术器械和减少病人创伤。

手术空间定位系统将病人术前或术中影像数据和手术床上病人解剖结构准确对应,手术中跟踪手术器械并将手术器械的位置在病人影像上以虚拟探针的形式实时更新显示,使得医生的手术操作更加精确、高效、安全。当前,空间定位系统可分为 5 种。

(1) 基于术前影像的导航系统。该系统需要进行术前计划和术中注册跟踪。典型的术前 CT 导航系统可用于骨科、脊柱外科导航,典型的术前 MRI 导航系统可用于神经外科导航。

(2) C 型臂 X 射线透视手术导航系统:无须术前、术中配准,可实时呈现图像解剖结构,获得手术器械相对病人的空间位置关系,医生可以据此推测手术器械的行进路径,是近年来的研究热点。

(3) 超声可实时成像,安全方便,且费用低廉,目前常用于超声引导下的腰椎穿刺术、颅脑外伤手术、冠状动脉搭桥术等操作,但超声需要改进穿透深度和成像分辨率,与其他导航技术结合可以进一步改进导航精度。

(4) 术中 MRI 可实时监测手术中解剖结构的位移,能够彻底解决现有术前影像导航系统的术中影像漂移的问题,但其造价昂贵,需要专用的手术室,而且需要手术器械和设备具有磁相容性。

(5) 内窥镜广泛应用于微创外科,医生可在内镜可视化图像的引导下执行取活检、取结石、缝合等操作。导航系统也可以与内窥镜系统结合,在术前图像中显示内窥镜远端的探头位置和走向,如电磁导航支气管镜。

4. 多模影像处理技术

近年来,医学影像已成为医学技术中发展最快的领域之一。除了各种新的医学成像方法的在临床上的应用外,多模影像处理技术也是未来医学图像处理技术发展的趋势。多模影像处理技术能够将不同成像技术得到的信息进行互补。多模影像处理主要包括图像配准和图像融合、图像分割、三维医学图像的可视化等。

其中,图像配准是通过寻找某种空间变换,使两幅图像的对应点达到空间位置和解剖结构上的完全一致。配准要求两幅图像上所有的解剖点,或至少是所有具有诊断意义及手术区域的点都达到匹配。

图像融合的主要目的是通过对多幅图像之间的冗余数据的处理来提高图像的可读性,对多幅图像之间的互补信息的处理来提高图像的清晰度。

图像分割就是把图像中具有特殊意义的不同区域分开,从而使互不相交的每个区域都满足特定区域的一致性。

医学图像的三维可视化是对图像进行三维重建,通过二维滤波减少二维断层图像的噪声影响,提高信噪比并消除图像的尾迹,图像三维重建可以采取图像插值方法,对医学关键部位进行各向同性处理,从而获得体数据。

5. 人工智能技术

人工智能是当前科学技术发展中的一门前沿科学。人工智能广泛应用于医学领域,在临床医疗诊断、神经网络技术、中医学、专家系统以及医学影像诊断中均得到应用。随着科学技术的发展,人工智能技术在医疗诊断中的应用将越来越广泛。

目前人工智能已可用于眼科疾病、内科疾病、肿瘤疾病等多种疾病的影像诊断,还可根据某领域专家提供的知识和经验进行推理和判断,模拟人类专家的决策过程,解决本领域中的医学问题。人工智能对肺病、胃癌、甲状腺癌变、乳腺癌、皮肤病等多个病种的医学图像检测效率和识别精度都可以达到甚至超越专业医生的水平。人工智能可以大幅提高读片效率,减少人为失误。以肺病为例,针对平均超过 200 层的肺部 CT 扫描图片,医生人工筛查需要 20 分钟甚至更长时间,而人工智能仅需数十秒。此外,人工智能还广泛应用于服务机器人、诊断机器人等多个方面,成为临床医生的合作伙伴,帮助医生承担诊前问询、自动化检测等工作,使医生有更多时间可以与患者互动。例如,社会辅助机器人(SAR)通过可穿戴传感器和照相机感知用户活动,有望为儿童、老年人、中风患者和其他需要个性化护理的人群提供治疗。

中医智能机器人首先通过视觉系统采集人体的面像和舌像,通过机器手臂或手环采集人体的脉搏,利用先进的计算机视觉、机器学习、人工智能和深度学习算法判读人体的面像、舌像和脉搏等数据,再结合问诊信息,最后通过中医医理模型推断人体的整体健康体质类型,并根据具体情况提供个性化的康复建议,包括保健原则、饮食药膳、起居养生、穴位按压、中医功法和音乐疗法等。

6. 医疗大数据

医疗大数据是面向医疗方向的数据库技术,包括电子病历、医学影像、医院视频等多种类型的数据,可进行面向医疗电子病历的结构化信息抽取、面向医学影像的数据分析、面向医院监控视频的智能分析等。

"大数据"概念最早在维克托·迈尔·舍恩伯格和肯尼斯·库克耶编写的《大数据时代》一书中提出。大数据有"4V"特点,即 volume(大量)、velocity(高速)、variety(多样)、value(价值)。

大数据技术在医疗领域的技术层面、业务层面都有十分重要的应用价值。

在技术层面,大数据技术可以应用于非结构化数据的分析、挖掘,实时监测数据等,为医疗卫生管理系统、综合信息平台等建设提供技术支持。

在业务层面,大数据技术可以向医生提供临床辅助决策和科研支持,向管理者提供管理辅助决策、行业监管、绩效考核支持,向居民提供健康监测支持,向药品研发者提供统计学分析、就诊行为分析支持。

7. 虚拟现实 / 增强现实技术

虚拟现实(virtual Reality,VR)是综合利用计算机图形学、光电成像技术、传感器技术、计算机仿真技术、人工智能技术等多种技术,创建一个逼真的,具有视觉、听觉、触觉、嗅觉、味觉等多种感知的计算机系统。人们借助各种交互式设备沉浸于虚拟环境之中,与虚拟环境中的实体进行交互,产生等同于真实物理环境的体验和感受。

由虚拟现实技术的进一步发展产生的增强现实技术(augmented reality,简称 AR)是一种将真实世界的信息和虚拟世界的信息"无缝"集成的新技术,是把原本在现实世界中一定的时间和空间范围内很难体验到的实体信息(视觉信息、声音、味道、触觉等),通过计算机技术等多种技术,模拟仿真后再叠加,将虚拟的信息应用到真实世界,被人类感官所感知,从而达到超越现实的感官体验。

虚拟现实 / 增强现实(AR/VR)技术是康复机器人应用中的重要技术,是利用物联网搭建的虚拟环境,部分或全部去掉现实中的真实环境,利用传感即运动跟踪技术实现用户与虚拟世界的交互。

虚拟现实技术为康复治疗提供了重复练习、成绩反馈与维持动机三个关键环节的技术手段,设置合理的虚拟环境及有效的信息反馈,患者可以对自身状况进行客观评估,从而大大提高了康复训练的效果。

5.3 医疗机器人的典型产品

据《新科学家》杂志报道,机器人技术的进步不断推动医学技术向前发展,为未来的外科手术描绘了美好蓝图。例如,受蠕虫启发而开发的"摄像胶囊"可爬进肠道治病,以及诊疗系统被一块块吞服后可在身体中自行组装。以下是 9 款最先进的医用机器人。

1. 爬行摄像胶囊

按照设计,这款机器人可携带摄像机,通过有弹性的"腿"爬进患者的消化道,替代传统的内窥镜进行检查。它可用来检查食管、胃和十二指肠内部的损伤或溃疡情况。这款机器人由意大利圣安娜高等学校的 CRIM 实验室开发。爬行摄像胶囊如图 5.11 所示。

2. 游动摄像胶囊

这款摄像胶囊由微型螺旋桨驱动,用于检查人体的消化系统。在被患者吞服以后,它会"游动"检查医生所怀疑的区域。游动摄像胶囊如图 5.12 所示。

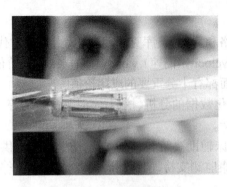

图 5.11 爬行摄像胶囊

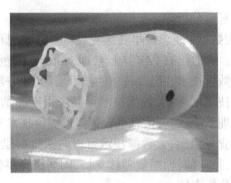

图 5.12 游动摄像胶囊

3. 远程诊断机器人

如图 5.13 所示,医生正通过 RP-7 医疗机器人向护士询问患者病情。这款机器人与听诊器、耳镜和超声扫描仪相连接,还有一个相机和一个屏幕,使患者和远方的医生都能看到对方,从而使医生可以最大限度地像亲临现场一样进行诊疗。远程诊断机器人如图 5.13 所示。

4. 肌肉机器人

肌肉机器人是由日本名古屋理研生物模拟控制研究中心开发的医用搬运工模型。它不仅有柔软、安全的外形,手臂和躯体上还有触觉感受器,它能小心翼翼地抱起或搬动患者。从长远来看,肌肉机器人能取代护工去照顾老人或体弱多病者。肌肉机器人如图 5.14 所示。

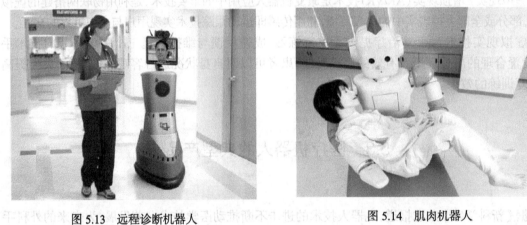

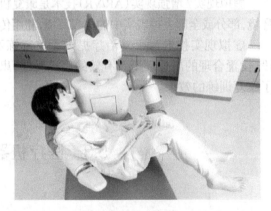

图 5.13 远程诊断机器人

图 5.14 肌肉机器人

5. 摄影机器人

在微创手术(即"锁孔手术")中,摄影机器人可以让外科医生运用头和脚来控制腹腔镜相机,这意味着他们可以腾出手来做手术。摄影机器人如图 5.15 所示。

6. 前列腺诊疗机器人

根据设计,前列腺诊疗机器人可以让外科医生准确地切除肥大的前列腺,将对患者造成的伤痛降至最低程度。外科医生只需指定要切除的前列腺部分,无需进一步干预,机器人即可自动将其切除。前列腺诊疗机器人如图 5.16 所示。

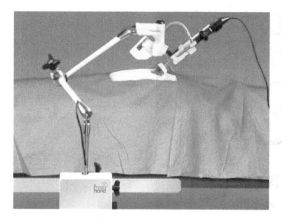

图 5.15　摄影机器人

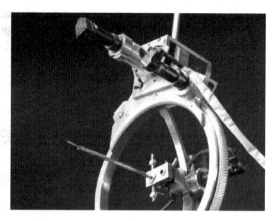

图 5.16　前列腺诊疗机器人

7. 吞服式机器人

　　患者可将一块块的吞服式机器人(即"可重构装配腔内手术系统")吞入腹中,或由医生通过自然开口将其一块块插入人体,它们会在体内自行组装。这样一来,外科医生在少切口或根本不用切口的情况下也能对患者进行手术。患者要吞服 15 块不同的机器人组件,后者进入体内受损部位。一旦到达指定位置,机器人组件就会组装成一个能够实施手术的较大的工具。吞服式机器人如图 5.17 所示。

8. 结肠诊疗机器人

　　结肠诊疗机器人利用钳子和扩充器自行在肠道内移动,而不需要像常规结肠镜那样由医生将其推入患者体内。结肠诊疗机器人对肠壁施加的压力更小,从而减轻了患者的不适感。结肠诊疗机器人如图 5.18 所示。

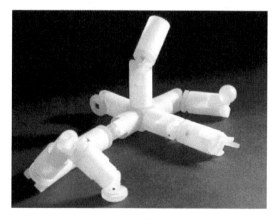

图 5.17　吞服式机器人

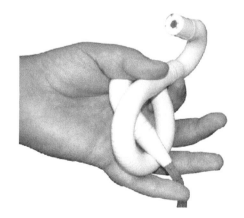

图 5.18　结肠诊疗机器人

9. 采血机器人

　　采血机器人用于采集血样,由英国伦敦大学帝国学院的研究人员亚历克斯·奇瓦诺维奇和布赖恩·戴维斯开发。采血机器人如图 5.19 所示。

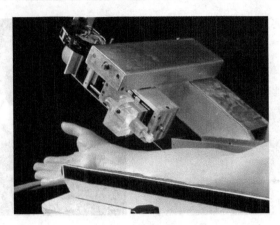

图 5.19　采血机器人

本章小结

医疗机器人是一门跨界学科,研发周期长,门槛比较高,所以就必须建立一个政、产、学、研、医、资结合的平台,把这些资源整合起来。我国医疗、护理和康复需求不断增加,同时,人们对生活品质的追求也越来越高,这使得医疗技术不管在"质"上还是"量"上都要达到更高的水平。

第6章　医学信息安全

医院信息安全管理是指以信息技术为支撑,以"云、大、物、移"及"互联网+应用"为5大着力点,以实行网络安全等级保护制度为手段,加固医院信息系统整体安全,提高医院业务连续性、安全性和高可用性,主要内容包括医院数据中心安全、终端安全、网络安全和容灾备份,具体功能主要包括身份认证、权限管理、通信安全、日志审计、灾难恢复、安全检测和数据防泄漏。医院信息安全涉及医院所有信息化业务,要保障医院网络环境安全,医院信息系统稳定可用和医院业务数据安全可靠。

6.1　医疗行业信息安全现状

6.1.1　国外信息化安全现状

国外尤其是欧美等发达国家十分关注医疗信息安全建设,普遍以健康信息隐私保护为中心,先后制定了一系列相关的法律法规、保护标准及实施指南。

1. 美国医院的信息安全现状

美国在医疗信息安全方面积累的经验和遇到的问题值得我们参考。美国政府在医疗卫生信息化建设中高度重视隐私保护,设立了专门机构,负责制定电子信息共享和隐私保护规划及政策,并提供实施建议,协调和指导公共和私人部门采用互操作的医疗信息技术,处理隐私与安全问题,从而促进健康信息技术和电子健康信息共享。这些机构包括国家医疗信息技术协调办公室(office of the national coordinator for health information technology,ONC),健康信息技术政策委员会下设的隐私与安全工作小组(privacy & security workgroup),以及卫生与公众服务部(department of health and human service,HHS)下设的民权办公室(office for civil Rights,OCR)等。1996 年,时任美国总统克林顿正式签署了 HIPAA 法案,标志着美国通过专门为健康信息隐私保护立法来保护公民隐私权。HIPAA 的安全约束要求不仅适用于医疗机构本身,也包含其合作伙伴和承包商。无论机构规模大小,均要按法案要求进行风险评估及安全建设。违反规定的医疗机构将遭受巨大的损失,由于没有按规定进行风险评估,阿拉斯加卫生管理部门在 2012 年被罚款 170 万美元。

2. 英国医院的信息化安全现状

英国国民卫生服务体系(national health service,NHS)自 1948 年初步建成以来,以公平性、低成本和高绩效闻名于世,但任何先进的制度都要与时俱进,伴随时代发展而不断改进。自美国"9·11"事件后,英国政府越发感到强化本国信息安全的紧迫性,注重保障医疗信息化的安全,防止突发事件对信息系统造成破坏。英国政府提出构建整体卫生信息系统安全解决方案的思路,对于信息化安全的建设重点不局限于某一个安全设备实施或安全软件的部署,而是加强对信息系统的风险评估和漏洞监控。强调医疗信息化安全建设质量管理要遵循 PDCA 循环,即计划(plan)、执行(do)、检查(check)、行动(Action)。

6.1.2 国内信息化安全现状

2011 年,原卫生部制定并印发了《卫生行业信息安全等级保护工作的指导意见》,指出卫生行业各单位要按照"谁主管、谁负责,谁运营、谁负责"的要求,落实信息安全责任。2016 年,国务院印发《"十三五"卫生与健康规划》(以下简称《规划》),《规划》提出要"加强健康医疗数据安全保障和患者隐私保护"以及"加强信息安全防护体系建设"。2017 年 6 月生效的《中华人民共和国网络安全法》明确了我国实行网络安全等级保护制度。

医院信息化建设中的信息安全问题大致可归于四个方面:财务安全、业务持续性、互联网安全和信息泄漏(来源)。目前,我国二级以上医院信息化安全建设基本分为 3 个阶段。

1. 基础建设

医院网络内有基本的网络安全防护设施,所有业务系统梳理后,基于重要程度完成了分级安全建设,重要的业务系统通过了三级等保评测,具备基本的抵御来自外部发起的恶意网络攻击的能力。

2. 现在的要求

医院要根据《医院信息平台应用功能指引》《医院信息化建设应用技术指引》《全国医院信息化建设标准与规范》完成符合医院自身定位的信息化安全建设,能够在统一的安全策略下,对来自内部和外部发起的恶意攻击提供较强的安全防护能力。

3. 未来发展

在完成中级阶段相关信息化安全建设的基础上,具有对自身网络全面安全态势的感知能力和主动安全防护能力,在医院重要的信息化业务中全面落实国家国产密码标准的要求,医院在构建自身可信的医院网络安全架构的基础上,拥有对医联体内或一定地理区域内信息化安全建设成果的输出能力。

6.2 医院网络安全平台建设的内容

随着网络的广泛应用和攻击技术的发展,分散、孤立、单一的网络安全防御技术已经无法应对越来越狡猾的攻击。过去的网络以追求高效率为主要目标,当今的网络应能提供高度可信的服务,可信性成为衡量网络服务质量的重要标准。通过对医院网络及其承载应用、数据的调研分析,医院信息安全既包括医院网络自身的安全建设,也包括网络信息的安全建设,需要设计适合卫生行业的网络安全保障体系,并构建医院可信网络。

6.2.1 方法身份认证与权限管理

网络安全建设的基础还是在于对人的管理,医院应建立人员身份鉴别及安全管理等机制,对本院各科室人员以及外来人员的身份进行分类识别和安全管控,以人员身份及权限管理为基础,创造一个可信可控的网络环境,主要包括身份认证和权限管理两项内容。

1. 身份认证

根据信息安全要求的不同,身份认证应对不同的用户设置权限,采用多种身份认证方式(用户名/密码方式、USB-Key、动态口令、IC 卡认证、生物特征认证等)相结合的方法建立身份认证系统。身份认证作为信息安全防护的第一关,承担了至关重要的作用,使医院信息系统的访问策略能够可靠、有效地执行,保证系统和数据的安全和授权访问者的合法利益。

(1) 具体功能:用户身份标识和鉴别、双因子身份认证、用户口令复杂度检查、用户口令强制周期性更换、用户口令探测次数、可信主机管理、PKI/CA 集成接口等。

(2) 适宜技术:① 用户身份标识。采用用户名和用户标识符标识用户身份,并确保用户标识的唯一性。② 设备和系统认证。对设备(服务器、网络设备、安全设备、PC机、笔记本电脑、智能终端等)和系统的用户进行身份标识和鉴别。③ 认证方式。采用密码口令、基于生物特征、数字证书、USB-Key、可信标识等方式进行认证。④ 认证强度。确保用户身份标识不易被冒用,口令要求具有复杂度并定期更换。可采用两种或两种以上的组合机制进行用户身份鉴别。身份认证业务流程如图 6.1 所示。

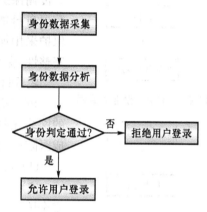

图 6.1 身份认证业务流程

2. 权限管理

合理设置系统的安全规则或者安全策略,保证用户可以访问而且只能访问自己被授权的资源。

(1) 具体功能:用户三员管理(管理员、审计员和操作员)、用户模块权限管理、用户数据权限管理等。

(2) 适宜技术:① 多级权限控制。应用和系统根据用户的工作部门、工作性质、工作级别授予相应的功能模块访问权限。② 软件权限。应用程序和系统按照最小特权原则安装,减小软件错误导致的损失。③ 用户权限管理。应用程序和系统根据用户角色按照最小权限原则进行划分。④ 文件访问权限管理。限制用户或进程对系统目录、文件的访问权限(包括读、读写、删除、拒绝访问等),拒绝攻击者对重要系统文件的篡改和破坏。⑤ 可信环境权限管理。通过可信度量机制,阻止未知程序运行,并在检测到可信程序的完整性受到破坏时采取措施恢复。⑥ 网络访问权限。采取身份认证机制和访问控制手段,防范非法网络访问、入侵和攻击,确保合法用户访问合法资源。权限管理业务流程如图 6.2 所示。

6.2.2 通信安全与可信组网

通信与组网的安全对于医院整体网络安全建设至关重要。大部分

图 6.2 权限管理业务流程

医院网络设计都是基于内、外网隔离,内网的安全建设是医院网络安全建设的重点。区域隔离是可靠组网的基础,而通信安全的建设应在可靠组网建设基础之上。随着"互联网 + 医疗"的不断推进,部分医院在探索实现"云"数据中心和"两网融合"建设,但所有的创新与探索都应考虑网络安全。网络安全设计主要包括通信安全和可信组网两项内容。

1. 通信安全

通信安全是指所有系统模块和接口的数据通信采用加密通道传输,保证数据和命令在传输过程中数据的完整性、机密性和真实性。

(1) 具体功能:安全通信中间件、网络通信加密、数据完整性校验等。

(2) 适宜技术:① 通信安全。对传输的数据进行保密性和完整性保护。② 保护对象。应用系统和设备自身 Web 访问建议采用 SSL 方式传输保护或数据自身加密;远程网络通信传输建议采用 VPN 方式和数据自身加密。③ 保护方式。通道保护采用传输安全协议实现,数据保护采用加密算法实现,数据校验采用完整性校验,以保证数据传输的完整性,保护算法支持国密算法。通信安全业务流程如图 6.3 所示。

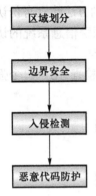

图 6.3 通信安全业务流程

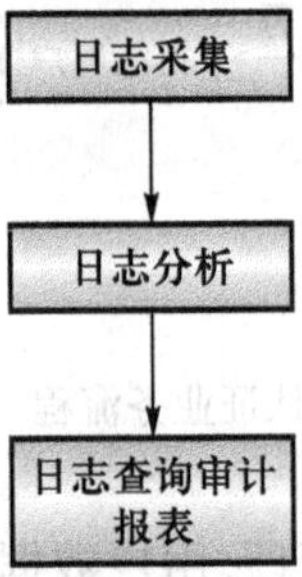

图 6.4 可信组网业务流程

2. 可信组网

可信组网是指对医院的业务状态进行分析、评估与预测,设计分层的网络拓扑,选取适当的网络安全系统,采取完善的网络安全策略,完成医院可信网络架构的基础组网。

(1) 具体功能:安全区域隔离、网络入侵防范、恶意代码防护等。

(2) 适宜技术:① 区域隔离。对于不同安全级别的网络区域进行安全隔离。② 边界防护。跨区域边界的访问和数据交互应基于端口白名单的方式通信。③ 入侵防范。能够对网络数据流量进行深度检测和实时分析,并对网络中的攻击行为进行主动防御。可信组网业务流程如图 6.4 所示。

6.2.3 日志审计与安全监测

医院在日志审计与安全监测建设中,在符合法律法规要求的前提下,应结合医院级别及自身的实际情况,按照一定的安全策略,记录相关系统的运行信息及用户活动信息,检查、审查和检验操作事件的环境及活动,从而发现系统漏洞、入侵行为或改善系统的性能。本节主要包括日志审计和安全监测两项内容。

1. 日志审计

日志审计是对医院信息系统每个用户的重要操作(用户登录、用户退出、增加、修改、删除关键数据等)进行记录,并对数据进行统计、查询、分析及生成审计报表。

(1) 具体功能:日志记录、日志查询、日志保护、日志备份、日志审计报表等。

(2) 适宜技术:① 日志审计。对用户访问操作的行为进行记录、分析并响应,支持 6 个月以上的日志审计。② 审计对象。审计对象包括设备审计(包括网络设备、网络安全设备、服务器和终端的安全审计)和系统审计(包括操作系统、应用和数据的安全审计)。③ 审计方式。审计方式包括基于网络数据的安全审计,基于主机的安全审计,基于主机和网络协同的安全审计。④ 审计内容。审计内容包括时间、用户、事件、事件类型、是否成功及其他与审计相关的信息(包括用户和管理员操作的审计,对审计数据访问的审计,选择事件审计)。⑤ 审计分析。审计分析包括审计数据与用户身份关联,统计数据分析,规范分类处理和关联分析,特征匹配分析,异常检测分析,支持基于大数据的安全审计模型。⑥ 审计管理。审计管理包括日志的安全存储,日志的安全授权查阅和管理,基于日志字段的单一和组合条件检索和排序,支持日志的统计分析报表,具有防止审计数据丢失措施。⑦ 审计响应。审计响应包括违规或异常事件终止(例如进程终止、账户停用、服务断开),违规或异常事件告警(支持控制台或即时通信消息)。日志审计业务流程如图6.5所示。

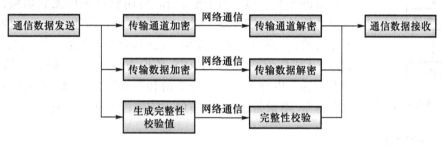

图 6.5 日志审计业务流程

2. 安全监测

安全监测综合利用网络管理、终端管理、日志管理、风险管理、审计等安全功能,采取多种技术手段和安全管理规范,对医院信息系统的网络设备、安全设备、操作系统、应用系统等资源实现实时安全监测与趋势分析。

(1) 具体功能:安全事件监测、状态信息监测、运维监测、脆弱性监测、互联网行为监测、流量监测。

(2) 适宜技术:① 安全监测。帮助用户能够直观地看到当前整个网络或者某个业务系统的整体安全态势,包括总体运行状况、安全风险状态和趋势、威胁和告警情况。② 监测数据获取,可采集多种数据源的数据(包括终端设备、网络设备、安全设备、业务系统、应用系统等)。③ 安全数据分析。综合利用统计分析、关联分析、数据挖掘等手段构建数据分析模型,统筹数据分析任务,驱动分析结果输出。④ 风险预警和辅助分析。能够预警、识别网络攻击行为,支持对潜在风险和漏洞的预警,支持面向业务特征、业务流程的优化和辅助决策。⑤ 多维可视化。基于可视化展示界面,具备资源、数据和业务态势的联动展示能力,支持从时间维度、设备维度、数据类型维度、业务类型维度等多元维度的展示。安全监测业务流程如图6.6所示。

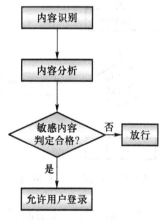

图 6.6 安全检测业务流程

6.2.4 灾难恢复

灾难恢复是为了将医院信息系统从故障或瘫痪状态恢复到可

正常运行的状态,并将其支持的业务功能从不正常的状态恢复到可接受的状态而设计的功能和活动。

(1) 具体功能:数据备份与恢复、应用容灾、备用基础设施、备用网络等。

(2) 适宜技术:① 数据备份系统。采用基于磁盘阵列备份技术、CDP技术、磁带库备份技术、备份软件等对业务数据进行备份。② 备用数据处理系统。备用数据处理系统具备与生产数据处理系统一致的处理能力并完全兼容。③ 备用网络系统。配备与主系统相同等级的通信线路和网络设备。④ 备用基础设施。应有符合介质存放条件的场地,符合备用数据处理系统和备用网络设备运行要求的场地,满足关键业务功能恢复运作要求的场地。⑤ 应用热备份。应用软件采用无缝切换,具有远程可用系统的实时监控和自动切换能力。⑥ 应用冷备份。应用软件采用冷切换,实现备用系统在可容忍时间内的启动。⑦ 数据备份方式。支持LAN备份或LAN-FREE备份方式。⑧ 数据备份策略。数据备份内容可以分为文件系统备份和数据库备份,数据备份方式可以分为全备份、增量备份、差异备份。灾难恢复业务流程如图6.7所示。

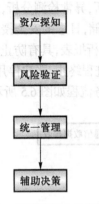

图6.7 灾难恢复业务流程

6.2.5 数据防泄露

数据防泄露是为了防止各类敏感数据被泄露与窃取,或实现事前审计、阻断的主动防泄露,并提供可追溯信息的统计、查询、分析与报表等。

(1) 具体功能:业务环境隔离、数据访问控制、事件等实时监测、流量监测、事件或异常流量趋势分析、系统访问控制、数据加解密、规则动态制定功能。

(2) 适宜技术:① 数据防泄露。对终端、网络、应用中的敏感数据违规访问操作行为进行记录、分析并响应。② 防泄露对象。针对终端设备、网络设备、应用系统、数据库等进行防泄露保护。③ 防泄露方式。通过数据权限控制、外设管控、介质管控、数据加密、数据访问审计、数据脱敏等方式,对业务系统架构进行数据防泄露设计。数据防泄露业务流程如图6.8所示。

6.2.6 可信加固与安全管理

医院在信息化建设中,标准的终端系统、服务器系统及业务系统,仅仅基于业务需求的设计往往无法满足安全合规性的要求。医院内所有信息化软、硬件系统,应在国家法律法规及卫生行业指导要求下,进行符合医院需要的系统加固和安全管理工作。

1. 可信加固

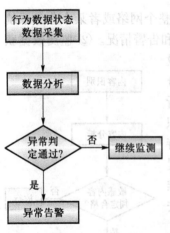

图6.8 数据防泄露业务流程

对医院的内网络系统、终端系统及服务器系统进行安全检查,对不符合安全要求的节点进行可信加固工作。可信加固工作主要包括终端系统加固,服务器系统加固和网络优化三方面内容。

（1）具体功能：漏洞风险管理、通信管理、补丁管理、软件管理、移动安全管理、主机监控与审计、网络优化等。

（2）适宜技术：① 漏洞扫描。针对终端系统、服务器系统及医院信息系统进行漏洞探测。② 系统安全。针对医院操作系统进行补丁管理、软件分发管理、主机监控与审计管理等。③ 移动终端安全。针对医院移动业务进行移动设备管理、移动系统管理、移动内容管理、移动系统加固等。④ 业务加速。采用适宜的负载均衡算法和传输优化技术，解决医院网络拥塞问题，提高业务系统的访问速度，优化用户体验。可信加固业务流程如图 6.9 所示。

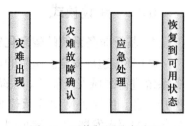

图 6.9　可信加固业务流程

2. 安全管理

医院信息资产主要包括硬件资产和软件资产，医院信息化安全建设需要从安全的角度对信息资产进行统一安全管理。安全管理的对象主要包括医院内的终端、服务器及业务系统三个方面。

（1）具体功能：包括资产风险管理、终端管理、移动存储介质管理、统一安全管理、安全态势感知等。

（2）适宜技术：① 资产动态探测。对医院的网络环境内信息资源进行动态洞悉，评估安全风险程度及影响范围，采用人工智能的手段进行重要风险点的验证。② 统一安全管理。针对医院各类网络安全事件进行统一监控、统一分析和统一管理。③ 态势感知。基于大数据技术，收集整合业务系统及安全系统数据资源，辅助用户快速识别医院网络的异常情况，全方位感知医院内的网络安全态势。安全管理业务流程如图 6.10 所示。

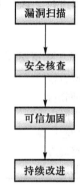

图 6.10　安全管理业务流程

6.3　医院数据中心网络平台建设方案

6.3.1　建设策略

医院信息化安全建设由医院信息中心主导，联合医疗软件服务商、网络设备商、网络安全设备商及安全服务商共同建设，建设的过程和成果要符合国家相关法律法规，通过选择成熟、可靠的网络安全建设方案，为医院患者打造安全就医环境，为医院网络运维人员打造安全的运维环境，为医院管理者提供整体医疗信息网络安全态势感知及分析决策的环境。在建设过程中，要遵守国家、地方的相关标准，同时满足合规性要求和医院网络的实际需要，尽量采用稳定、成熟、可塑性强的安全建设方案，安全建设方案应优先考虑同一安全产品品牌，以便后续安全运维服务和出现安全事件的快速定位。

6.3.2 建设模式

1. 基于业务系统的信息化安全建设

(1) 环境边界安全。医院的业务系统种类繁多,应基于业务和数据重要程度,对不同级别的业务系统进行区域安全隔离。医院网络的主体是内网,主要承载着 HIS、LIS、PACS、EMR 等重要的医疗业务。医院外网主要承载医院门户网站、邮件系统等办公应用系统。随着"互联网+"在卫生行业的深入发展,为了满足网上挂号、远程诊疗等业务需求,内、外网之间的数据交换需求突出,传统的网络数据交换方案中,用户、内容、权限三方面的管控和审计方面需要进一步加强。

(2) 计算环境安全。医疗业务计算环境安全建设需要充分考虑业务的可用性,在此基础上进行医生、护士、患者等不同身份业务访问者的身份鉴别,访问控制与安全审计。

(3) 通信网络安全。不同业务模块的设计要充分考虑业务通信保密;涉及互联网的所有医疗数据必须利用密码技术来保障通信过程的完整性和保密性。不同安全区域之间的数据流交换要通过受控接口进行。该业务模式主要防护对象及安全建设拓扑示意图,具体如表 6.1 及图 6.11 所示。

表 6.1　基于业务系统的信息化安全主要防护对象表

边界环境	通信环境	计算环境
互联网边界	互联网业务通信	物理计算环境
内、外网边界	互联网办公通信	虚拟化计算环境
医疗专网边界	横向机构业务通信	
数据中心边界	重要业务系统间通信	
业务终端边界		
开发测试边界		

2. 基于医疗数据的信息化安全建设

数据在医疗体系内的生命周期可分为数据的产生、存储、使用、传输、共享、销毁六个环节,每个环节都包括更加详细的安全过程域。例如,数据产生阶段就包括数据源鉴别及记录、个人数据合法收集、数据标准化管理、数据关系链路建立、数据管理职责定义、数据分类分级、数据留存合规识别等。每个环节会涉及不同的数据安全防护需求。

(1) 医疗数据应用场景安全。通过建立数据应用场景图,明确场景中所有信息系统元素与数据的关系,分析应用场景中的数据安全风险,落地合规的业务安全要求,从而定位这些安全问题在应用场景中发生的位置,进行有针对性的数据安全防护。

(2) 医疗数据全生命周期安全。数据最早从信息系统产生,通过文件服务器和数据库进行敏感数据检测与防护,生成敏感数据的分布视图,可以让运维管理人员清晰地知道敏感数据的分布状况,为后续的安全建设提供有力的支持,解决了困扰很多安全运维人员不知道敏感数据在哪的问题。医生、护士或者患者作为数据的查阅者或使用者,需要在 PC 端或移动端对数据进行查阅或编辑,因此在终端使用层面,需要对数据做相应的安全防护,例如移动存储介质管理、文档加密、水印等。最后,数据的流转过程往往是安全事件最容易发生的过程,需加强医疗数据文件网络传输安全管理,达到敏感数据利用的事前、事中、事后完整保护。此外,数据是多变的,需要考虑相应的安全策略必须能够跟随数据的变化而变化。该业务模式的主要防护对象及安全建设拓扑示意图如表 6.2 及图 6.12 所示。

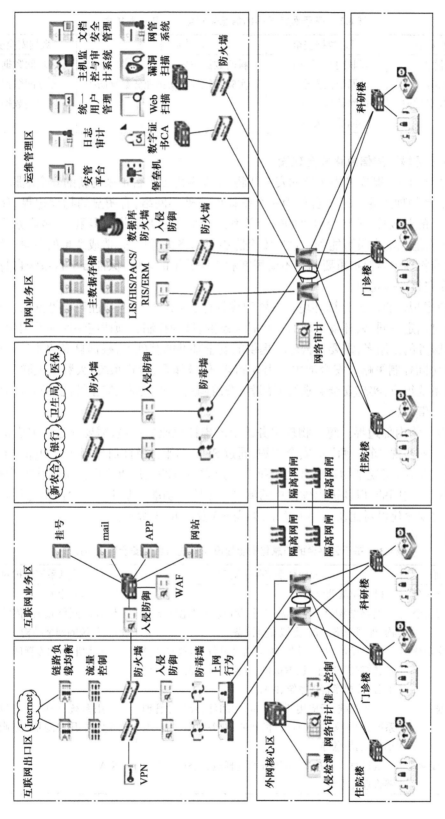

图 6.11 基于业务系统的信息化安全建设拓扑示意图

表 6.2   基于医疗数据的信息化安全主要防护对象表

终端数据安全	网络数据安全	存储数据安全	数据安全交换
PC 端数据防护	互联网数据安全	科研数据防护	区域间数据交换
移动端数据防护	专网数据安全	实验开发数据防护业务数据防护	业务间数据交换
虚拟桌面数据防护	内网数据安全		用户间数据交换
	外网数据安全		

3. 医疗云环境下的信息化安全建设

对于医疗云平台,既要考虑传统的安全威胁,也要考虑云平台带来的新的安全威胁与风险。

(1) 云平台物理边界。云平台作为一个整体面对外部网络,有明显的物理边界,存在网络技术和协议上的开放性,云平台自身的安全关系到云平台之上承载的多租户、多业务系统的安全,黑客及怀有恶意的人员可能利用这些安全隐患对网络进行攻击,造成严重的后果。因此,需要在云平台的物理边界保护重要信息不受黑客和不法分子的入侵,保证云平台系统自身的可用性、安全性和完整性等问题。

(2) 租户虚拟边界。云计算环境具有资源虚拟化、多用户、快速弹性架构等特征,与传统安全域划分相对固定不同,云环境下域的边界是动态的,域的控制必须适应快速弹性架构的要求。医院作为云服务的使用者,需要在云环境提供的安全基准的基础上,根据自身的业务要求,依靠安全池制定访问控制策略。安全池主要由控制器、信誉体系、沙箱系统、大数据关联分析系统、安全池防护系统组成,实现安全需求按需部署、按需调用、按需删除、安全智能感知、适时处置和善后处置安全事件。

(3) 虚拟网络内部边界。每个物理服务器上的虚拟化业务环境,需要通过部署虚拟化分布式防火墙的方式实现"东 – 西"向安全防护,通过 SDN 的服务链注册机制或者 Hypervisor 底层的流量重定向机制,实现把物理服务器上每个客户虚拟机的流量重定向到虚拟化安全网关中,从而实现虚拟机之间的,以及进出虚拟机的流量安全防护功能。基于云平台的信息化安全建设与传统信息化安全建设对比及拓扑示意图,如表 6.3 及图 6.13 所示。

表 6.3   基于云平台的信息化安全建设与传统信息化安全建设对比表

保护层面	云计算系统保护对象	传统信息系统保护对象
物理和环境安全	机房及基础设施	机房及基础设施
网络和通信安全	网络结构、网络设备、安全设备、虚拟化网络结构、虚拟网络设备、虚拟安全设备	传统的网络设备、传统的安全设备、传统的网络结构
设备和计算安全	网络设备、安全设备、虚拟网络设备、虚拟安全设备、物理机、宿主机、虚拟机、虚拟机监视器、云管理平台、数据库管理系统、终端	传统主机、数据库管理系统、终端
应用和数据安全	应用系统、云应用开发平台、中间件、云业务管理系统、配置文件、镜像文件、快照、业务数据、用户隐私、鉴别信息等	应用系统、中间件、配置文件、业务数据、用户隐私、鉴别信息等
系统安全建设管理	云计算平台接口、云服务商选择过程、SLA、供应链管理过程等	N/A

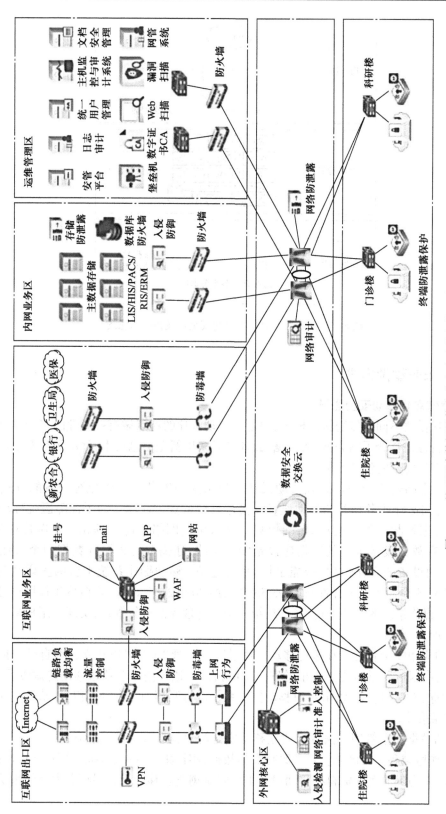

图 6.12 基于医疗数据的信息化安全建设拓扑示意图

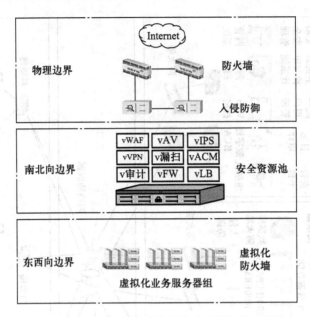

图 6.13 基于云平台的信息化安全建设拓扑示意图

6.3.3 未来建设模式

1. 医院信息化移动安全建设

移动医疗模式不同于传统医疗模式,要基于移动医疗的特点做有针对性的安全建设。由于移动医疗平台往往整合了物联网、大数据、云计算等多项新型信息技术,移动医疗安全建设将成为未来医疗信息安全的建设的重点。

(1) 移动终端安全管理。医院移动设备管控可采用安装安全管控客户端的方式进行安全监管,所有与医疗业务相关的移动设备需要进行设备登记注册。为了保障医院移动终端设备的安全,应采取相应的安全措施,确保只有接入医院网络才能处理相关的医疗业务,对医疗移动应用存放在设备本地的数据应设定安全策略,还需要考虑医疗数据与个人数据的隔离。针对移动设备的多样性(如智能手机、平板电脑)、移动操作系统平台的多样性(如 iOS、Android)、操作平台版本的多样性(如 iOS 5/6/7/8、Android 2.x/3.x/4.x),医院内单体用户可与多个平台 / 版本 / 操作系统的设备进行绑定,在统一用户管理界面进行管理,实现了用户多种设备的统一集中管理。

(2) 移动应用安全管理。在多种移动应用进行统一管理时,可以建立医院自己的独立应用商店,建立所有医院移动应用上线前的安全检测机制。通过搭建企业级移动防病毒系统,有效查杀各种病毒、木马和恶意代码,针对移动操作系统进行漏洞扫描和补丁修复,从系统底层保证医院应用环境安全。

(3) 移动数据安全管理。医院应建立移动安全门户,实现医疗移动 APP 的统一管理,区分医疗应用工作区域和个人区域。对于医疗文档数据,实行集中存储、审批、发布、远程推送、文档回收,保障医院内部的医疗资料在移动设备上的安全浏览。移动设备保存着大量的医院机密数据以及医患的隐私数据,需要考虑设备丢失后的数据风险,通过移动管理平台对设备的监控状态来判断设备是否处于脱管状态,终端客户可设定基于设备托管的时长进行数据清除、设备锁定等操作。

(4) 即时通信安全管理。医疗业务的即时通信应区别于生活中的通信方式,应通过技术和管理措施确保网络数据的可用性、完整性和保密性。所有数据的交互均需要通过 SSL 通道,应对所有的数据进行加密,通过数字签名的方式保证数据的完整性,即数据的发送方在发送数据的同时利用单向不可逆的加密算法获取所传输数据的消息文摘,并把该消息文摘作为数字签名随数据进行整合。医院信息化移动安全建设示意图如图 6.14 所示。

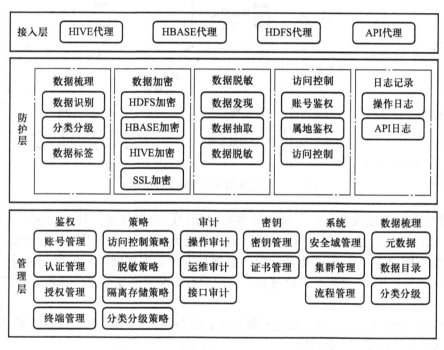

图 6.14 医院信息化移动安全建设示意图

2. 医院大数据平台安全建设

基于 Hadoop 等技术实现的医疗大数据平台,在很大程度上提高了医疗业务处理数据的效率。以 Hadoop 技术为例,其本身存在的缺乏强认证措施、HDFS 中存储的数据没有加密、数据访问没有权限控制等问题,给业务系统带来了安全隐患。同时,大数据平台的复杂性及开放性使得更多的第三方厂商参与开发、维护与使用,极易产生安全及技术事故。因此,对医院大数据平台开展安全管控系统的建设势在必行。

(1) 医院大数据平台的总体安全架构。该架构基于大数据分析系统的软件架构,结合大数据分析系统所面临的安全威胁及风险,以大数据全生命周期进行考虑。制定大数据分析系统安全技术架构,明确大数据分析系统的安全防护目标,通过大数据安全管控的账号、认证、授权、日志、金库控制功能,可以满足大数据访问控制方面的需求。

大数据安全管控的静态数据脱敏和动态数据脱敏功能,可以满足大数据在敏感数据安全方面的需求。在大数据自身安全方面,通过接口安全控制、传输加密以及与安全评估以及检测系统对接,可以满足客户对于大数据安全管控方面的要求。大数据管控平台通过socket、HTTP、HTTPS、REST、JDBC等协议与4A平台、SMP平台以及第三方系统进行对接,可以满足客户对大数据管控平台与第三方系统的业务对接需求。医院大数据安全防护体系在功能实现上分为,接入层、防护层和管理层三个层面,如图6.15所示。

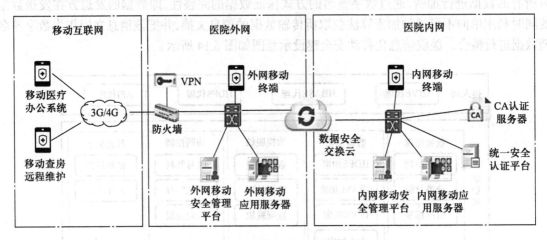

图 6.15　医院大数据安全防护体系图

(2) 数据存储阶段安全设计。这部分主要包括:① 数据加密。具有对医院大数据平台的 HDFS、HBASE 结构的数据进行透明加/解密的能力,并配合数据访问控制策略,只有合法的用户才能访问数据。② 安全审计。提供数据写入和数据加密过程的安全审计功能,审计覆盖到系统的每个用户,对数据存储过程中的用户行为和重要安全事件保留审计日志并进行审计。

(3) 数据处理阶段安全设计。通过权限设置,实现对数据文件、目录、数据库名、数据库表、列级的访问控制。这部分主要包括:

① 访问控制,包括账号管理、统一认证、授权管理、访问控制功能。系统可统一管理用户账号、程序账号、组织角色,并且既可以创建账号,也可以从 AD、LDAP、4A 来同步账号。大数据组件之间、组件访问数据、接口访问均可通过统一认证的方式提供支持。权限管理中,可配置对 HDFS(文件、目录)的浏览、读取、下载、上传、创建、重命名、移动、删除操作;访问控制可实现对大数据分布式文件、NOSQL 数据库的细粒度访问控制。

② 动态数据脱敏。合法用户可看到真实数据,非法用户看到的数据是经过变换的,从而可保护隐私数据。

③ 静态数据脱敏。当大数据平台中的数据导出到其他系统或者导出到测试环境时,可通过数据脱敏算法,在导出时进行数据脱敏,从而可以保证最终导出到测试环境或其他系统中的数据是经过脱敏处理的,即保证敏感数据不泄露。

④ 安全审计。提供数据处理过程中的安全审计功能,审计覆盖到各系统的每个用户,对数据处理过程中的重要用户行为和重要安全事件保留审计日志并进行审计。

6.3.4　建设流程

医院信息化安全建设必须以国家法律法规及行业标准为基本要求,结合医院自身的实际情况,选择适合医院的信息化安全建设模式,持续建设并不断改进。规范建设流程如图 6.16 所示。

1. 建设范围

医院的信息化安全建设,从网络节点上考虑,涉及整个医院网络的业务服务器、移动或固定终端、网络设备、安全设备、医疗设备等。医院的信息化安全建设不仅局限于技术层面,更重要的在于制度及管理层面,一般包括以下三个方面:① 安全评估,包括管理状况评估、网络状态评估、网络设备(含安全设备)评估、主机评估、应用系统评估、业务流程评估。② 安全建设,包括数据中心安全建设、终端安全建设、网络安全建设、容灾备份建设。③ 安全运维,包括事件响应、例行巡检、安全培训、渗透测试、脆弱性检测。

2. 技术选择

技术需求调研包括安全技术评估和安全管理评估 2 项内容。

(1) 安全技术评估。对医院网络进行需求调研,绘制院内网络拓扑图,对医院信息化安全现状进行安全评估。通过观察现场、询问人员、查询资料、检查记录、检查配置、技术测试、渗透攻击等方式进行安全技术方面的评估,准确记录评估结果,判断安全技术的各个方面与评估指标的符合程度,给出判断结论。评估主要包括技术和管理两个方面的内容。安全评估主要从医院网络边界安全、计算环境安全、网络通信安全三个层面进行。安全评估的手段包括但不局限于以下方法:人工配置检查、渗透测试、漏洞扫描、技术访谈、调查问卷。

(2) 安全管理评估。通过查阅文档、抽样调查等方法,对医院在信息安全方面制定规章制度的合理性、适用性等进行评估,主要包括安全管理组织、安全管理策略、安全管理制度、人员安全管理、安全应急响应制度等内容。产品选择过程中要注意适宜的才是最好的,根据医院自身信息化发展阶段和未来规划,选择对应的信息化安全解决方案,满足医疗业务需求。安全产品的选择主要包括常规安全产品选型和特色安全产品选型 2 项内容。常规安全产品选型建议:① 硬件产品优先选择 x86 架构产品,具有应用层处理优势。② 常规安全产品方案应优先考虑同一安全产品品牌,以方便后续安全运维服务和出现安全事件的快速定位。③ 常规安全产品要采用行业内成熟的产品,充分考虑与医院自身业务系统兼容性。特色安全产品选型建议:① 建议在安全方案的选择上充分考虑医院自身信息化发展规划,在采用大数据、物联网、移动互联网等新技术与医院业务结合的方案设计阶段就要考虑安全

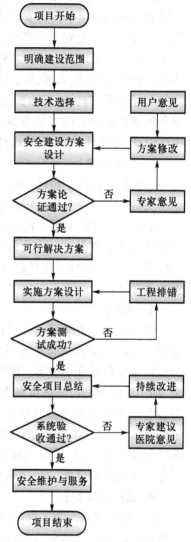

图 6.16　规范建设流程

建设。② 信息化安全建设以业务为核心,优先选择透明安全接入的安全方案。

3. 系统设计

医院信息化安全方案设计要满足国家相关法律法规及卫生行业相关的建设标准,方案重点设计如何围绕安全平台或安全产品与医院信息化业务流程相结合,真正提高医疗业务安全防护能力。医院信息化安全方案要在充分的需求调研的基础上,全面考虑医院网络的运行状况,包括业务系统的处理能力,院内核心网络带宽及出口接入网络的带宽。方案应针对不同的业务系统进行分级保护,随着系统的变更情况决定是否需要对系统进行重新安全评估,务必要结合医院的实际需求,有针对性地提出信息化安全方案。方案中,定制开发的安全产品需要基于医疗业务场景提出相应的安全方案,给出明确的开发规范及应用后的实现效果,同时要考虑产品易用性设计、可靠性设计、运维设计。

4. 系统开发

医院信息化安全建设一般采用成熟的产品,结合医院网络及信息化现状进行设计。安全产品需要具备网络安全产品相关的资质,产品的需求开发、设计、编码、测试等过程应满足 CMMI5 规范的要求。系统部署之前,需要先设计实施应急响应预案,遇到突发故障,根据设计预案进行回退或意外事件处理。安全设备要严格按照部署规范进行上架部署,规范连接线缆,从网络安全性考虑,所有新部署系统的默认口令必须修改,所有系统的口令需要独立设置,不能相同,配置文件必须备份。

5. 系统测试

医院信息化安全建设的目的是为医院信息化环境提供高质量、稳定可靠的应用环境,因此安全方案的质量控制非常重要,相关安全产品在正常部署前要经过严格论证及系统测试,论证和测试主要包括 8 项内容:① 项目的管理质量,即项目管理是否科学、有效。② 项目的时间质量,即工程实施的时间进度是否满足预先安排。③ 项目的设备质量,即项目实施中所采用的所有设备是否满足预期设计目标。④ 项目实施的人员质量,即工程实施的参加人员是否具备足够的技术素质。⑤ 项目实施的工作质量,即工程实施过程中,各具体工作的完成质量。⑥ 项目实施的文档质量,即工程实施的文档是否完整、规范。⑦ 项目实施的培训质量,即项目培训质量是否达到预期效果。⑧ 工程实施的服务质量,即工程实施中售后服务与技术支持的质量。

6. 试运行和交付

(1) 安全培训。为了保障系统正式顺利上线运行,以及医院日常安全运维,对于安全产品,必须由产品原厂提供全面、完成的产品培训,提供完整的培训计划,包括培训目标、培训方式、培训手段、培训机构、培训课程、培训地点等,培训讲师必须由原厂工程师担任。

(2) 安全服务保障。安全方案涉及的安全厂商需提供 7×24 小时支持服务,以书面方式保证对所有硬件设备所需的配件提供质保,以及至少能够使用 3 年的备件和技术支持。

7. 运维保障

运维保障主要包括基本安全运维和高级安全运维 2 项目内容。

(1) 基本安全运维,主要包括:① 事件响应,包括安全设备(硬件)物理故障、策略故障的处理;安全系统(软件)的物理故障、策略故障处理;客户端病毒故障的处理;安全事件处理及响应;故障知识库的建立更新。确保客户日常办公系统、业务系统的持续运行能力,并建立故障处理流程,规范故障处理工作。② 安全设备系统升级,主要针对医院网络结构内的安全设备、安全系统的补丁库、特征库、病毒库、版本进行手动升级,确保医院安全设备、系统的有效性,并建立系统升级流程,规范系统升级工作。同时,可以针对医院的需求,对院内办公计算机操作系统的补丁,通过软件系统进行定期升级。③ 策略管理。策略管理主要针对医院网络结构内的安全设备、安全系统的策略配置进行指定、定期完善,确保医院安全设备、系统的有效性以及策略的针对性,并建立策略变更流程,规范策略管理工作。④ 安全监控。安全监控主要针对医院网络结构内的安全防护系统与安全审计系统的事件日志进行实时监控。凭借技术人员的安全经验,第一时间发现客户网络内的攻击事件并进行处理,确保客户业务系统的持续运行能力,并建立安全监控手册,规范安全监控工作。⑤ 漏洞扫描,针对医院的重要业务服务器、应用系统进行定期漏洞扫描,及时发现最新的安全漏洞,并出具详细的漏洞扫描报告及建议。针对漏洞实施安全加固,协助开发人员进行整改,保障客户业务系统的安全防御强度。⑥ 例行巡检。安全巡检主要针对医院机房巡检、医疗应用巡检、安全设备状态巡检。机房的温、湿度指标为GB50174机房设计规范中规定的温、湿度指标;医疗应用巡检主要是通过人工对医院信息中心负责维护的指定医疗业务系统的正常工作状况进行检查;安全设备状态巡检主要针对院内指定的安全设备的运行状况、CUP、内存使用率、磁盘使用率进行检查,确保医院整体机房环境、医疗业务、安全设备处于正常运行状况,并建立安全巡检手册,安全巡检记录单,规范安全巡检工作。

(2) 高级安全运维,主要包括:① 渗透测试。渗透测试主要针对业务检测工作和医院需求进行医疗业务系统渗透测试。通过聘请专业渗透测试技术人员,对医疗业务系统进行漏洞发现与验证,主要目的为了验证医疗业务系统的安全度。② 安全加固。针对医院确认的加固范围及安全评估中发现的漏洞进行设备安全加固。安全加固可以保障医院网络范围内的威胁、漏洞得到有效修复,提高安全防御度。③ 安全培训。安全培训主要为提高医院技术人员的技术能力,提升安全防护意识,加强信息安全防护能力。④ 安全通告。收集最新病毒信息、安全威胁,通过提前预防的方式做好防护工作。⑤ 网站检测。针对医院的重要网站和应用系统进行网站挂马检测、网站漏洞检测和网站内容关键字过滤,从而提高医院网站的安全防御强度。⑥ 应急响应。针对运维工作中出现的突发紧急事件(病毒爆发、严重攻击、信息外泄、网络入侵),迅速响应,有效处理,并规范相应的应急预案、应急演练及应急处理流程。同时,协助医院进行其他应急预案的检查和应急演练的配合工作。⑦ 脆弱性检测。针对医院的物理环境脆弱性、网络结构和操作系统脆弱性、数据库脆弱性、应用系统中间件脆弱性等,细致检查医院网络内存在的脆弱点并出具详细的检测报告,让医院了解自身的安全隐患,并提出相应的有效解决办法,及时修复安全隐患。

6.3.5　建设关键点

1. 核心业务系统数据安全

医院信息系统是一个庞大而复杂的现代化信息管理系统,包含财务、人事、住院、门诊、挂号、医技、收费、分诊、药品管理等多个子系统。随着医院内部业务流程的不断梳理和整合,以及卫生信息化的内涵与外延不断扩张,医院信息系统与社保、医保、银行系统的业务及数据交互越来越频繁。核心业务系统数据的安全风险主要包括两个方面:一是在对大数据集中存储的过程中,由于安全防护不到位,攻击者利用数据挖掘和分析技术进行攻击,从而窃取或破坏数据;二是所采集的数据量巨大,甚至涉及敏感数据、个人隐私数据,一旦数据安全出现问题,将直接影响医院的公信力和权威性,从而产生巨大的数据泄露风险。

数据安全防护建设需要构建由数据安全组织管理、制度规程、技术手段"三驾马车"组成的覆盖全面的安全防护体系,形成数据安全防护的闭环管理链条。构建全面的数据安全防护体系,包括数据防泄露系统、数据库防火墙、数据隔离系统、文档安全管理系统等数据防护系统,具体功能包括:数据备份与恢复、应用容灾、备用基础设施、备用网络、敏数据防泄露等。

2. 医院信息安全态势感知

医院信息安全态势感知是综合利用网络管理、终端管理、日志管理、风险管理、审计等安全功能,采取多种技术手段和安全管理规范,对医院信息系统的网络设备、安全设备、操作系统、应用系统等资源实现实时安全检测与趋势分析,具体功能包括:安全事件检测、状态信息检测、运维检测、脆弱性检测、互联网行为检测、流量监测等。构建全面的安全监测预警体系,包括安全监测系统、针对APP的威胁防护系统、风险探知系统、态势感知系统。同时,为了支撑安全运维,有必要建立安全运维监控中心,在原有运维的基础上,进行安全监控中心环节优化,扩大安全监控管理的范围,并在原有基础上加强安全监控的范围和深度,并持续完善监控运维管理体系。

3. 管理与技术的协同选择

安全管理与技术的关系也是信息安全体系中的基本关系之一。在信息安全体系中,安全管理和安全技术是不可分割的统一体,是一个事物的两个方面。管理离不开技术,技术离不开管理,两者紧密相连、相互渗透、互为补充。在信息安全工作中,我们要坚持管理和技术并重,做到管理手段和技术手段相结合,也就是在加强管理的前提下,采用先进的安全技术,在提升技术的基础上强化管理。信息安全问题的解决需要技术手段,但也不能单纯依赖技术。信息化的过程其实是人与技术相互融合的过程,如何使管理与技术相得益彰十分重要。在这方面,我们要同时注意防止和克服"重管理、轻技术"和"单纯技术观点"两种倾向,既要高度重视信息安全技术的重要作用,又要避免陷入唯技术论的怪圈。从理论上看,不存在绝对安全的技术;技术固然重要,但管理更不容忽视。虽然"三分技术,七分管理"的说法不一定准确,但从另一个角度说明了安全管理工作的重要性。因此,我们应以业务为主导,从全局的高度部署安全策略,采用先进技术,加强安全管理,把采取安全技术手段与加强日常管理和健全体制机制紧密结合起来,坚持一手抓安全技术开发,一手抓安全规章制度的建立与完善,提高医院网络信息系统的安全性和可靠性。

6.4 医院信息安全案例

6.4.1 应用安全案例

1. 某医院建立内网桌面安全管理系统,保障内网安全

(1) 案例描述:某医院为方便患者获取信息,建立了医院公网,同时为内部共享数据建立了医院内网,两个网络通过物理隔离的方法各自运行业务程序,互相之间没有数据来往。随着业

务的发展,经常有内部人员需要拷贝数据,由于内网与公网是物理隔离的,需要使用移动存储设备进行数据交互,这也带来了一些隐患,如感染病毒、泄露数据等。为了医院信息数据的安全,该医院为内部电脑安装桌面管理系统,通过访问控制技术有效阻止数据外泄,保障医院网络不受外来的入侵。

(2) 分析与处置:为了保障医院数据不被泄露,内部网络计算机正常运行,需要对内网的所有设备进行统一管理,设定访问控制策略。① 通过配备桌面安全管理系统,统一设置内网安全策略,禁止非授权设备接入内网,同时对内网实时监控分析,保障内网设备的可靠性与数据的安全性。② 需要进行数据交换时,必须获得授权,并且在日志系统中详细记录,同时对接入设备扫描查毒。③ 对于接入内网的电脑,登记使用者和 MAC 地址。如果是非授权设备,应拒绝提供网络服务。

(3) 总结建议:使用桌面安全管理软件集中管理内网设备,对于敏感操作,必须获得授权才能进行,同时记录详细操作,保证能够在发生安全事件的时候回溯,保证医院数据不外泄。

2. 某医院构建防统计系统,防止非法统计

(1) 案例描述:某医院为制止非法商业统计行为,加强了医院信息系统的统计功能,对计算机网络信息严格授权、加密,控制终端信息的采集范围,并制定了相关规章制度。当需要进行正常的统计时,必须向医院相关部门申报,经批准后方可由信息部门进行统计。

(2) 分析与处置:许多统计案件都是雇佣的黑客非法入侵医院核心网络,获取医院数据库信息,通过黑客程序远程连接到 HIS 数据库服务器,窃取统计数据。为此,应搭建防统计系统,通过严格的访问控制,为每个用户设置对应的权限,同时把所有的操作行为记录在系统日志当中,每天检查日志系统的完备性。一旦发现有违规行为,立即通知管理员,同时进行屏幕报警:① 搭建防统计服务器,安装防统计软件,记录医院每个员工的操作行为,实时分析判断统计行为。② 将医院每个电脑的 IP 地址和 MAC 地址,以及使用人进行绑定记录,将这些数据导入到防统计软件中。一旦发现非法统计行为,及时记录,对进行商业统计行为的个人追究责任。③ 设置报警功能,一旦发现商业统计行为,立即发送短信报警,通知系统管理员。

(3) 总结建议:所谓"三分技术,七分管理",防统计要从管理、技术并重的角度落实,仅仅依靠技术是远远不够的,尤其在医院实施信息化管理的今天,统计的途径越来越多,药房、科室、信息中心的任何一个能够进入信息系统的终端都有可能成为统计的途径。因此,要加强制度建设、职工的警示教育,保证统计工作严格按照流程规范执行。

3. 某医院计费系统漏洞导致漏费

(1) 事件描述:某医院信息系统是由信息中心团队自主研发的,由于信息中心的工作人员并非专业软件开发人员,在安全意识方面有所欠缺,近日医院复查资金流水的时候,发现账目对不上,紧急联系专业网络安全公司,配合工程师进行排查,发现计费系统存在漏洞,被黑客入侵攻击,远程操纵导致相当一部分费用没有收取,漏费严重。

(2) 原因分析:出现这类问题的根本原因在于开发计费系统的团队缺乏专业经验,设计出来的软件仅能满足正常需求,但是没有经受完整的测试,当有黑客试探攻击时,就暴露出严重的漏洞。除此之外,由于医院没有配备安全审计系统,导致此类事件发生后没有第一时间发现,损失严重。如果配备了安全审计系统,并做好定期审计的工作,就可以在发生类似事件的时候第一时间发现并制止。

(3) 解决方案: 配合专业软件开发公司, 对现有系统源代码进行仔细排查, 重新设计, 消除设计缺陷和漏洞, 并在系统正式上线前进行严格的测试, 确保没有安全隐患。在医院内部, 核心业务网络应安装安全审计系统, 实时监控核心业务的操作, 并完整记录操作人的 IP 地址、MAC 地址、用户名、时间、操作内容, 上报统一分析平台实时分析。一旦发现违规操作, 立即制止并报警, 通知管理员及时处理。

(4) 总结建议: 对医院核心业务系统的设计一定要慎重, 稳定安全是第一要素, 要遵循软件开发的流程, 千万不能因为正常使用没有问题就不做测试。只有经历过完整的白盒测试、黑盒测试, 确保没有潜在漏洞的系统才能投入使用, 同时还要配备安全审计系统, 记录所有关键操作, 方便事后进行追查, 挽回损失。

6.4.2 主机安全案例

1. 某医院 RAID5 阵列故障引发数据丢失

(1) 事件描述: 某医院服务器、网络设备重启后出现了数据中一个做好的 RAID5 阵列错误。原本这是由三块硬盘组建的 RAID5 阵列, 其中一块硬盘在两天前亮出黄灯, 管理员已经做出报告并成功更换新硬盘。系统关机后, 磁盘交由专业人员数据恢复, 发现三块磁盘中, 有两块已经损坏。

(2) 原因分析: 三块硬盘组建的 RAID5 阵列中, 两块硬盘同时出现问题导致阵列异常, 而这个阵列正是我们存储数据库的存储阵列。正是这个原因导致了服务器链接不到数据库文件。重新上线后的 RAID5 阵列中, 一块新硬盘无问题, 另外一块是强制上线的老硬盘, 此硬盘极有可能存在问题。这个原因导致了后续在数据备份过程中出现的 RAID5 阵列再次丢失。两块硬盘中只有一块能用, 另外两块硬盘均是盘体出现问题和物理损伤, 这可能与突然断电有关。当硬盘处于读写状态时突然断电, 极易造成硬盘马达、盘体的损坏。此外, 这个故障也可能与多次重启存储服务器并强制上线硬盘做 RAID5 阵列有关, 可能在后续做 RAID5 阵列强制上线时, 硬盘出现了更为严重的伤害, 最终导致了硬盘彻底损坏。

(3) 解决方案: 本次数据丢失的原因较多, 主要是主机能力不强, 一些设备老化。机房的 UPS 电源出现问题, 内置电池需要更换, 并且需要重新对现有机房配置进行估计, 重新配置 UPS, 将 UPS 规模做到适合机房而又不造成浪费。

(4) 总结建议: ① 不可将所有希望都寄托在 RAID 存储方案上, 在单台服务器上, 即便采用了 RAID 存储模式, 也相当于是 "将所有的鸡蛋放在一个篮子里"。进行数据备份, 尤其是异地备份的重要性不可忽视。② 系统管理员需要提高警惕、增强业务的熟练程度。平时遇到的小故障重启可能会解决, 一旦重启无法解决, 或许就是大故障, 可能导致大损失。③ 在发现小故障时不可忽视, 需要由点及面, 分析出现小故障的原因, 而不是简单重启解决后就忽略, 不可存在侥幸心理, 以免故障扩大到难以挽回的程度。

2. 某医院信息中心没有相应的 ACL 策略, 导致数据外泄

(1) 事件描述: 某日, 网上某论坛公布某医院的网站数据, 给医院造成了极大的负面影响。医院及时启动应急预案, 查找数据泄露源头。经比对排查发现, 医院外网网站中备份文件泄露。该网站为患者预约挂号网站, 近期正处于改版中。此次数据泄露的是上一个老旧版本中的备份文件。最后, 工作人员制定相关的策略, 阻止访客通过网络下载服务器上的备份文件, 并将站点

进行了清理,消除了安全隐患。

(2) 原因分析:工作人员在改版网站时,将原站点文件进行了备份,备份文件中包括网站服务器数据库用户名、密码等记录文件,以及网站后台使用说明、用户数据库等。黑客通过扫描医院网站发现了该备份文件,因为医院信息中心没有相应的 ACL 策略,导致该备份文件被顺利下载。

(3) 解决方案:通过在网络上制定相关 ACL 策略,可有效阻止来自外网的访客对网站服务器进行扫描;增加黑名单,将不需要通过网络访问的系统下线或者隐藏;将站点进行清理,安装防护软件。

(4) 总结建议:医院网站作为医院对公众服务的窗口,非常重要。因为网站中往往会包含一些用户信息,故而成为一些黑客攻击的对象。如此重要的系统,应当采用严格的管控措施预防信息泄漏,而在网络路由中使用 ACL 策略,直接在数据报文级别将一些敏感信息进行屏蔽是不错的选择。

3. 医院内网 IP 地址冲突,导致网关无法访问

(1) 事件描述:某日,某医院信息管理中心的网络工程师在日常巡检中发现,医院内网有一台网络设备非法接入,其所配置的 IP 地址与某网关 IP 地址相冲突,导致网关无法正常提供路由服务,致使此网段设备无法访问外部专线网络。

(2) 原因分析:信息中心网络工程师分析的思路如下:① 冲突网段网关 IP 地址被抢占,不能正常访问,说明网关 IP 地址所对应的 MAC 地址是非法接入 MAC;② 通过非法接入设备的 MAC 地址找到其所连接的交换机端口,然后关闭该端口就以可解决问题。

(3) 解决方案:信息中心的网络工程师按照以上思路逐步分析验证,步骤如下:① 远程登录到每台接入交换机,在 ARP 表中查出该网关 IP 地址对应的 MAC 地址(现在是非法设备的),使用查看命令 "show ip arp" 查看网关 IP 地址;② 通过 MAC 地址表查出核心交换机连接的端口(使用查看命令 "show mac address");③ 查出该接入交换机的管理地址(使用查看命令 "show cdp neighbor ineterface eth slot/port detail");④ 远程连接到该接入交换机,查找非法 MAC 地址对应的接口(使用查看命令 "show mac address");⑤ 查到接口后,关闭该接口(使用命令 "shut down");⑥ 重启网关,网络恢复正常。

(4) 总结建议:信息中心的管理人员在划分网段时,不要将路由器、服务器、交换机、存储器等提供服务的关键设备与 PC 划分在同一个网段。在进行网络地址管理时,务必要做好 VLAN 划分,以减少网络故障。为了网络稳定,网络管理人员可以对 IP 地址与 MAC 地址进行绑定,以防 IP 地址再次发生冲突。

6.4.3 网络安全案例

1. 某医院门户网站遭受 DDoS 攻击导致系统瘫痪

(1) 事件描述:某医院为了方便向外界公布信息,建有官方网站。某日,该网站首页无法打开,发现网页服务器的 CPU 占用率高达 99%,内存使用已满,查看服务器日志后发现大量的 SYN 链接。

(2) 原因分析:在网页服务器的日志里发现大量的 SYN 链接,而服务器硬件没有故障,网页无法打开,很有可能是受到了 SYN-Flood 的分布式拒绝服务(DDoS)攻击。分布式拒绝服务攻击指借助于客户端／服务器技术,将多个计算机联合起来作为攻击平台,对一个或多个目标发动 DDoS 攻击,从而成倍地提高拒绝服务攻击的威力。

(3) 解决方案:首先重启服务器,保证网站的正常运行,对外继续提供服务,然后查看服务器日志,编写简单脚本,拒绝对恶意攻击的 IP 提供服务。尽可能对系统加载最新补丁,并采取有效的合规性配置,降低漏洞利用风险;采取合适的安全域划分,配置防火墙。采用分布式组网、负载均衡、提升系统容量等可靠性措施,增强总体服务能力。

(4) 总结建议:医院的网站是医院向社会发出声音的重要工具。在网络时代具有重要意义,因此要特别注意网站服务器的安全。对于 DDoS 攻击,除了做好上述几点外,最好还采用集群化布置模式,提高网站的可靠性。

2. 某医院未部署漏洞检测系统,导致网站被黑客入侵

(1) 事件描述:某医院接到国家漏洞中心通报,其网站已被黑客入侵,导致很多浏览医院网站的电脑中了木马病毒。医院信息中心立刻开始对网站服务器进行排查,在网站程序目录下发现很多 WebShell,还有很多不同种类的木马,检查服务器日志的时候,发现很多管理员账号。

(2) 原因分析:简单来说,WebShell 就是一个 ASP 或 PHP 木马后门。攻击者在入侵网站后,常常会将这些木马后门文件放置在 Web 服务器的站点目录中,与正常的页面文件混在一起。然后,攻击者就可以基于 Web 方式,通过 ASP 或 PHP 木马后门控制 Web 服务器,执行任意程序命令。由于与被控制的 Web 服务器交换的数据都是通过 80 端口传递的,因此,WehShell 不会被其他网络安全设备拦截。同时,使用 WebShell 一般不会在系统日志中留下记录,只会在网站日志中留下一些数据提交记录,没有经验的管理员很难看出入侵痕迹。网页植入木马的方式非常多:将木马伪装为网页元素,被浏览器自动下载到本地;利用脚本运行漏洞下载木马;利用脚本运行的漏洞释放隐含在网页脚本中的木马;将木马伪装为缺失的组件或和缺失的组件捆绑在一起(例如:flash 播放插件)、下载的组件被浏览器自动执行;通过脚本运行调用某些 com 组件,利用其漏洞下载木马。

(3) 解决方案:对已经被入侵的服务器进行彻底排查,删除服务器上的木马和 WebShell,更改服务器管理员密码。建设网页安全防护体系,尤其对上传的文件要严格检查,拒绝上传可执行脚本文件,对输入的内容也要仔细过滤,防止发生 xss 跨站攻击。将 Web 服务器的错误页面提示信息替换为标准、通用的错误提示信息,防止 Web 服务器系统核心问题泄露。

(4) 总结建议:小型医院的网站维护力量弱,很容易被黑客攻击,一定要做好服务器的信息安全工作,建设安全防护体系,严格按照规章制度执行,定期检查日志,保障网站的安全稳定运行。

3. 某医院未定时查看日志,导致 HIS 系统服务器遭遇 SQL 注入攻击

(1) 事件描述:某医院管理人员在对服务器日志进行日常检查时,发现 HIS 系统的数据库被黑客使用 SQL 注入攻击,内部数据被泄露。

(2) 原因分析:SQL 注入攻击利用 Web 应用程序不对输入数据进行检查过滤的缺陷,将恶意的 SQL 命令注入后台数据库引擎执行,达到偷取数据甚至控制数据库服务器的目的。xss 攻击指恶意攻击者向 Web 页面插入恶意的 HTML 代码,当受害者浏览该 Web 页面时,嵌入其中的 HTML 代码会被受害者的 Web 客户端执行。正是由于 SQL 注入和 xss 攻击所利用的并不是通用漏洞,而是每个页面自己的缺陷,所以变种和变形攻击数量非常多。

（3）解决方案：修改核心数据库密码，给数据库系统修补漏洞，同时检查网页程序源代码中是否存在明显的缺陷，检查网站中是否存在木马、病毒。在构造动态 SQL 语句时，一定要使用类安全（type-safe）的参数加码机制。大多数的数据 API，包括 ADO 和 ADO.NET，允许指定参数的确切类型（例如，字符串、整数、日期等），来避免被黑客利用。为网站安装防注入程序，避免黑客手工探测注入点。

（4）总结建议：SQL 注入是从正常的 http 端口访问，而且表面看起来跟一般的 Web 页面访问没什么区别，所以防火墙一般不会对 SQL 注入发出警报。如果管理员没有查看日志的习惯，可能被入侵很长时间都不会发觉。因此，除了安装防注入程序，配备数据防火墙外，还应当养成定时查看日志的习惯，在安全事件发生的第一时间响应处理。

6.4.4　大数据安全案例

1. 事件描述

2012 年，某城市发生多家医院信息系统遭黑客侵入，大量的医药数据外泄。不法分子王某精通计算机编程，带着相关设备来到医院后，找到医院用于查询的公用电脑、悄悄拔下网线，连到自己携带的路由器上，然后使用自己的电脑接入医院内网，启动黑客程序，侵入医院的计算机系统，获得加密数据后，再进行解密、出售给买家。

不法分子获取医院的大数据后，通过数据分析得出医院内每个科室、每个医生的用药习惯和数量等情况，医药公司或医药代表就可以根据这些数据，有针对性地去医院推销药品。黑客团伙从中嗅到了“商机”，借助黑客程序侵入医院的计算机信息系统，窃取医院各个科室的医药信息，得手后高价卖出，非法获利。

2. 原因分析

在高额利益的驱使下，不法分子窃取医院数据的问题已不容忽视。总结不法分子的手段，无外乎以下三种：

（1）利用 HIS 等医疗系统的 Web 漏洞入侵数据库；

（2）利用数据库漏洞直接入侵数据库；

（3）入侵数据库服务器主机，直接窃取数据库文件、备份文件等。

总的来说，当前部分省市医院普遍采取了相关的安全措施，但仍面临一些致命缺陷：

（1）事后分析，无法主动阻止内部人员非法行为的发生。审计软件一般在很专注地担当记录摄像头的职责，却基本上没有“哨兵”的功能，即当明显的非法获取数据行为发生时，没有任何智能拦截作用；

（2）难以准确地定位非法获取数据的具体操作人员，因此无法辨别非法获取数据和正常获取数据，不能起到震慑的作用；

（3）在实际运行中，由于普通数据库审计软件无法进行深度智能的、有针对性的审计和记录，因此会出现日志量太大等问题，严重影响工作效率和实际效果；

（4）可以伪造 IP 和用户名，只能审计而不能拦截，无法阻止来自外部黑客的攻击和存储层的数据泄密。针对这些漏洞，可以通过事前的堡垒机集中账号和访问通道管控，事中的单点登录、统一授权和访问控制，事后的数据走向与行为审计等方法弥补，这样就具备在服务器及后台数据库的核心设备层面的数据保护、智能拦截和行为审计功能,能够有效地防止和精确审计医院系统内外的非法数据获取。

3. 总结建议

大数据在云计算的开放环境下面临更多的风险,开放的数据处理平台是获得数据的便利途径,而最终目的是挖掘大数据中的隐含价值。医疗信息化系统中蕴含着各类海量数据,存储着患者的疾病诊断、高价值耗材、治疗方案、检查检验结果、患者信息等敏感信息,一旦这些数据被泄漏或被非法修改破坏,将对医疗行业和社会造成严重的影响,这也正是近几年来导致非法"统方"事件频繁发生的源头。大数据更容易吸引黑客,一旦遭受攻击,失窃的数据量非常大。面对可能的安全威胁,必须建立一套有效的数据安全审计体系,加强对数据库信息的监管力度,有效管理并尽量降低信息安全风险。

本章小结

在医院安全保护环境的基础上,通过安全策略模型和强制访问控制,以及增强系统的审计机制,医院信息系统具有在统一安全策略管控下,保护敏感资源的能力。

医院通过满足物理安全、网络安全、主机安全、应用安全、数据安全五个方面的基本技术要求进行技术体系建设;通过满足安全管理制度、安全管理机构、人员安全管理、系统建设管理、系统运维管理五个方面的基本管理要求进行管理体系建设,医院信息系统的等级保护建设方案最终既可以满足等级保护的相关要求,又能够全方面提供业务服务,形成立体、纵深的安全保障防御体系,保证信息系统整体的安全保护能力。

随着云技术在医疗行业的不断深入,打造适合医院发展的那朵"安全云"尤为关键。上"云"给医院管理带来很多好处,但也要将医院各方面的资源进行协同,真正实现"安全云"落地。现在我们已经将"云"落地,下一步就是不断地发现问题、解决问题,最终让医疗云技术在"云端"实现自由翱翔。

第7章 电子病历

本章从电子病历的发展概述、政策环境、信息化结构化、系统架构等多个方面介绍电子病历的概念、相关技术和应用。

7.1 电子病历行业发展概述

7.1.1 电子病历的定义及分类

1. 电子病历行业的定义

电子病历（electronic medical record, EMR）也叫计算机化的病案系统或基于计算机的病人记录（computer-based patient record, CPR）。它是用电子设备（计算机、健康卡等）保存、管理、传输和重现的数字化的医疗记录，用以取代手写纸张病历。EMR 的内容包括纸张病历的所有信息。美国国立医学研究所将 EMR 定义为：EMR 是基于一个特定系统的电子化病人记录，该系统提供用户访问完整准确的数据、警示、提示和临床决策支持系统的能力。

病历是病人在医院诊断治疗全过程的原始记录，它包含有首页、病程记录、检查检验结果、医嘱、手术记录、护理记录等。电子病历不仅指静态的病历信息，还包括医院提供的相关服务。EMR 是以电子化方式管理的有关个人终生健康状态和医疗保健行为的信息，涉及病人信息的采集、存储、传输、处理和利用的所有过程信息。

电子病历是随着医院计算机管理网络化、信息存储介质——光盘和 IC 卡等的应用及 Internet 的全球化而产生的。电子病历是信息技术和网络技术在医疗领域的必然产物，是医院病历现代化管理的必然趋势，其在临床的初步应用极大地提高了医院的工作效率和医疗质量，但这还仅仅是电子病历应用的起步阶段。

电子病历的现实概念是发展变化的，或者说电子病历有许多现实版本。目前，广为接受的电子病历的定义由美国医学研究所（IOM）于 1991 年提出，其译文为："电子病历存在于一个特殊的系统中，借助这个系统，电子病历可以支持使用者获得完整、准确的资料；提示和警示医疗人员；支持各种医疗决策支持系统；连接医疗知识源以及获得其他帮助"。

这个定义提到一个概念，叫作电子病历系统。传统病历需要医护人员借助纸张、油墨记录信息，通过一组专业人员手工加工、整理、保管病案。一份病案通常是一叠记有信息的纸。电子病历需要借助计算机设备转变成可交互的信息形式，结合数据采集、记录、加工、存储、管理、传送等工作完成电子病历功能。这些工作是通过一套计算机系统来完成的，这个系统就是电子病历系统。由于比起"系统"的概念,医护人员更关心病历的内容,而且愿意具体化、形象化,所以通常模糊使用电子病历系统的概念,不管是"系统"还是电子病历本身,都笼统称为电子病历。

2. 电子病历行业的种类

随着经济的不断发展和科技水平的不断提高,电子病历在不同时期存在不同种类,具体如下:

(1) 电脑录入纯文本的电子病历:医生不需要在病历本上书写病历,而改为用电脑录入病历,然后打印出病历单,手写签名后交给病人保留。这种电子病历的主要优点:彻底解决了"天书病历"的问题。这种电子病历存在的问题:医生打字的速度参差不齐,对于打字快的医生,可以提高看病速度;反之,将降低看病效率。在出现医疗纠纷时,病人常常会质疑医院病历的真实性。

(2) 电脑录入结构化的电子病历:医生的操作流程基本同上,增加了动态可编辑的结构化病历模板,多数情况下可通过鼠标操作即可完成病历的录入。这种电子病历的主要优点:大大减轻了医生录入病历的工作量,方便数据的查询与统计。这种电子病历存在的问题:能否用结构化的病历模板自然地描述复杂多变的病情,要在实践中进一步验证;在出现医疗纠纷时,病人常常会质疑医院病历的真实性。

(3) 医用手写板写入电脑的手写电子病历:医生在病历本上写病历的同时,手写病历电脑原样自动储存。这种电子病历的主要优点:不改变医生的工作习惯和流程,增加了对手写电子病历质量的监督,有效地改善了"天书病历"的问题;便于医疗纠纷的举证。这种电子病历存在的问题:病案管理人员需要对手写电子病历进行事后的人工录入或全文汉字识别与校对,才能得到结构化的电子病历。

(4) HIS 系统(hospital information system)即医院信息系统。美国该领域的著名教授莫里斯·科伦(Morris.Collen)曾作如下定义:HIS 系统利用电子计算机和通信设备为医院所属各部门提供对病人诊疗信息和行政管理信息的收集、存储、处理、提取及数据交换的能力,并满足所有授权用户的功能需求。发达国家医院信息系统的开发已有 30 多年的历史,至今有了长足的进步。美国是全世界医卫信息系统研发和应用的领跑者,有许多举世公认的成功的系统在医院有效地运转着,像盐湖城 LDS 医院的 HELP 系统,麻省总医院的 COSTAR 系统,退伍军人管理局的 DHCP 系统。经过近 20 年的发展,我国的医院信息系统已初具规模,许多医院相继建立起医院范围的信息系统。以汇源医院管理信息系统为代表的 HIS 系统为我国电子病历的研究和应用奠定了坚实的基础。原卫生部监制的金卫卡将向全社会推出,可保存持卡人终生的医疗保健信息,持卡人可以通过计算机网络直接与银行、医疗保险中心和保险机构联网,使医疗活动变得简单、方便、快捷。中国人民解放军总医院开展了 EMR 的研究和应用,这仅仅是 EMR 研究及应用的起步,相关的研究内容将会随着 EMR 的发展而深入。

(5) 电子病历系统。电子病历系统是供电子病历依附存在的一种计算机系统,电子病历是电子病历系统的功能形式或功能统称。电子病历系统并不是具体的业务系统,应当定义为一个管理平台,主要负责病历信息(文字的、图像的、影像的、声音的等)的匹配、合并、归档、借阅、交换等管理。电子病历系统与传统的 HIS 系统是不同的。从电子病历的角度看,病人信息是完整的、集成的;而从传统的 HIS 系统的每个子系统来看,病人信息是局部的、离散的,相互之间信息有冗余、有遗漏,它们往往没有按照一个统一的原则进行设计和管理。在内容上,二者有不同的侧重和要求。比如:以统计和检索为目的的病案首页管理对病人的诊断只要录入保存 ICD 码即可,而从电子病历的角度则必须要完整地保留医生的诊断描述,诊断描述与ICD分类码不能相互取代。电子病历强调病人信息的原始性和完整性。

3. 电子病历行业的特性

引入电子病历的概念后,目前正在使用的纸病案一般被称作传统病历,电子病历相对于传统病历的特性如下:

(1) 主动性。传统病历是被动的、静态的、孤立的,电子病历是主动的、动态的、关联的。传统病历完全不具有电子病历的动态功能,即没有主动性和智能,不能关联相关知识。纸质病历可以被阅读,也可补充新内容,但内容与内容之间无法建立有机联系,病历内容与患者的实际状态完全脱节,病历内容与其相关知识没有连接,病历只能完成顺序不变的记载作用。电子病历的革命性在于其储存的信息不再是孤立的、静态的,而是关联的、动态的,不再仅是块状信息,而是知识的集合。新补充的信息会与已存在的所有信息建立必要的联系,变换结构,根据现有的知识、规律、规则、先例,对患者的状态进行综合分析判断,主动提示相关医生或病人;提出检查、治疗计划等。例如:一个管理肾透析的电子病历系统,可以记载患者的全部相关生理指标及既往全部透析情况等资料,这些资料在进入系统时已经被加工整理,当某位患者完成一次透析治疗后,系统会根据仪器的即刻检测和医生输入的新检查结果,综合既往情况立即提出一套详细的下一阶段治疗计划或相关建议,包括是否需要增加检查项目,是否需要辅助用药,用药的计量等。医生参考系统提供的方案给出自己的方案后,电子病历系统会根据其存储的知识进行判断,如果发现有矛盾或不符合一般规律或违反特殊原则之处则提醒医生。医生可以询问有哪些矛盾,其原理及文献如何。如果医生坚持自己的方案,并最终证明方案有效,则电子病历系统将学习这一方案,并作为先例保存。由此例可见,传统病历的记录功能在电子病历中只是诸多功能的一个方面。

(2) 完整和准确。传统病历无法保证数据完整,电子病历则可以保证完整、准确、及时地获得信息资料。传统病历的这种缺陷源自诸多方面。

第一,检查、治疗、监护等技术的发展,甚至于包括管理技术的发展都在否定传统病历。按照病案管理的初衷,所有患者的相关资料最后都应集中到病案中进行统一保管。X射线片最先脱离病案而单独管理,病理切片、涂片更是从来没有归入病案,CT、B超、核磁共振等各种成像造影检查,以及手术监护、透析治疗、康复治疗等种种检查获得的大量的信息均被保存在病案之外,进入病案的只是简短的报告或是部分简略的影像资料,有的除了医嘱和病程日志外,其他具体资料都没有留到病案中,这些信息资料被分散保管在各专业部门或被丢弃。

另一方面,由于传统病历纸介质条件的限制,有些资料,如多普勒超声录像,希望与病案一同保管,也是不可能的。信息系统投入使用后,医嘱等信息被存入计算机,尽管仍有打印页装订到病案中,但查看纸面信息的人越来越少。综合上述情况,从总体趋势上不难看出,通过病案保管的患者信息占患者总信息的比例正在迅速变小,在不久的未来,纸病历必然会失去其存在意义。

第二,交通的发展使人们的地域观念减弱。医疗体制改革使患者可以选择多家医院就诊。采用纸病历,任何一家医院想全面得到其他医院关于某个病人的病历资料都是十分困难的。这种困难不仅限于形式,更在于医院的检查结果、习惯用语、质控标准等,其他医院的医生基本上无从获知。

电子病历可以全面管理各种信息资料,可以集中管理,也可以分散管理并在理论上收集完整的管理资料。例如,一位患者做CT检查,他在做检查时,放射科的医生可以即刻看到影像,主管医生可以通过电子病历系统在病房同时观看,但此时由于放射科医生尚未给出诊断报告,相关影像资料主要保管在放射科。当做出诊断后,相关资料通过计算机网络自动传入电子病案室永久保存,此时,主管医生能体会的只是内容的不同,具体资料位于何处,不需要也不必关心。不同医院的电子病历可以通过网络和必要的协议、标准在医院之间完成数据传输交换,医生则可得到全面的资料,同样不必关心病历的保存位置。

(3) 知识关联。传统病历无法得到必要的释义,无法进行知识关联。所谓释义,就是解释含义。对于病案,释义包括两方面的内容。

一是不同医院不同医生或工作人员使用的术语或检查仪器记录的信息,其实际含义需要解释,以使不同的人能够正确获知其准确含义。例如,一家医院的病案在另一家医院中被阅读时就需要做必要的释义。患者或保险公司人员等非医疗人员阅读病历更需要随时释义。

二是专业、资历或新进展造成出现生疏术语或新概念、新的检查、新治疗项目、新药等,需要解释说明理论根据、含义、正常值、适应症等。释义功能需要借助人工智能技术,特别是知识工程来完成。知识关联对于医学实习生、进修医生及低年资的医生具有重要意义。知识关联也利于解决由于专科细化造成的病历阅读困难,利于低级别医院的医生共享高级别医院的病历资料。这类功能通过纸病案完全无法实现。

(4) 及时获取。传统病历不能保证及时被获取,且不能共享。除了前述由于病案属于不同的医院而造成取用不便外,同一家医院内部也会由于病历正被借用、尚未归档、丢失等原因造成病历不能及时到位。采用电子病历可以彻底改变这一局面。一位患者的病历不仅可以多人同时获取,而且可以被异地的不同医院获取。如果接入无线网,则医生可以在任何时候获取病历。

以上介绍了理想电子病历与传统纸病历之间的一些主要差别。但是,目前现实存在的电子病历,由于种种原因,还达不到理想效果。

7.1.2　电子病历行业地位分析

1. 电子病历行业对经济增长的影响

建立居民健康档案和电子病历对于提高医疗服务效率、降低医疗费用、提高治疗水平、加强环节管理和加强宏观医疗管理服务都有着深远意义,以上作用的发挥势必会拉动经济增长,促进社会物质文化发展。

加强环节管理。传统的医疗管理主要是终末式管理,也就是各种医疗指标在事后统计出来,然后再反馈到医疗过程管理,如三日确诊率、平均住院日等。这样的管理滞后于医疗过程。采用电子病历系统后,各种原始数据可以在医疗过程中及时地被采集,形成管理指标并及时反馈,达到环节控制的目标。

加强宏观医疗管理服务。电子病历也为国家医疗宏观管理提供了丰富的原始数据库。管理部门可以从中提取各种分析数据,用于指导制定管理政策,如疾病的发生及治疗状况、用药统计、医疗消耗等。当前正在实施的社会医疗保险制度,不仅在运行过程中需要病历信息实施对供需双方的制约,而且在医保政策及方案的制定上,也需要大样本病历作为依据。

2. 电子病历行业对人民生活的影响

电子病历的实现能够使病人信息异地共享,实现积极快速的远程会诊,提高病人病情的治愈度,从而提高人民的生活水平。

远程医疗最近得到较快地发展。远程医疗的基础是病人信息的异地共享。实现电子病历,为远程病人信息共享和传递提供了有力支持。当病人转诊时,电子病历可以随病人转入新就诊医院的电子病历系统中。电子病历的进一步发展是实现个人健康记录,可以伴随病人流动。

3. 电子病历行业关联度情况

建设电子病历系统是一项复杂的系统工程,涉及技术和法律的许多方面。目前,我国理想的电子病历系统尚未问世,但是应该将现有较好的电子病历系统推向临床应用,在实践中不断使用新技术,通过 IT 人员与医务人员和医院管理者共同不懈地努力,逐步形成集成化的、标准化的、智能化的、网络化的电子病历系统。电子病历行业与网络信息技术行业和法律行业有紧密的关联度。

7.2 中国电子病历行业的政策技术环境

7.2.1 电子病历行业的政策法规环境

1. 电子病历行业"十一五"规划

2010 年 1 月 5 日召开的"2010 年全国卫生工作会议"提出了"2010 年十二项卫生工作要点",对卫生信息化工作做出了部署。2010 年是深化卫生体制改革承前启后的关键性一年,工作任务头绪很多,但是在其工作要点中所提出的卫生信息化建设任务,其内容之深刻和范围之广泛,是前所未有的。

上述工作要点中,有关卫生信息化的任务既有集中描述,也有分散说明,可概括为五部分,其中第一、二部分涉及电子病历的推进。

(1)"加快医药卫生信息系统建设"任务中提出:"做好总体设计,按照整体设计、系统集成、分步实施、突出重点、实用高效的原则,对医药卫生信息系统进行优化设计,尽快制定全国卫生信息化建设规划纲要;加强信息标准化研究,完善数据标准和通信标准体系,促进信息互认共享;抓好平台建设和连点成面工作,重点建设以居民电子健康档案为核心的区域卫生信息平台和以电子病历为基础的医院信息平台;逐步将传染病报告、卫生应急、卫生监督、医疗服务、新农合、妇幼卫生、社区卫生、采供血等方面的信息系统进行对接,连点成面,促进医药卫生信息系统整体建设,防止和减少'信息孤岛'的问题;加强卫生信息的分析研究和利用;利用信息化手段改进监管,注重发挥信息化在改善监管绩效中的作用,增强卫生工作的透明度,提高监管效率。"

(2)"稳妥推进公立医院改革试点"任务中提出:"开展临床路径管理试点工作,探索建立电子病历。"

2010 年,卫生信息化任务内容很多,关系也很复杂,但是按信息化特点梳理后,其脉络就变得十分清晰。这些任务可归纳为:卫生信息化长远发展蓝图设计、卫生信息化持续发展基础和本年度卫生信息系统建设项目等三方面内容。例如,建立居民健康档案和电子病历对于提高医疗服务效率,降低医疗费用和提高治疗水平是十分必要的,但是如果要建立一个容纳 13 亿人健康记录的数据库,并能够在任何时间、任何地点,让医生通过网络及时地查询和处理其服务对象的病历内容,不但我国目前办不到,即使是当今世界信息技术应用最发达的国家也难以实现。2004 年,美国政府提出了想用 10 年时间为每个居民建立电子化的健康记录的计划,但是在经过 5 年努力实践后却发现,距离实现这个目标还相差甚远。

设计我国卫生信息化长远发展蓝图的目的是明确其发展方向,界定阶段目标,制定发展策略,分解工作任务,落实相关措施,保证卫生信息化建设工作在正确的道路上,快速、高效、可持续地向前发展。

2. 行业相关标准

《中共中央　国务院关于深化医药卫生体制改革的意见》和《国务院关于印发医药卫生体制改革近期重点实施方案(2009—2011 年)的通知》中明确提出:大力推进医药卫生信息化建设,将 "打好三个基础、建好三级平台、提升业务应用系统" 作为当前医药卫生信息化建设的重点。其中,关于 "打好三个基础",一是建立全国统一的、标准化的居民健康档案,二是建立国家电子病历的基本架构与数据标准,三是建立国家卫生信息数据字典。在加强我国卫生信息标准化建设基础上,重点推动以健康档案和电子病历为基础的区域卫生信息平台建设,并提升业务应用系统,构建各级各类医疗卫生机构之间的信息共享和联动服务机制,实现区域卫生协同,惠及居民。

电子病历是现代医疗机构临床工作开展所必需的业务支撑系统,也是居民健康档案的主要信息来源和重要组成部分。标准化的电子病历建设是实现区域范围以居民个人为主线的临床信息共享和医疗机构协同服务的前提基础。不仅能保证健康档案 "数出有源",还能有助于规范临床路径、实现医疗过程监管,促进提高医疗服务质量和紧急医疗救治能力。根据医药卫生体制改革提出的 "建立实用共享的医药卫生信息系统" 总体目标,现阶段,我国电子病历标准化工作的首要目的是满足区域范围医疗卫生机构之间的临床信息交换和共享需要,实现以健康档案和电子病历为基础的区域卫生协同,解决居民 "看病难、看病贵" 等社会焦点问题。

《电子病历基本架构与数据标准》首次制定了我国电子病历业务架构和数据标准的基本框架,主要包括六个部分内容:(1) 前言;(2) 电子病历的基本概念和体系架构;(3) 电子病历的基本内容和信息来源;(4) 电子病历信息模型;(5) 电子病历数据组与数据元标准;(6) 电子病历基础模板与数据集标准。

电子病历的各项标准是一个不断成熟的过程,今后将随着业务发展和实际应用需要不断补充、完善。

3. 行业税收政策

电子病历既属于对人民生活尤为重要的医疗卫生行业系统,又属于高科技软件产品,因此,在税收上享受优惠政策。

国内的软件企业可享有所得税、增值税以及进口关税等多项税收优惠。对软件企业自行开发生产的软件产品,自 2000 年 6 月 24 日起至 2010 年底,按 17% 的法定税率征收增值税后,对其增值税实际税负超过 3% 的部分实行即征即退政策,所退税款给企业用于研究开发软件产品和扩大再生产。我国境内新办软件生产企业经认定后,自开始获利年度起,企业所得税实行"两免三减半"优惠政策,对国家规划布局内的重点软件生产企业,如当年未享受免税优惠的,减按 10% 的税率征收企业所得税。同时,对软件企业进口所需的自用设备及配套件、备件等,均可免征关税和进口环节增值税,而且软件生产企业的工资和培训费用,可按实际发生额在计算应纳税所得额时扣除。

4. 行业环保政策

电子病历是用电子设备(计算机、健康卡等)保存、管理、传输和重现的数字化的病人的医疗记录,取代手写纸张病历。它具有共享性好、存储容量大、使用方便、成本低等特点。电子病历的使用大量节省了纸张笔墨,为环保事业做出了重大贡献。

5. 行业政策走势及其影响

1994 年,原卫生部在第六届医药信息学大会上提出"希望到 20 世纪末,我国将有若干家医院能够真正实现完整的电子病历系统"。自 1999 年起,少数医院开始部分使用实验性的 EMR,用计算机写病史、下医嘱、开化验单和检查单,查阅病史和病人信息等。2002 年 10 月,原卫生部制定的《全国卫生信息化发展规划纲要(2003—2010)》指出:"三级医院在全面应用管理信息系统的基础上,要创造条件,重点加强临床信息系统的建设应用,如电子病历、数字化医学影像、医生和护士工作站等应用"。2005 年 4 月 1 日,我国《电子签字法》开始实施,这对于 EMR 的使用有很大的促进作用。

7.2.2 电子病历行业技术环境

1. 国际技术发展趋势

20 多年来,欧美一些大医院开始建立医院内部的医院信息系统(HIS),电子病历随之在美国、英国、荷兰、日本、中国香港等国家和地区有了相当程度的研究和应用。美国政府已在大力推广、普及 EMR 的应用,印第安纳大学医学分校利用 EMR 预测癌症早期病人的死亡率,波士顿 EMR 协会正在研究通过 Internet 传输急救病人的 EMR 问题。英国已将 EMR 的 IC 卡应用于孕妇孕期信息、产程启示及跟踪观察。中国香港医院管理局的患者卡(patient card)记录了病人完整的医疗过程,包括医生检查、检验结果、X 光片、CT 片、MTI 片及处方等。同时,这些国家和地区已经成立了专门的研究机构,把 EMR 作为一个重点课题研究,组织医疗单位实施和普及。

医院信息化建设从几年前的以收费和管理为中心,转变到目前的以临床为中心,电子病历(EMR)是临床信息化发展的最高发展阶段。近几年,电子病历已成为国内业界和媒体关注的焦点和热点,但对于具体什么是电子病历,医疗信息界专家、学者和技术人员却有着各自不同的理解。有业内专家根据自己多年的实际经验和研究成果,并结合近年来对美国、日本医疗机构电子病历建设状况的分析,指出了我国电子病历应用与国外的差距,并提出了未来中国电子病历发展和建设的构想。

美国是全世界医疗信息技术较为发达的国家,对于电子病历的理论模型与建设步骤进行了深入的探索和研究。根据 HIMSS 的电子病历模型,电子病历(EMR)主要由临床数据仓库(CDR)、临床决策支持系统(CDSS)、受控医学词汇表(CMV)、计算机化的医嘱系统(CPOE)、药品管理系统(eMAR)、临床文档应用程序,以及企业级病人主索引(enterprise master patient index,EMPI)等组成。

电子病历环境的核心是临床数据仓库,它是一个真正用于归档的无纸化电子病案室。CDR 周围是受控医学词汇表,它是一个数据语言规范,保证所有人对于保存于 CDR 中的数据理解一致,以提高 CDR 的数据质量。临床决策支持系统和临床路径(CP)是临床工作流程引擎,工作流引擎与计算机化医嘱系统和电子药物管理记录相结合可以为临床医护人员提供有效的支持,提高医疗质量和安全,减少错误。所有这些系统结合在一起,并在 EMR 统一架构下规划建设,就形成 EMR。

同时,美国的 HIMSS Analytics 还提出了一套评价医疗机构实施 EMR 水平的 EMR Adoption Model 模型,该模型分为八个阶段。

美国对电子病历的研究非常深入,但应用水平与研究成果相比还有很大差距。HIMSS 对美国 5 000 多家医院进行了评分,结果 70% 的医院处在第 0~2 阶段,其余多集中在第 3 阶段,达到第 6 阶段的不到 1%。其中,600 张床位以上的 137 家大型医院的平均得分为 3.155 53 分,意味着美国顶级大型医院的信息化建设水平平均处在第 3 阶段。同时,在美国,无线移动医护工作站和腕带标识系统应用广泛,对于避免身份识别差错,减少错误具有重大意义。另外,医院数据中心托管已成为今后发展的趋势。

就总体而言,美国医疗系统最大的特点是缺乏系统化设计,系统内部之间缺乏有效整合,这与美国医疗体制有关。但美国的医疗信息化建设严格按照 HIMSS 的八个阶段分步实施,尽管慢,但基础非常扎实,且完全符合相关法律和规范。

日本的医疗信息化建设基本实现了诊疗过程的数字化、无纸化和无胶片化。电子病历系统应用较普遍。特别是临床医生和护士工作站整合了各种临床信息系统和知识库,功能非常强大,操作方便,同时采用笔记本电脑和 PDA 实现医生移动查房和护士床旁操作,实现无线网络化和移动化。日本的电子病历具有以下几个特点:

方便的全图形化界面:以事件为纵坐标,以时间为横坐标,可以按天或小时显示,并根据不同颜色显示不同的医嘱和检验检查结果状态。病人的基本状态及医嘱执行情况一目了然,使医疗质量和工作效率大大提高。

功能强大的医嘱系统:医生对病人的一切诊疗活动都是通过医嘱系统来实现,检查单、治疗单、注射单、手术单及用血申请等单据全部整合到医嘱系统中。医生仅需要医嘱系统,而不需要另外开单。医嘱内涵丰富,包括医师医嘱、注射医嘱、医师/护理任务等,除了常规的医嘱功能外,还增加了很多内容。

规范的临床路径:包括临床路径的创建、展开、确定、中断和结束等内容,医院有专门的临床路径审核委员会来审核临床路径的合法性。

详细的病人信息:主要包括基本信息、住院信息和护理信息等。基本信息除病人个人信息之外,还包括饮食嗜好、饮酒状况、吸烟状况、宠物饲养状况、生活习惯等,对于疾病管理和干预非常有帮助。

方便的提示信息:可以在定义临床路径或输入医嘱时输入适应症信息及报警提示信息,护士在执行过程中,一旦不能满足该条件,就可以自动提醒,避免医疗差错的出现。

2. 国内外技术水平现状

近年来,中国的医院信息化建设取得了很大的成绩,但是与国外先进水平相比还有较大差距。

目前,国内医院的信息化建设大多以 HIS 为基础,尽管很多大型医院已经拥有了医护工作站、移动医护工作站、药房系统、全院 PACS 等系统,可以实现部分界面和工作流程的集成,在某种意义上达到了 HIMSS 第 5 阶段的闭环管理。但由于缺少第 2 阶段要求的受控医学词汇表以及支持临床决策的临床数据仓库,使大量临床数据分散在不同的系统中,很难实现高效方便地获取病人完整和准确的诊疗信息。这将是中国医院信息化建设的一大短板,影响医院整体信息化建设的水平。

另外,中国的医院信息系统在人性化、精细化和标准化方面与国外相差很大,这个差距主要体现在理念、产品和体制上。日本的信息系统之所以可以做到细致和人性化,一个重要的原因是日本医疗管理部门和医疗体制的要求。当医疗体制和管理制度对医院向病人提供的服务提出了非常明确细致的要求时,人工的方式是不能达到的,只有通过信息化才能够达到。所以以信息化建设不能只关注表面的东西,如果背后深层次的原因没有大的改变,医院信息化建设很难有新的突破。

3. 科技创新主攻方向

要建立中国标准化、结构化的电子病历,应该根据中国的实际情况,借鉴美国和日本的成功经验,研发和实施一系列平台和系统,主要包括:临床数据中心、临床信息服务平台、电子病历集成浏览视图、计算机医嘱录入系统、标准化结构化的医疗文档编辑与管理系统、闭环医嘱管理系统、临床知识库管理系统、临床决策支持系统、受控医学术语管理系统、临床路径管理系统以及移动医护工作站等系统。

整体框架:构建一体化的医院信息系统集成平台,实现不同科室和系统之间工作流和数据的集成。建立以临床数据仓库和受控医学词汇表为核心,可长久存储和管理临床信息的医疗数据中心。建立一体化医护工作站,方便快捷地实现集成信息的一体化呈现。

系统集成平台:以 IHE 技术框架和互操作规范为基础构建系统集成平台,建立基于 HL7 和 DICOM 等标准的系统集成和交互接口,实现各独立系统之间的工作流集成。建立标准化的临床数据仓库,实现临床信息的计算机可处理性。建立基于 Web Service 的数据服务接口,满足临床诊疗和科研对于医疗信息的访问。

医疗数据中心:医疗数据中心是所有的医疗信息的存储仓库,也是电子病历的核心,既可以实现病人医学信息纵向的长期保存和管理,又可以实现不同专业、不同系统、不同业务流程中病人相关医学文档和信息横向的抽取、整合和归档。

功能强大的医护工作站:一体化的医护工作站具有住院医生工作站、门诊医生工作站、护士工作站、移动护士工作站、移动医生查房系统和病历讨论系统的功能,可以实现电子病历的结构化存储、数字签名、痕迹保留和模板录入,同时提供统一的电子病历集成视图和数据集成浏览视图,达到协同工作、优化工作流程和提高医疗质量的目的。

7.3 电子病历的结构化

7.3.1 电子病历的前结构化与后结构化

病历结构化是医院信息化和医疗智能化发展的重要环节,是使计算机能像医生一样进行诊断和判断的基础。如果病历能够结构化,就意味着以类似的方式也能完成对各种非结构化数据(如病人咨询、医生检查、化验单等)的结构化。所以,在智能医学领域,病历结构化被认为是除医学图像识别外的另一项关键技术。

电子病历的前结构化是一种预设模块的控制,可在医生书写电子病案时提供一套结构化模板,医生可从中选择。后结构化是对医生书写的文本型非结构化数据进行事后处理,利用自然语言处理方法,从中提取结构化信息,并在电子病历模板中进行填充。

总结来说,首先要有某种结构化的电子病历规范(或称为模板),先由医生来填写,再通过后结构化,从医生写的病历中抽取相应的信息。

1. 结构化的原因

目前,医疗记录的结构化主要基于以下几个方面的原因和要求。

(1) 医疗记录数据不标准,或者没有完全整合。我国有超过 2.7 万家医院使用由几十家主要供应商开发的不同的 HIS 系统管理医疗记录。即使这些不同的 HIS 系统都以文本形式存储医疗记录,甚至有些已经采用了最新标准的电子医疗记录系统,以结构化形式存储医疗记录,但由于处理大量累积的历史记录、打通不同厂商的医疗记录系统格式、处理因个人隐私而只能提供的纸质医疗记录等诸多方面的原因,仍需要对医疗记录进行结构化,以完成后续的分析和利用。

(2) 分析患者资料以供临床试验。全国有 4 000 多家制药厂,每年都要开展大量新药和已上市药物的临床试验,要求在医院收集患者资料以测试药物效果等指标,这就需要通过系统来大量收集和协调临床资料,如 EDC(electronic data capture,电子数据捕获) 系统和 CRC(cyclic redundancy check,循环冗余校验) 系统。由于大多数患者的资料都记录在 HIS 系统中,所以 EDC 和 CRC 系统本质上是以人工整理和检查的方式来组织部分患者的数据。如果采用智能化病案结构技术,可以大大降低这一环节的成本。

(3) 医生诊断治疗的辅助、管理和培训。以病案结构为基础,电子病历可计算出病症、疾病、药物、化验指标等多个知识点之间的推理关系和概率,进一步用于优化医生的工作。举例来说,在构建了知名大医院的病历结构之后,创建辅助诊断系统,输出到基层卫生单位以提高医生的工作能力,根据症状描述和检验结果智能化地提出诊断建议;自动分析医生开的药是否合理,或判断是否存在误诊风险;自动填写病历首页等。

2. 实现后结构化的方法

整体而言,将病历结构化,提取相关知识点,是智能诊疗等一系列人工智能应用的基础工作。

病案构造是根据病案内容的深层语义理解,提取出相应的知识点,因而一般包括以下几个环节:

(1) 建立需要在某一领域提取的知识本体,如心脏病和糖尿病,以及相应的本体涵盖的相应疾病、症状、检查方法、分析结果、药物、治疗方法、手术名称、病因等。

(2) 针对每个目标知识点,标注足够的训练语料,或者写出足够的提取规则,开始提取。

(3) 利用机器学习方法,根据训练语料和提取规则,建立训练模型,采用自动学习模式,并处理新的医疗记录。

建立病案结构时,知识图谱和深度学习是重要的技术支持之一。建立病案结构要创建有关疾病领域的知识图谱,定义成千上万个概念以及它们之间的关系。将定义的每个概念和关系从病历中提取出来,就完成了结构化。在知识图谱的定义过程中,可能会出现定义不全、定义不准确的情况,这时可以通过深度学习进行完善,将少量人工定义的知识与大量历史记录相结合,自动发现新知识,完成"小知识 + 大知识"的过程。

也就是说,首先构建相关领域的医学知识图谱,然后利用包括深度学习在内的多种算法对知识图谱进行优化,实现新知识的自动发现。

3. 后结构化的难点

医疗记录结构化技术的研究与开发存在以下几个主要难点:

(1) 知识量大。医疗记录的结构需要抽取大量的知识点,如 ICD-10 编码系统中规定的疾病和治疗方法就有 3 万多种,与症状、药物、发病机制有关的知识点更多。界定成千上万的知识点,以及如何建立它们之间的关系,是非常复杂的。

(2) 精确度要求高。诊疗和药物临床试验通常要求从病历等数据中提取患者信息的精确度超过 95%,而机器学习算法,包括深度神经网络,由于标注语料等各方面的原因,无法达到精确度的要求。例如,不能对成千上万个知识点中的每个知识点标注数千个实例。

(3) 较低的召回率。医生在书写病历时,对于相同的事物(如疾病和症状描述)存在大量不同的自然语言表达,所以对于每个知识点,收集并标注足够的语料,让机器尽可能全面地理解医疗记录中的不同表述,实际上是非常困难的,这就给召回率带来了很大的挑战。

7.3.2 结构化电子病历的数据模型

结构化电子病历(structured EMR)在数据处理上和上一代电子病历(非结构化电子病历:non-structured EMR)有本质的区别。在非结构化电子病历系统中,除了表格式数据外,所有的医疗文书都以文本的方式保存到数据库中。这些文本包括 plain text 或带格式的文本。随着 XML 技术的出现,一些非结构化电子病历也以 XML 的方式保存数据。

结构化电子病历是指从医学信息学的角度将以自然语言方式录入的医疗文书按照医学术语的要求进行结构化分析,并将这些语义结构最终以关系型(面向对象)结构的方式保存到数据库中。

由于医学信息学上关心的医学术语都是以关系型(面向对象)结构的方式保存在数据库中的,因此在医学数据的处理过程中,可以采用关系型(面向对象)的计算方法对医学数据进行整合计算,从而为电子病历的衍生功能,如临床路径(clinical pathway),打下非常好的数据基础。

结构化电子病历是以关系型(面向对象)结构保存到数据库中的,其元数据包含各种数据类型,如表示时间的 datetime 类型,表示长度、体积的 float 类型,甚至还可以是自定义的数据类型。这样,在后期的数据挖掘分析模型中,不仅会有医学术语(measures),如发病周期,肿瘤大小等,还包括度量这些医学术语的指标值,如时间,大小尺寸等,这样就可以根据实际需要构建数据挖掘的立方体(cube),供临床数据分析和挖掘使用。

如前所述,结构化电子病历需要将以自然语言方式录入的医疗文书按照医学信息学的要求进行结构化,如何结构化显然是个医学问题而非计算机问题。SNOMED CT 是国际上广泛认可的术语标准,因此将 SNOMED CT 作为电子病历结构化的数据模型是可行的。SNOMED 将术语分为 10 多个(最新的应该是 18 个)层次(hierarchies),按照这个数据模型,能映射到

SNOMED 每个层次的医学术语都应将其按结构化的方式保存到数据库中。上述数据模型中应进行扩充,以兼容中医术语结构化的要求。

(1) 结构化电子病历的术语集。由于 SNOMED CT 是美国和英国倡导的标准术语集,在本地化过程中会遇到很多问题,因此,国内的电子病历一方面可以让用户选择 SNOMED 术语,另一方面,应方便医院用户根据自己的要求扩充或修改已有的术语集。

(2) 电子病历数据模型的数据交换标准。电子病历和医院中,其他系统的数据交换是必然的。必须注意,数据交换是双向的,这意味着不仅仅电子病历需要读取 HIS,HIS 的其他系统也必须读取电子病历数据并进行更新。因此,单方面改造电子病历并不足以达到电子病历系统建设的目的。要达到电子病历系统建设目的,应包含 HIS 其他系统的改造。因此,制定广泛接受的标准是电子病历系统和其他系统互联的基本要求。

HL7 组织已经发布了 HL7 Version 3 版本,由于该标准支持现在主流的 XML,Web service 技术,因此建议将该标准作为本地化标准的重要参考。

7.4　电子病历系统架构与大数据挖掘

7.4.1　电子病历系统架构

电子病历是指医务人员在医疗活动过程中,使用医疗机构信息系统生成的文字、符号、图表、图形、数据、影像等数字化信息,并能实现存储、管理、传输和重现的医疗记录,是病历的一种记录形式,而非狭义的纸质病历的电子化。

《电子病历临床文档数据组与数据元》是电子病历系统架构与数据交换的标准,电子病历的生成必须与这一标准吻合。电子病历系统临床文档中数据组的构成、数据元的内容范围、分类编码和数据元及其值域代码也应符合该标准。同时,应建立数据元分类表、数据组分类目录表与数据元与数据组分类子目录表。根据系统架构,文档应按照树形结构保存到数据表中,在电子病历模板中选择数据组与数据元时,应将其数据元标识符代入电子病历中相应的标签中。

电子病历系统架构的五项原则:

(1) 简单易用:主要体现在符合临床逻辑思维方式的功能组织和符合临床场景应用需求的信息内容组织。

(2) 扩展性强:不同时期对信息系统的个性化需求或外延扩展的需求设计应注意分层架构、模块化设计、数据建模、流程建模、状态建模、安全权限建模。

(3) 信息集成:电子病历系统是以临床医务工作者和患者信息为双中心的信息工作平台,可将网络所在范围内的信息系统的数据与信息进行集成。

(4) 知识辅助:辅助临床医务人员进行有效的临床逻辑分析与判断,为临床医疗行为在信息应用环节提供有力的保障,这个过程都离不开各种临床知识库的辅助。

(5) 安全可靠。

7.4.2　电子病历系统的实现技术

电子病历系统作为一个行业应用系统,主要涉及终端实现方式、信息系统架构分层、电子病历数据存储等实现技术。

(1) 用户终端实现方式:采用的是窗体应用程序方式和浏览器方式,通过 IE 嵌入 ActiveX 控件实现。

(2) 信息系统架构分层:分为单机系统、客户端和服务器架构、多层架构系。

例如:三层架构模式将系统架设在数据服务器、应用服务器、浏览器三个层次上,数据服务器专门存放数据,应用服务器提供各类服务组件来访问数据服务器和响应客户的请求,浏览器供用户访问网站。这种模式的系统维护比为简单,系统的修改和升级只需在应用服务器进行即可,客户端的用户界面一致,用户操作起来比较容易上手。

(3) 电子病历数据存储采用的是可扩展标记语言(XML)。

(4) 电子病历数据处理。客观资料的数据采集:客观临床资料是通过医务人员观测或借助工具、仪器进行观测采集,电子病历系统只需要对这些数据类设备或信息系统完成数据接口的开发,定义好数据采集、数据映射接口就能完成临床数据的自动化采集。

主观资料的数据录入分为纯结构化数据录入与结构化文档录入。

电子病历的用户终端实现方式分为纸质类(现已经被淘汰)和集成可视化展示。

(5) 数据结构化建模。电子病历系统会产生大量信息,最大化地利用各种信息,就需要结构化的分析和储存。结构化信息是指信息竞购分析后,可以分解成多个互相关联的组成部分,各组成部分之间有明确的层次结构,其使用和维护通过数据库进行管理,并有一定的操作规程。

电子病历数据结构分为四层,如图 7.1 所示。

① 临床文档。临床文档位于电子病历数据结构的最顶层,是由特定医疗服务活动(卫生事件)产生和记录的患者(或保健对象)临床诊疗和指导干预信息的数据集合,如门(急)诊病历、住院病案首页、会诊记录等。

② 文档段。结构化的临床文档一般可拆分为若干逻辑上的段,即文档段。文档段为构成该文档段的数据提供临床语境,即为其中的数据元通用定义增加特定的约束。结构化的文档段一般由数据组组成,并通过数据组获得特定的定义。本标准中未明确定义文档段,但隐含了文档段的概念。

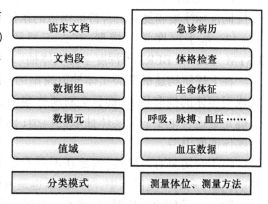

图 7.1　电子病历数据结构

③ 数据组。数据组由若干数据元构成,作为数据元集合体构成临床文档的基本单元,数据组具有临床语义完整性和可重用性的特点。数据组可以存在嵌套结构,即较大的数据组中可包含较小的子数据组,如文档标识、主诉、用药等。

④ 数据元。数据元位于电子病历数据结构的中下层,是可以通过定义、标识、表示和允许值等一系列属性进行赋值的最小、不可再细分的数据单元。数据元的允许值由值域定义。

7.4.3　电子病历数据挖掘

随着医疗机构信息化建设的大力推进,电子病历数据持续的海量增长,针对电子病历数据的知识挖掘也应运而生。电子病历记录了病患就诊的全过程,包含数字、图像、文本等多种数字化信息。

数据挖掘从电子病历的应用场景出发,根据完整的医疗活动过程中不同的角色,分别从临床医疗、教学科研、管理部门和病患四个角度进行需求分析;明确电子病历的功能定位,挖掘出电子病历中潜在的医学规则和模式。数据挖掘一方面为医务人员临床诊断中提供决策支持,另一方面方便向大众普及病症知识,为疾病防治与健康医疗模式带来改变。

1. 数据清洗

(1) 隐私数据处理,电子病历中包含患者的全部信息,对电子病历的信息抽取涉及患者隐私,因此需要将患者身份信息隐藏,仅保留研究相关的诊断信息,以保护患者基本权益不受侵犯。

(2) 主数据目录(分词、词性、同义词、相似词)保障数据的完整性、一致性与唯一性,自动分词和词性标注是文本挖掘的基础,分词和词性算法的优劣直接决定了文本挖掘的效果。首先融合权威词表、官方标准,通过网络尽可能完整地收录医学词汇,构建医学词典,避免分词错误;同时构建词性标注集合,确保适应电子病历的词性体系;结合基于统计和机器学习的分词和词性算法,对未登录词进行识别,提升电子病历分词和词性效果;构建电子病历分词和词性标准,为后续电子病历的挖掘奠定基础。

2. 数据抽取

(1) 抽取规则:抽取规则有多种表达式(业务活动、时间轴、病种、科室、地名等),为了实现对电子病历数据的有效组织和分析,可基于电子病历信息库,在传统机器学习模型上,使用基于七分位词位标注集和复杂语言特征模板的条件随机场,从电子病历的文本中抽取实体。

(2) 基于深度学习模型,在人工标注电子病历实体数据的基础上,构建 RNN、LSTM、LSTM-CRF 和 BERT 等深度学习实体抽取模型。

在上述所构建的两类实体抽取模型的基础上,完成对电子病历中实体的抽取;本部分不仅完成对实体的抽取任务,而且会对所构建的实体抽取模型的整体性能进行纵向和横向的对比,以确定最适合电子病历实体抽取的模型;构建电子病历的实体标注规范,并形成针对电子病历的实体抽取模型。

电子病历具有时序性,病症在不同的诊疗阶段具有明显的差异;病人生命体征受时间规律影响;流行病的环境因素中,时间因素也是重要的组成部分。

除了电子病历生成时间、修改时间等显示时间外,病历中的隐式时间点及时间段推断也是研究的重难点,对电子病历时间维度上的研究也是电子病历挖掘的重中之重。

3. 数据存储

基于 Hadoop 大数据平台搭建全文检索引擎,可实现海量结构、非结构化数据的高效存储和检索,提供更快、更优的用户体验。

4. 数据仓库

数据仓库主要包括命名实体识别,即在文本中找到关键词,并能与文中所指的概念对应起来,如在某一文本中,不仅能通过基因符号识别出这个基因,也可以通过同义词,或以往名称识别出该基因。

5. 信息抽取

信息抽取基于语言结构的先验知识（如自然语言中的主、谓、宾三元结构）实现，通过自然语言处理方法，可抽取出特定的动词或名词。

6. 信息存储

信息存储将抽取到的信息（数据）加载并转存到标准化数据模型中，形成以患者为中心、医院临床信息系统（HIS、EMR、LIS、PACS 等）无缝、连续和可互操作的集中式医疗大数据平台。该过程中的数据抽取、转化、加载称之为数据仓库（extract-transform-load，ETL）技术。

7.4.4 电子病历数据挖掘的应用

1. 全文检索平台

当前，海量的电子病历为医务人员蕴藏了丰富的专业知识，却也给循证医学造成了阻碍。其中，大量非结构化的文本无法有效地进行信息查询，主要存两点问题：

（1）数据库无法存储海量数据；

（2）数据库中非结构化数据查询效率极低。

基于大数据技术，构建高性能数据存储、分布式检索和分析平台，实现海量病历文本高效检索，可为临床医疗和教学科研等工作提供基础保障。

2. 构建临床循证知识库（辅助治疗）

知识库是经过有机组织的知识集群，可采用命名实体识别方法对电子病历中疾病名称、身体部位、症状、检查项目、治疗手段、药品名进行抽取，形成实时更新的医学实体库及相关的医疗用语库。

该知识库利用关系抽取方法，可抽取出"症状－诊断"关系，"疾病－药物"关系，形成可供推理的医学知识图谱；可为临床医疗提供决策辅助，加强药物管理，实现精准用药。

该知识库综合利用大数据、机器学习、NLP 和深度学习等技术，通过主诉＋病史＋AI 辅助检查检验结果构建单病种诊断知识图谱，并提供大数据精准治理方案。

3. 定制电子病历模板

由于电子病历形式多样，各个系统之间没有统一的规范，严重阻碍了电子病历的分析与利用，本模板通过实体标准化技术将不规范的医疗实体映射为标准的医疗实体，为有效利用医疗数据扫除障碍。

本模板可形成医务人员广泛认可的实体标准，并统一定制电子病历模板，供系统开发商借鉴；在医务人员培养过程中，加强医疗实体规范化，对电子病历使用进行培训和意见反馈，提升病历质量。

4. 病症分类模型研究

第一，采用分类算法对不同科室的病历建立分类模型，为病症自动分诊提供帮助；第二，电子病历具有冗余性，通常为了确诊需要检查很多项目，无论检查结果正常或异常都会完整地记录在案。

病历中除了提及的实体，还有用来修饰的定性词或数字，如"（无）关节肿痛"等，这类定性词或定量数值对疾病的诊断具有关键作用；通过建立分类模型能够辅助医生进行诊断，提高整体医疗水平。

5. 知识普及与推荐服务

基于医学知识图谱和患者既往病史,可向患者提供针对性的病症知识普及服务,为病患了解自身疾病的相关信息提供权威、便捷的途径,防止被互联网错误信息误导。

满足病患对自身健康管理的需求,同时也消除了医患之间的信息不对称,这有助于缓解医患之间的紧张关系,从根源消除医患纠纷;采用基于内容和基于协同过滤的方法进行专家推荐,方便病患和医生之间相互了解,也便于患者找到合适的医生。

6. 疾病预测推演

根据确诊病历,统计病例数、性别比例、年龄分布、职业分布、手术率、好转率、死亡率、并发症、用药情况及关联的检查检验等可进行疾病预测推演;在临床治疗方案的选择中,可列出相关治疗方案的比例,便于医生进行比较分析临床效果。

通过数据分析找到患病的特点十分必要,除此之外,如果能将临床描述性信息转化为数字化临床信息,将基因数据、临床表型和疾病三者关联起来,对于临床医生而言将十分有意义。比如:任一临床表型能同时找到与之相关的基因或蛋白信息,并通过这种方式指出疾病分子机制、耐药性、推测预后等。

本章小结

随着社会科技的发展,计算机应用已经成为工作中必不可少的因素,传统的病历记载方式已经被电子病历所取代,电子病历在实际的医院工作记载中已经起到了一定的作用。但是回顾我国医院电子病历的发展历史,电子病历在发展和应用过程中仍然面临诸多的问题,通过借鉴国外先进的电子病历的研究成果,可为我国电子病历的未来发展提出更高的要求,逐渐形成智能化、集成化以及区域共享化的发展趋势。

第8章　医学决策支持系统

随着计算机信息技术的渗透、医药科学的进步和卫生保健服务的发展,医学决策问题成为医药领域广为关注的问题之一。利用定量模型的分析方法日益受到重视,信息管理科学中的一些工具、技术和概念(决策树、概率论、统计学、经济学、计算机模拟、神经网络、粗糙集、线性优化、离散优化)已经显著地改变了医学决策的模式。本章主要通过典型案例教学的方法,以案例引路,介绍常用的信息决策分析方法,对学生进行系统的和数值的决策分析思维训练,弥补医药工作者直接凭感性和直觉做判断所存在的一些不足。医学信息决策分析使医学决策具有更充分的数据支持和最佳决策方案的选择,并使学生具备有效地利用状态数据、历史数据和有限的信息模拟复杂系统的能力。

8.1　概　　述

决策(decision making)就是为达到同一目标,在众多可以采取的方案中选择最佳方案。

决策支持的基础:统计学,数据仓库,人工智能。

决策支持系统:以管理学、运筹学、控制论和行为科学为基础,以计算机技术、仿真技术和信息技术为手段,针对半结构化的决策问题,支持决策活动的具有智能作用的人机系统。

医学决策支持:临床医生经常为病人的诊断和治疗作出决定。这些临床决定亦称临床决策(clinical decision)。

1. 医学决策类型

(1) 逻辑推理:如 A 能推出 B、B 能推出 C,则 A 一定能推出 C。由于医学中没有严格的规则,所以用得少。

(2) 归纳推理。

(3) 启发式推理:上一次推理得出的结论,作为第二次循环推理的前提,循环推理,逐步求精。

2. 医学决策支持系统

该系统是将医学知识应用到某一患者的特定问题上,提出具有最佳费用/效果比的解决方案的计算机系统。

3. 医学决策系统的功能

(1) 用药指导。

(2) 传递行政信息。

（3）医师指令的自动评价。

（4）自动报警、提示和警戒。

（5）诊断帮助。

4. 临床决策支持系统

临床决策支持系统是指帮助医务人员制定临床决策的计算机程序。临床决策分析的基本步骤如下：

（1）供临床选择的治疗方法有很多，需要筛除一些"劣"的决策，有利于下一步的分析。

（2）确定各决策可能的后果，并设置各种后果发生的概率。

（3）确定决策人的偏爱，并对效用赋值。

在以上三步的基础上选择决策人最满意的决策，即期望效用最大的决策。

8.2　医学决策支持基本方法和相关技术

8.2.1　贝叶斯公式和决策理论

1. 事件及其相互关系

必然事件：在一定条件下，必须出现的现象。

不可能事件：在一定条件下，必然不出现的现象。

随机事件：在一定条件下，可能出现也可能不出现的现象。

2. 概率与频率

概率：可用一个小于或等于 1 的正数 $P(A)$ 来表示事件 A 出现的可能性，$P(A)$ 就称为事件 A 的概率。较大的可能性用较大的数字来标志，较小可能性的就用较小的数字来标志。

频率：当概率值不易求出时，我们往往取频率作为概率的近似值，频率的概念比较简单，可以很方便地求出。

条件概率：有时除了要知道事件的概率 $P(A)$ 外，还需要知道在"事件 B 已出现"的条件下，事件 A 出现的条件概率 $P(A|B)$。例如，我们需要知道在某疾病 B 发生条件下，症状 A 出现的概率时，就要计算条件概率 $P(A|B)$。

3. 贝叶斯定理

贝叶斯定理由英国数学家贝叶斯提出，用来描述两个条件概率之间的关系，比如 $P(A|B)$ 和 $P(B|A)$。按照乘法法则可以立刻导出：$P(A\cap B)=P(A)\times P(B|A)=P(B)\times P(A|B)$。如上公式也可变形为：$P(A|B)=P(B|A)\times P(A)/P(B)$。

在医学决策中，有

$$P(D|S)=P(D)\times P(S|D)/P(D)\times P(S|D) \tag{8.1}$$

在式（8.1）中，D 表示某种疾病，$P(D)$ 为 D 的先验概率（医生在具体诊断某患者前所掌握的疾病 D 的发病情况）；S 为用于鉴别诊断这些疾病的某一临床表现或症状。$P(S|D)$ 为患有疾病 D 的条件下出现症状 S 的概率，可以通过收集足够数量的病例容易地得到；$P(D|S)$ 为出现症状

S 的条件下,患有疾病 D 的概率(后验概率)。

对于两个或多个症状存在的情况,仍可用贝叶斯公式计算。在各个症状彼此独立的前提下,各个症状同时出现的概率是各自单独出现时其概率的乘积。

在运用贝叶斯定理时需要注意的问题:

(1) 先验概率的确定,可用参考文献和历史资料统计频率作为近似估计。

(2) 条件概率的确定。

(3) 用于诊断的多个症状之间是互相独立无关的。

4. 贝叶斯模型与传统医生诊断的差异

使用贝叶斯条件概率决策诊断模型及最大似然诊断模型时,必须预先知道所规定的全部征候表现,然后再进行综合分析、判断。

临床医师的诊断过程通常是根据已掌握的病人的临床表现,结合自己的知识与经验进行分析、判断和逐步问诊、检查,然后再分析及再判断,直至有足够的把握作出结论。

贝叶斯逐步问诊模型就是仿效这种过程,进行逐步提问和逐步分析的计量诊断模型。

5. 贝叶斯模型的应用

对某地区 1 207 位阑尾炎患者症候概率做统计,按慢性阑尾炎、急性阑尾炎、阑尾炎穿孔三类统计症候频率(腹痛开始部位、恶心呕吐、大便、体温、体征及体检结果)。

若已知慢性阑尾炎 H_1、急性阑尾炎 H_2、阑尾炎穿孔 H_3 发生的先验概率分别为:$P(H_1)=0.391$ $P(H_2)=0.493$ $P(H_3)=0.116$。

现有一阑尾炎患者,发病初期上腹痛,之后呕吐、腹泻,入院体温 37℃,全身腹肌紧张、压痛,WBC(白细胞)数达 19 350。

根据其症候 B(上腹痛、呕吐、腹泻,体温 37℃,全身腹肌紧张、压痛,WBC(白细胞)数达 19 350),已知 $P(B|H_1)=9.45 \times 10^{-8}$,则 $P(H_1|B)$ 的大小可通过贝叶斯公式得

$$P(H_1)P(B|H_1)=0.391 \times 9.45 \times 10^{-8}=3.695 \times 10^{-8}$$

同理,$P(H_2)P(B|H_2)=5.53 \times 10^{-5}$

$$P(H_3)P(B|H_3)=1.136 \times 10^{-4}$$

将上述三个数按照统一标准放大,得到概率

$$P(H_1|B)=0.02\%$$
$$P(H_2|B)=32.2\%$$
$$P(H_3|B)=67.76\%$$

所以:诊断为阑尾炎穿孔(H_3)。

8.2.2 决策树与决策分析

1. 概念

启发式推理形成树型决策树。决策树(decision tree)是一种能够有效地表达复杂决策问题的数学模型。

决策树由一些决策点、机会点和决策枝、机会枝组成,如图 8.1 所示。一般用圆圈 "○" 表示机会点,发生的结果不在医师的控制之下;小方框 "□" 表示决策点,在决策点处,医师必须在几

种方案中选取一种。决策点相应的分枝称为决策枝；机会点相应的分枝称为机会枝。

2. 决策树的应用

胰腺癌最可能的患者包括 40 岁以上，中腹部疼痛持续 1~3 周的人。假设这类人中，胰腺癌的发生概率为 12%。如果有一种不冒什么风险的早期诊断方法，对胰腺癌的检出率为 80%（敏感度），但对有类似症状的非胰腺癌患者的假阳性率为 5%，那么用此方法诊断确诊的胰腺癌患者手术死亡率为 10%，治愈率为 45%。

根据上述疾病概率，诊断概率和死亡、治愈概率，如对 1 000 人进行诊断、治疗其所获得的益处是否比不进行诊断检查和手术更大？可以用一个决策树进行分析比较。

通过构建决策树可知，不作该项检查的死亡病例为 12 例，均为胰腺癌病人。经该项检查后死亡 12.5 人，其中有 5 人为非胰腺癌病人，而且新的检查使 44 例非胰腺癌患者的胰腺功能可能因手术而受到损害。因此这项检查对病人是弊大于利，不宜使用。

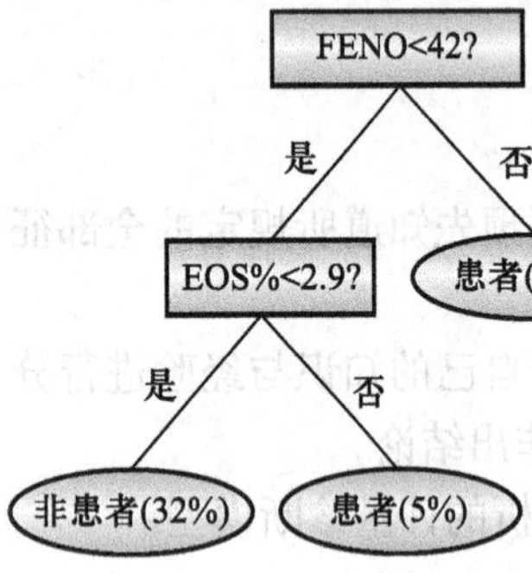

图 8.1   决策树

8.2.3   人工智能和专家系统技术

1. 概念

人工智能是用机器来模拟推理，学习与联想的功能。专家系统是指运用一个或多个专家提供的特殊领域的知识进行推理和判断，以求解那些需要专家才能解决的复杂问题的一种智能计算机程序。以专业知识来解决困难问题的计算机程序，以逻辑演绎或专家的经验法则来模拟人类的推理，其过程是通过对问题特征的了解，进而向系统中的专家知识库咨询，并由经验法则的应用，产生所需的答案。专家系统是一种具有逻辑性推理能力，以其储存某个特定领域或专家知识来解决现实问题的计算机系统。

专家系统的优点：

(1) 具有高度的针对性。

(2) 具有启发性。

(3) 透明性。

(4) 灵活性。

2. 专家系统的组成

(1) 知识库。

知识库：知识库是人工智能和数据库技术的结合，由知识和知识处理机构组成。

医学知识库的种类：文献数据库，事实数据库。

知识类型：科学知识，经验性知识。

知识库的三大技术：知识表示、知识利用、知识获取。

(2) 数据库。

在医疗专家系统中，数据库存放的是当前患者的姓名、年龄、症状等信息，以及推理得到的结果、病情等。

(3) 推理机。

在专家系统中,推理方式有正向推理、反向推理、正反向混合推理。

(4) 知识获取模块。

该模块应具有下列功能:根据实践结果发现知识库中不合理或错误的知识(规则),并予以删除。根据实践结果总结出新知识,并加入知识库中。

(5) 解释接口。

例如,MYCIN 中用户与系统的对答如下:

用户问:你怎么知道培养基是从无菌源取得的?

MYCIN 答:RULE 001 和 RULE 002 提供了证据。

用户问:RULE 001 是如何触发的?

MYCIN 答:已知培养基的无菌性取决于对该培养基进行检验的方法,并且不知道是否小心地加以操作,所以证明培养基有很大的可能性是从无菌源取得的。

3. 医学专家系统:MYCIN

MYCIN 是斯坦福大学于 1975 年开发的用于细菌感染的医学诊断系统。它的输入是与医师访谈后所得诊断与治疗法的建议,输出是诊断与治疗的各种建议,如图 8.2 所示。

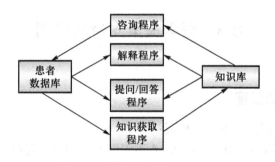

图 8.2　医学专家系统:MYCIN

MYCIN 主要用于协助医生诊断脑膜炎一类的细菌感染疾病。在 MYCIN 的知识库里,大约存放着 450 条判别规则和 1 000 条关于细菌感染方面的医学知识。它一边与用户进行对话,一边进行推理诊断。

它的推理规则称为“产生式规则”,类似于:“IF(打喷嚏)OR(鼻塞)OR(咳嗽),THEN(有感冒症状)”这种医生诊断疾病的经验总结,最后显示出它“考虑”的可能性最高的病因,并以给出用药建议而结束。

8.2.4　医学决策支持系统相关技术

决策支持系统(DSS):从数据库中找出必要的数据,并利用数学模型的功能,为用户提供所需的信息。

1. 数据仓库技术

数据仓库的概念:数据仓库是一个面向主题的、集成的、与时间相关的、不可修改的、包含历史数据的数据集合。它用于支持经营管理中的决策制定过程。

数据仓库的概念对收集不同来源的数据提出了一种新的结构方法。

数据仓库的根本任务：把信息加以整理归纳，并及时提供给管理决策人员。

数据仓库的主要作用：提供报表和图表、支持多维分析、数据挖掘的基础。

2. 数据挖掘技术

数据挖掘就是从数据库中抽取隐含的、以前未知的、具有潜在应用价值的信息的过程。数据挖掘是 KDD 最核心的部分。数据挖掘与传统分析工具不同的是数据挖掘使用的是基于发现的方法，运用模式匹配和其他算法决定数据之间的重要联系。

3. 联机分析处理（OLAP）

OLAP 是指对分析需要的数据进行有效集成，按多维模型进行组织，以便进行多角度、多层次的分析，并发现趋势。

传统的查询和报表工具展示数据库中都有什么（what happened），OLAP 则更进一步展示下一步会怎么样（What next），以及如果采取这样的措施又会怎么样（What if）。

4. 前端工具

前端工具包括报表工具、数据分析工具、查询工具、数据挖掘工具等。

8.3   医学决策支持的应用

8.3.1   关联规则的发现

例如，根据数据库挖掘出以下三条规则：

(1) 不锻炼 ∧ (43<年龄<48) ∧ 不吸烟 ∧不喝酒 ∧ 女性 −>高血压（$s=1.6\%, c=20\%$）

(2) 不锻炼 ∧ (43<年龄<48) ∧ 不吸烟 ∧ 喝酒 ∧ 女性 −>高血压（$s=2.3\%, c=22\%$）

(3) 不锻炼 ∧ (43<年龄<48) ∧ 吸烟 ∧ 喝酒 ∧ 女性 −>高血压（$s=2.9\%, c=26\%$）

规则(1)、(2)、(3)表明，不锻炼、吸烟、喝酒这三个危险因素如果同时存在，将明显增加高血压病的发生率（22%~26%）。

8.3.2   分类规则的发现

在 HIS 应用中，可以通过决策树方法和神经网络方法等算法对数据库中的病历记录进行挖掘，参照国际疾病的编码（ICD-9）标准，根据系统中存在疾病的相应特征，构造出相应疾病的分类模型，并对每种疾病寻找出一种效果较好的治疗方案。临床应用时，可以将病人的病症数据与模型中的数据相比较，确定疾病的类型。

8.3.3   序列模式的发现

例如：某疾病 40% 的病人会在 7、8、9 三个月内发病。另外，为了发现序列模式，不仅需要知道某事件是否发生，而且还需要确切知道此事件发生的时间。HIS 中有大量病人病情变化的时间记录,可以收集病人的变化情况,利用相关挖掘技术发现序列模式。发现序列模式便于医疗工作人员预测病人的病情发展趋势,确定病情的发展时间,从而有针对性地防止某些疾病的发生。

8.3.4 聚类分析

聚类分析不同于分类分析,聚类分析输入的记录是一组未分类的记录,在进行聚类之前并不知道将要划分为哪几种类别。聚类就是将数据分到不同的类别中,要求同类数据之间具有很高的相似性,而不同类之间的数据尽量不相关。在医学中,一些特定症状的聚集可能预示着某种特定的疾病。

8.3.5 系统实例

1. HELP 系统

HELP(health evaluation through logical processing)系统是基于知识框架技术和专用开发语言(HELP FRAME LANGUAGE)的系统,可以帮助医护人员分析处理临床数据,进行呼吸系统疾病和实验检查异常结果判断,监控传染病,检查用药合理性。

HELP 系统的处方控制如图 8.3 所示。

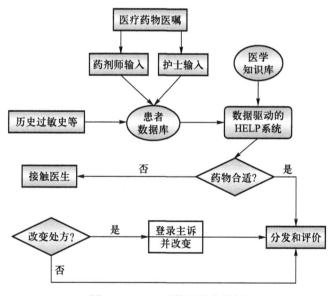

图 8.3 HELP 系统的处方控制

2. INTERNIST-1 和 QMR 系统

INTERNIST-1 系统是由 Pittsburg 医科大学开发的用于内科疾病诊断咨询系统。该系统通过疾病症状来推理疾病,共收集了 600 多种疾病的诊断知识和 4 500 多种临床表现。

INTERNIST-1 系统给出诊断疾病的相关参数有:

相关频率:在某种疾病中某临床症状发生的频率。

提示力度：某症状对疾病存在的提示强度。

该系统可以处理用户输入的临床表现，得出一组诊断建议。

INTERNIST-1 系统移植到微机上，即称为 QMR（quick medical reference）系统。

本章小结

本章主要介绍了医学决策支持系统的概念，基本方法以及相关技术，并且展示了几个医学决策支持的应用案例。

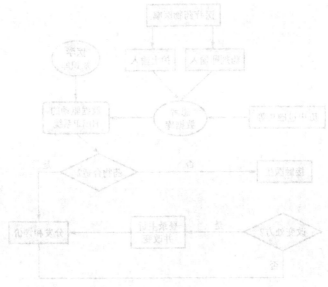

第9章 远程医疗系统

随着经济的发展、社会的进步,人们对医疗保健的需求不断提高。目前,医疗资源分配不均,大中城市集中了较多的高端医疗设备及医疗专家,小城市、偏远地区、高海拔地区等医疗条件较差。自20世纪90年代以来,计算机技术、通信技术、网络技术及多媒体技术迅速发展,远程医疗(telemedicine)应运而生,打破了医疗活动的空间限制,实现了医疗资源共享,极大地提高了健康服务的效率和质量。日常医疗活动(包括医疗咨询、诊断、治疗及监护等)、军队战时救治、灾难救援(地震、海啸、洪灾、雪灾等)以及突发公共卫生事件等都可以发挥远程医疗的优势。

本章将介绍远程医疗的概念、远程医疗的组成与功能、远程医疗的组织管理、远程医疗的应用及发展趋势等内容。

9.1 远程医疗系统的概念

远程医疗扩展了传统医学的服务范围,远程医疗概念和内涵也在不断演变,远程医疗的发展将促进医疗资源合理使用,提高医疗健康服务的质量和效率。

9.1.1 远程医疗的定义与发展历程

1. 远程医疗的定义

1992年,勃兰斯敦最早将远程医疗定义如下:"远程医疗是利用远程通信技术,以双向传送数据、语音、图像的方式开展的远程医学活动。"

世界卫生组织于1997年12月11—16日在瑞士日内瓦召开了"21世纪远程医疗与全球卫生发展战略会议",会上给远程医疗系统定义如下:远程医疗系统是通过信息和通信技术从事远距离健康活动和服务的系统,其目的是促进全球健康、疾病控制、患者保健、医学教育、卫生管理以及相关的研究。

在国内,《远程医疗服务管理办法(试行)(征求意见稿)》规定:本办法所称远程医疗服务包括一般远程医疗服务和特殊远程医疗服务。一般远程医疗服务是指医疗机构之间利用通信技术、计算机及网络技术,开展异地交互式的检查、诊断、指导治疗等医疗会诊活动。特殊远程医疗服务是指医疗机构之间通过通信、网络或卫星精确制导系统,在本地使用相关设备,控制异地的仪器设备(如手术机器人)直接为患者进行实时检查、手术、治疗、护理等服务的医疗活动。

远程医疗包括如下一些范畴与概念。

(1) 远程会诊(remote consultation)：医疗机构之间利用远程医疗信息系统平台、采用离线或在线交互的方式，对患者及其病史、检查等进行分析，完成病情诊断，确定进一步诊疗方案的医疗行为，包括远程专家会诊、远程心电诊断、远程影像诊断、远程病理诊断、远程重症监护等医疗服务。

(2) 远程会诊专家(experts of remote consultation)：能够提供远程会诊服务的专家库成员，成员需具有副高级以上专业技术职称，并有五年(含)以上临床专业经验，近三年未发生过医疗事故，经本人申请，单位初审后报上级卫生主管部门审核批准，成为省级远程会诊专家和部级远程会诊专家。

(3) 远程心电诊断(remote electrocardiograph diagnose)：基于远程医疗会诊系统，由基层医疗机构向上级医疗机构提出申请并提供患者临床资料和心电数据，由上级医疗机构出具会诊意见及报告，包含高端远程实时心电监护。

(4) 远程影像诊断(remote medical image diagnose)：通过远程医疗会诊系统，由基层医疗机构向上级医疗机构提出申请并提供患者临床资料和影像资料，包括放射影像资料、B超影像资料以及视频资料，由上级医疗机构出具会诊意见及报告。

(5) 远程重症监护(remote intense care)：通过远程医疗会诊系统，由基层医疗机构向上级医疗机构提出申请并提供重症患者临床资料，包括实时在线的监护信息、放射影像资料、B超影像资料以及视频资料等，由上级医疗机构出具会诊意见及治疗指导意见。

(6) 远程病理诊断(remote pathology diagnose)：通过远程医疗会诊系统，由基层医疗机构向上级医疗机构提出申请并提供患者临床资料和病理资料，由上级医疗机构出具会诊意见及诊断报告。

(7) 远程手术示教(remote surgery demonstration)：通过远程医疗信息系统，运用远程会诊技术和互用视频技术，对临床诊断或者手术现场的画面影像进行全程实时记录和远程传输，使之用于远程教学、远程观摩、远程诊断等。

(8) 远程医疗申请单(application for telemedical service)：包括申请方医师姓名、职称单位名称、医院等级、所属行政区域、申请目的与要求以及患者的症状、体征、主诉、实验室检查、影像学检查等资料。

(9) 患者、居民和个人(patient, resident, person)：通过医疗卫生服务体系获取和接受服务。

(10) 远程教育(distance education)：在远程医疗信息会诊系统上，授课专家通过音、视频和课件等方式为基层医师提供业务培训、教学以及技术支持。

(11) 远程医学数字资源(remote medical digital resource)：上级医院收集整理的有典型意义的病例、案例分析、手术录像等资料和与基层医疗机构共享的医学图书情报资源。

(12) 视频会议(video conference)：两个或两个以上医疗机构，使用远程医疗信息系统的音频、视频传输和交互功能，实现及时且互动的沟通，以完成会议。

(13) 远程预约(remote booking)：通过远程会诊系统远程预约功能，基层医疗机构的工作人员向上级医疗机构专家库成员提出预约申请，上级医疗机构处理预约申请，确定会诊时间的过程。

(14) 双向转诊(the two-way referral)：医务人员根据患者治疗的需要，在上级和下级医疗机构之间实现转院的过程，在基层医疗机构不具备患者病情治疗所需的技术和设备时，可以通过远程医疗信息会诊系统向上级医疗机构提出转院申请；上级医疗机构根据患者病情的治疗进展，认为无须在上级医疗机构继续治疗，可以将患者转到患者所在基层医疗机构继续治疗。

2. 远程医疗的发展历程

远程医疗的出现最早可追溯至 19 世纪,并在 20 世纪获得较大的发展,现在逐渐成熟,总体上经历了四个发展阶段。

(1) 萌芽阶段:通过电报、电话等传输文字、语音信息,为异地患者提供远程医疗咨询。

(2) 模拟可视阶段:采用模拟电子技术实现信息获取、传输及重现。

(3) 数字可视阶段:将图像、视频、音频等数字化数据,经由公共电话网、综合服务数字网、卫星通信网等线路传输,进行远程医疗服务。

(4) 集成多媒体阶段:将医院信息系统、电子病历、医学影像存储和传输系统、放射科管理系统等信息系统整合,远程医疗进入集成发展阶段。

9.1.2　远程医疗的内涵与目的

1. 远程医疗的内涵

远程医疗突破了医疗活动的空间限制,总体而言,涵盖了以下四个方面的内容:

(1) 远程诊疗:远程诊断、远程会诊、远程手术、远程护理等。

(2) 保健咨询:远程保健、远程健康咨询。

(3) 医疗教育:远程医疗教育、远程医疗学术交流、远程技能培训。

(4) 数据共享:远程医疗数据交流、远程卫生信息交互。

随着物联网、云计算等技术的发展,远程医学专家通过“云端”接收患者的资料,实现异地患者病情诊断、帮助分析病情并指导手术,不断丰富远程医疗的内涵。

2. 远程医疗的目的

远程医疗减少患者接受医疗的空间障碍,地理上的隔绝不再是医疗上不可克服的障碍。总体上,远程医疗可以实现以下目的:

(1) 拓宽医疗服务范围,减少医疗卫生资源差异造成的医疗水平不平衡,提高偏远地区医疗质量及医疗服务水平。

(2) 远程医疗可以极大地降低医师出诊和患者去医院就诊所需的时间和费用。

(3) 对特殊患者(精神病患者、监狱囚犯、传染病患者)或医疗专家不易到达的特殊场合(宇宙飞船、极地和远洋等),远程医疗具有不可替代的作用。

(4) 远程医疗在灾难和意外伤害发生时,能够及时提供诊断和治疗,为抢救生命争取时间,如地质灾害现场救援、战争中受伤战士的抢救、流行病扩散的预防等。

(5) 医师突破地理范围的限制,共享患者的病历和诊断照片,有利于临床研究的发展。对于偏远地区的医务人员,远程医疗能够提供更好的医学教育。

9.2　远程医疗系统的组成与功能

远程医疗系统是多方参与的交互式开放系统,涉及医院、医师、患者及服务网络等,其功能包括基本功能(如远程会诊、双向转诊及远程影像诊断等)、高端服务功能(如远程监护、远程病理诊断及远程示教等)和数据管理功能。

9.2.1　远程医疗系统的组成

　　远程医疗系统是一个开放的分布式系统,利用多媒体通信技术为远程多点患者提供医疗服务,将涉及医疗健康的各种信息,包括文字、影像、声音、数据等,采用数字传输的方式,提供给医疗专家,实现异地医患信息交流,完成诊断、治疗与护理等医疗活动。

1. 远程医疗系统的组成

　　(1) 远程医疗服务邀请方:一般是诊断和治疗能力较弱的小型医疗机构,医师在患者的同意下,提出远程医疗申请,将患者资料上传至远程会诊中心。随着网络技术及生命电子监护技术的发展,医师和患者将能够直接与远程会诊中心交互。

　　(2) 远程医疗服务受邀方:医疗服务源所在地,一般称为会诊中心,包括具有丰富医疗资源的机构和医疗专家。

　　(3) 通信系统:包括通信网络,如电话网、互联网、无线通信网和卫星通信网等,以及实现双向交互的多媒体设备。

2. 远程医疗系统的基本工作流程

　　(1) 医疗服务邀请方完成医疗信息的获取。信息获取是将图像、视频、音频、生理、病理信息等通过模拟/数字信号转换,成为计算机可以识别、保存、传输的数据。文字信息可以直接录入计算机。图像信息包括静态图像与动态图像。动态图像的空间分辨率决定图像的质量,时间分辨率决定传输速度,一般不应低于 25 f/s,否则图像输出不稳定。对于医疗设备采集的静态数字图像,可以直接传输。模拟图像或纸质文件可以通过数码相机、扫描仪进行数字化后再处理。远程监护、远程中医等应用数据,以及对患者的生理、病理信息,如脉搏波、心跳、血糖等数据,需要通过各种生物医学电子设备采集并传输。

　　(2) 医疗服务申请方上传需要远程诊断的信息。信息传输是将数字化信息通过通信介质或计算机网络传送到终端计算机。信息传输速度与通信或网络带宽密切相关。远程医疗系统根据实际需要以及信息和网络的吞吐能力,选择合适的带宽。采用数字压缩技术可以减少传输的信息量。数据压缩可分为有损压缩与无损压缩,医学影像数据量大,压缩以不影响图像质量为准则。对于用于诊断的图像,为了保证诊断的准确性,应该采用无损压缩。静态图像通常采用JPEG 压缩格式,而动态图像压缩则通常采用 MPEG 格式。

　　(3) 医疗服务受邀方接收通信系统传输的医疗信息,并在会诊中心显示。信息显示指被传输的数字化信息到达终端计算机后,将信息还原并显示在显示器上。用于诊断的医学图像显示质量与显示器的性能密切相关。性能较差或设置不正确都可能影响视觉效果,进而影响专家对疾病的诊断。在远程医疗前,应调整显示器的色调、亮度和对比度,达到医学图像诊断的要求。在实际应用中,可以根据需要采取监视器、投影机、电视机/墙等显示实时图像,通过画中画的方式,同时显示远端与本端场景。

　　结合具体应用,可以提出不同的远程医疗系统组成,例如,某远程医疗建设方案如图 9.1所示。

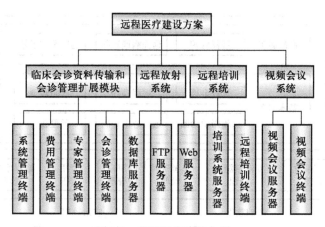

图 9.1　远程医疗建设方案

9.2.2　远程医疗系统的功能结构

远程医疗系统是在统一的数据中心的基础上构建的应用服务系统,其应用服务功能包括远程会诊、远程预约、双向转诊、远程专科诊断、远程监护和远程手术示教等。数据中心基本功能包括医疗单位管理、专家资源库管理、患者资料管理、用户管理、费用管理以及数据字典管理等服务,可以通过接口与临床信息系统(clinical information system,CIS)、医院信息系统(hospital information system,HIS)、医院检验系统(laboratory information management system,LIS)、放射信息系统(radiology information system/picture archiving and communication systems,RIS/PACS)与基层卫生服务系统(pediatric healthy service system,PHSS)等系统进行信息共享,整个系统的功能结构如图 9.2 所示。

9.2.3　远程医疗系统的基本功能

1. 远程会诊

适用于基层医务人员或医疗机构向上级医务人员或医疗机构提出会诊请求,专科医院和综合性医院之间提出的相互会诊请求,其基本功能包括:

(1) 会诊申请:会诊申请单的填写、会诊申请提交与修改、专家库信息查询、患者病历资料提交与查询、会诊申请的查询、会诊报告的查询等。

(2) 会诊管理:会诊流程管理、病历资料管理、会诊报告浏览、随访管理等。

(3) 专家会诊:病历资料浏览(医影像、心电、病理图片等)、会诊报告编写、修改与发布、会诊报告模板管理、会诊服务评价等。

2. 远程预约

适用于基层医院完成预约挂号、预约检查等操作,支持上级医院完成相关申请的受理及信息反馈,其基本功能包括:

(1) 预约机构和排班表的管理:对远程预约的医疗机构进行管理登记、建立远程预约协议。

(2) 预约申请:预约申请单的填写、排班表查询和号源选择、预约申请提交与修改、患者病历

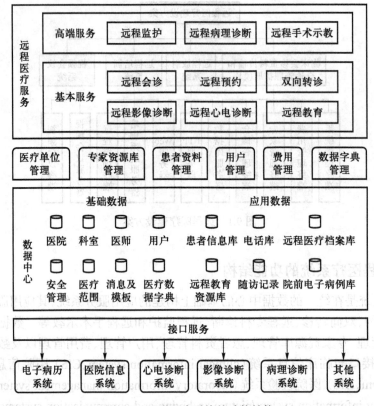

图 9.2 远程医疗系统的功能结构

资料的提交、预约单的浏览和打印等。

（3）预约管理：预约过程管理、预约过程提醒、预约记录查询、预约流程管理、病例资料管理等。

3. 双向转诊

适用于基层医疗卫生服务机构对转入、转出患者的管理过程，其基本功能包括：

（1）转诊定点机构管理：对各类疾病的转诊医疗机构进行管理登记，签订转诊协议。

（2）转诊申请：响应全科诊疗、其他服务组件或系统模块的转诊请求，向定点转诊机构提出转诊申请，具备转诊申请单的填写、转诊申请单的提交与修改、接诊机构的查询、转诊申请单的查询等功能。

（3）转诊管理：分为送转管理和接诊管理，支持送转方进行取消送转、打印转诊单、重新转诊查询等功能；支持接诊方进行接诊或拒绝接诊操作，具备转诊过程管理、病例资料管理、转诊过程提醒、转诊记录查询等功能。

（4）自动转诊：出院患者的信息都可由医院的 HIS 系统自动获取，根据转诊记录信息自动转回原送转机构，或根据患者地址信息转回该患者所属的社区医疗机构。

（5）随访功能：包括随访记录和随访计划、随访记录查询和随访提醒等。通过双向转诊，社区卫生服务机构能实时知晓所辖地区内的所有出院患者信息，并进行主动随访与院后管理，指导患者用药和康复，引导患者就地复查复诊，控制病情复发。

4. 远程影像诊断

适用于基层医务人员或医疗机构向上级医务人员或医疗机构发出远程影像诊断申请,以及区域内多家医疗机构联网组成影像中心,集中存储和管理影像资料,其基本功能包括:

(1) 权限管理:要求对多家医院的用户权限进行严格多级设置管理;支持对多个医院的权限进行授权分配;支持对医院的不同影像检查的诊断与浏览等权限的分配;支持对不同影像检查的报告书写、审核、修订及浏览等权限的分配,所有密码必须加密保存和传输;诊断报告的撰写和浏览。

(2) 集中存储:所有接入医院的患者检查信息、检查申请单信息、相应的检查证据文本等集中存储到区域检查数据仓库,统一调阅、统一管理,实现检查数据共享。支持患者基本信息与检查信息的采集录入,病例类型归档和备注信息灵活多样的检索方式;支持病理自动追踪与病理诊断报告查阅;支持上传与调阅扫描申请单或电子申请单等。

(3) 集中质控:建立影像读片资料库;建立各医院的阅片质量追踪数据库;统一的传染病统计和报卡服务。集中质控应实现的基本功能包括:影像质量统计、技师评片、集体评片、报告书写质量统计、技师的影像总体质量统计、诊断报告诊断质量统计、疾病智能报告与统计等。

(4) 病例学习:病例学习为医师提供一个学习提高的平台,特别是一些进修医师与实习医生,可以对其关心的报告进行查询、浏览并进行对比、学习与收藏。

5. 远程心电诊断

适用于基层医务人员向上级医务人员或医疗机构提出远程心电诊断申请,其基本功能包括:

(1) 登记:接受患者的预约登记和检查登记,以及对患者检查信息的登记,申请单扫描和简单查询统计(如患者列表、个人工作量、检查人次和收费金额等),并分发患者的检查报告;具备为患者分配预约时间、查询指定时间段内的预约、登记患者列表、纸介质申请单的扫描和拍摄、与 HIS 系统无缝对接等功能。

(2) 采集:采用数字心电图接口技术,将心电图机的数据转换成标准通用心电图数据,发送到心电中心服务器,实现全院医师临床 Web 浏览,支持心电图采集、存储、回放与传输功能。

(3) 分析、诊断:专业心电医师根据心电设备采集的数据进行专业分析、诊断;具备心电检查数据到达即时提醒、心电图分析、报告编写和打印、病例管理等功能。

(4) 心电管理:主要包括区域心电信息系统的人员管理和基础数据字典的管理。

(5) 报告浏览:这是临床医师浏览心电图报告及心电波形的工具,可将医师端浏览工作站嵌入门诊医师工作站、住院医师工作站和电子病历系统中,支持医师端浏览工作站,可进行在线波形分析、处理、测量。

6. 远程教育

适用于医院、专家通过音频、视频和课件等方式为基层医师提供业务培训、教学、病案讨论以及技术支持,其基本功能包括:

(1) 课程查询:具备课程视频查询、视频点播、实时培训等功能。

(2) 课程学习:具备学习计划制作、课程培训记录、学习进度查询等功能。

(3) 课程管理:具备视频管理、课件管理、视频共享等功能。

(4) 学分管理:具备申请学分、学分证打印等功能。

9.2.4 高端远程医疗服务

1. 远程监护

在远程医疗信息系统中,远程监护申请经会诊中心同意后,基层医院的危重患者在病床上实时接受远程专家的监护服务,支持床边呼吸机、监护仪等生命体征数据的实时采集和传输,实现对患者病情的 24 h 不间断地连续、动态观察。远程监护是远程医疗的重要组成部分。远程监护是在远程会诊基础上,在专家方和申请方之间开展的持续 3 天以上的监护、交班、治疗等医疗活动,其基本功能包括:

(1) 具备实时采集和传输床边呼吸机、监护仪等生命体征参数功能,可对患者进行持续动态监护。

(2) 具备进行 24 h 不间断地连续动态观察,向专家方提供患者实时持续的监护数据(心率、血压等),并对异常情况发出预警和警报的功能。

(3) 具备生命体征参数的存储、管理等常规功能,也包括数据记录、管理、查询、统计的功能。

(4) 具备在患者床边召开视频会议的功能。

(5) 具备专家远程实时控制视频平台的功能,对患者进行多角度观察,可快速切换画面。

(6) 申请方可以进行远程会诊、查房、病例讨论等医疗行为。

2. 远程病例诊断

基层医疗卫生机构由于设备条件落后,可以通过远程医疗信息系统向上级医疗机构提出远程病理诊断请求,上级医疗专家根据申请内容和申请医师提供的病理资料进行会诊,并给出会诊意见,对下级医疗卫生机构给予技术支持,其基本功能包括:

(1) 具备病理切片数字化扫描功能,能将病理切片转换成数字切片。

(2) 具备虚拟数字切片的放大、缩小、标记等后处理功能。

(3) 具备病理图文的书写、发布、保存以及记录、查询等功能。

(4) 具备患者信息上传、报告下载功能。

3. 远程手术示教

通过远程医疗信息系统的远程会诊技术和视频技术,对临床诊断或者手术现场的画面影像进行全程实时记录和远程传输,使之用于远程教学、远程观摩、远程诊断等,其基本功能包括:

(1) 具备一个手术可以支持多个远程教室同时观看手术过程的功能。

(2) 具备医学专家可以在局域网任意点连接同一个手术室或连接多个手术室,进行手术指导和讨论的功能。

(3) 具备对手术影像和场景视频进行全程实时记录功能。

(4) 具备对手术过程静态拍照和动态录像的功能。

(5) 具备存储、回放和管理手术过程中的高质量音频和视频等功能。

(6) 具备手术实况音频和视频信息实时直播、刻录的功能。

(7) 具备手术室和医学专家实时交互的音频和视频通话的功能。

(8) 具备通过高清电视或 LED 电视监视术野图像的功能。

（9）具备术野摄像机远程微控功能。

（10）具备术野摄像机和手术室内其他摄像机远程控制的功能。

9.2.5 数据管理

数据管理包括基础数据和应用数据，是对各级医疗机构、医务人员以及患者信息资源进行统一管理，并与其他各个功能子系统对接，实现基础数据和应用数据的存储、交换、更新、共享以及备份等，实现远程医疗服务。

1. 医疗卫生机构数据管理

建立远程医疗信息系统的医疗卫生机构信息库，其基本功能包括：

（1）具备医疗卫生机构的注册功能。

（2）具备医疗卫生机构的信息浏览功能。

（3）具备医疗卫生机构的信息删除功能。

（4）具备医疗卫生机构等级管理功能。

（5）具备医疗卫生机构类型管理功能。

2. 科室数据管理

建立远程医疗信息系统的科室信息库，其基本功能包括：

（1）具备科室的注册功能。

（2）具备科室的信息浏览功能。

（3）具备科室关联功能。

（4）具备医院学科管理功能。

（5）具备重点科室类型管理功能。

3. 专家数据管理

建立远程医疗信息系统的医院信息库，其基本功能包括：

（1）具备专家的注册功能。

（2）具备专家的信息列表浏览功能。

（3）具备专家资料的管理功能。

（4）具备专家临床职称管理功能。

（5）具备专家教学职称管理功能。

（6）具备专家其他职称管理功能。

（7）具备专家学历管理功能。

（8）具备专家证件管理功能。

4. 病历数据采集

采集患者病历信息，其基本功能包括：

（1）模拟信号处理：患者的胶片及纸质病历、化验单、图文报告等通过扫描方式实现数字化；支持扫描文件的传输、存储和阅读，支持病历资料的手工录入。

（2）数字信号处理：支持借助 DICOM（digital imaging and communications in medicine）网关从具有 DICOM3 接口的影像设备获取患者的影像资料；支持从 PACS 图文工作站导入

DICOM3 影像;支持与电子健康档案、电子病历、数据中心等系统互联互通。有条件的医院可以根据国家卫生健康委员会已经颁布的有关电子病历的标准规范,导出患者病历信息,远程会诊系统支持针对导出信息的导入、传输、存储和阅读功能。

(3) 实时生命处理:支持床边呼吸机、监护仪等生命体征数据的实时采集与传输,实现对患者进行 24 h 不间断地连续、动态观察。

5. 随访数据服务

会诊中心根据会诊记录,定期进行随访以提高会诊质量,其基本功能应包括:

(1) 具备随访类型管理功能。

(2) 具备随访方式管理功能。

6. 统计分析

通过数据管理可以对日常数据进行报表统计和查询,基本功能应包括:

(1) 远程会诊申请、患者病历、专家信息、意见与随访记录的查询和会诊数量、专家工作量的统计。

(2) 远程预约情况以及响应其他服务组件、功能模块的查询、统计。

(3) 双向转诊信息的查询、调阅,使用与转接诊数据的统计,以及响应其他服务组件、功能模块要求的查询、统计。

(4) 具备向各医疗机构和管理人员提供影像资料、患者病历、影像会诊情况的查询、统计功能。

(5) 具备向各医疗机构和管理人员提供心电资料、患者病历、心电会诊情况以及阳性率、检查费用、会诊工作量的查询、统计功能。

(6) 具备远程教育不同类型视频、视频名称模糊搜索以及个人培训视频记录的查询功能和视频类型、点播次数及系统课程的统计功能。

7. 财务管理

财务管理模块具备以下基本功能:

(1) 具备收款通知与确认管理功能。

(2) 具备医院账单管理功能。

(3) 具备专家费用支出签收单据的管理功能。

(4) 具备根据不同省市级别,设置收费标准的功能。

(5) 具备费用结算清单管理功能:包括医院费用、申请医师费用、会诊专家费用计算等。

(6) 具备申请医师、专家费用和运营费用比例设置功能。

(7) 具备制作费用统计报表的功能,包括省(自治区、直辖市)、地级市、县区级和医院级别的统计功能。

(8) 具备制作收款和支付费用月度和年度报表功能,包括省(自治区、直辖市)、地级市、县区级和医院级别的年度统计功能。

8. 功能协作数据交互

具备与电子病历、HIS 系统、区域卫生信息系统、视频会议系统等其他医疗信息化系统协作,以及完成患者病历资料、远程会诊结果、转诊预约、影像心电资料、视频调用浏览的相互查询、记录和使用等功能。

通过与医院 HIS、EMR、社区 EHR、视频会议系统、医保系统、区域卫生信息平台等系统的接口,实现数据交互。接口功能包括:病历资料获取、会诊结果导入、预约申请登记、预约结果反馈、转诊申请登记、转诊接收、视频点播、信息浏览等。

9.3 远程医疗的组织管理与应用

远程医疗是指发生在不同地理位置上的不同医疗机构之间的医疗活动,医疗机构及医师资质需要有关管理部门认证,远程医疗流程具有严格的规范。

9.3.1 远程医疗管理

1. 医疗机构管理

国家卫生健康委员会 2018 年印发的《远程医疗服务管理规范 (试行)》中明确规定了开展远程医疗服务的机构、人员和设备的基本条件。开展远程医疗服务的医疗机构必须依托实体医疗机构,并且必须有卫生健康行政部门批准、与所开展远程医疗服务相应的诊疗科目资质,有在本机构注册、符合远程医疗服务要求的专业技术人员,有完善的远程医疗服务管理制度、医疗质量与医疗安全、信息化技术保障。远程医疗信息系统要符合《远程医疗信息系统建设技术指南》的要求,在用户分析、设计架构、标准与安全、基础设施建设、服务站点建设、系统部署模式、运行与维护、质量与监理等方面要符合规范。另外,要有专职人员负责远程医疗信息系统中仪器、设备、设施、信息系统的定期检测、登记、维护、改造、升级等工作,要符合远程医疗相关卫生信息标准和信息安全的规定,保障远程医疗服务信息系统 (硬件和软件) 处于正常运行状态,满足医疗机构开展远程医疗服务的需要。

2. 远程医疗专家管理

远程医疗服务受邀方为了组织高质量的远程会诊,需要广泛搜集大中型医疗机构的专家资源,建立远程医疗会诊专家库。参加远程会诊的专家必须具有高级专业技术职称,经推荐和资格审查后,方可进入专家库。

3. 远程医疗会诊流程管理

医疗机构在远程医疗服务过程中,应严格遵守相关法律、法规和规章的规定;定期检测、维护远程医疗服务仪器、设备,确保远程医疗服务系统处于正常运行状态,满足远程医疗服务需要,确保医疗质量和安全。

(1) 会诊申请与接收。邀请远程医疗服务的医疗机构(以下称邀请方)应根据患者的病情和意愿组织远程医疗服务。邀请方医师应当向患者说明远程医疗服务内容和费用等情况,并征得患者书面同意,签署远程医疗服务知情同意书。不宜向患者说明病情的,应征得其监护人或近亲属书面同意。

邀请方应以传真或其他方式向被邀请医疗机构(以下称受邀方)发出加盖本机构公章的书面邀请函,原件自行保存归档。书面邀请函至少应当包括以下内容:① 邀请事由、目的、时间安排等;② 患者相关病历的摘要;③ 拟邀请医师的专业及技术职务任职资格;④ 其他远程医疗服务所需资料。

受邀方接到远程医疗服务书面邀请函后,应当及时告知邀请方,并做好准备工作。若不接受邀请,应当及时告知邀请方,并说明理由。

(2) 安排与实施。受邀方应当安排具有相应专业技术职务及技术水平、资质的医师为患者提供远程医疗服务;邀请方应当根据会诊需要配备相应人员、仪器、设备等;双方应当保障远程医疗服务所需通信、网络畅通,仪器、设备完好;受邀方应当根据患者的病情,完成相应的远程会诊工作;邀请方应当配合做好会诊组织工作。

(3) 会诊后处理。完成一般远程医疗服务活动后,受邀方应当及时将会诊意见告知邀请方,并出具由相关医师签名的书面会诊报告,报告原件由受邀方保存归档。双方医疗机构应按照《医疗机构病历管理规定》妥善保管远程医疗服务相关病历资料,包括远程医疗服务邀请函、会诊报告、录音和录像资料等。邀请方医师应在病历中详细记录远程医疗服务的相关情况。

4. 远程医疗的隐私保护

在远程医疗服务中,相关各方应该遵守《执业医师法》《医疗机构管理条例》《护士条例等有关法律、法规和规章,确保医疗质量和安全,维护患者合法权益,保护患者隐私。

9.3.2 远程医疗的应用

多媒体技术、网络技术和通信技术使远程医疗迅速发展,在日常保健、自然灾难和突发公共卫生事件中得到普遍应用,发挥着越来越重要的作用。

1. 远程医学诊断

远程医学诊断是利用计算机网络技术、多媒体技术、通信技术及现代医学新技术,将小医院或家庭与大型医院(医学会诊中心)连接起来,将远程患者的医学影像、检查和检验结果经网络传输给会诊中心,由医学中心转发给相关专家或组织多部门专家会诊,由这些专家对患者资料、医学图像和相关数据进行分析并做出诊断。远程诊断可以采用同步交互方式,这需要较高的带宽支持实时交互图像传输,一般用于需要对伤者实施紧急救助的情况,例如发生灾难或战争中对受伤士兵的诊断和治疗。异步式远程诊断运作的核心是会诊中心,资料上传到会诊中心后转交相关专家,通常用于非紧急救助,如偏远地区慢性病的诊断等。远程医学诊断场景如图9.3 所示。

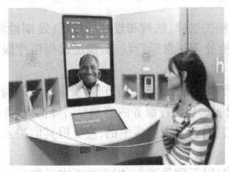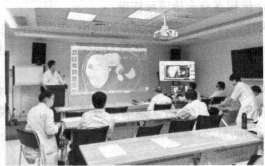

图9.3　远程医学诊断场景

远程放射学直接用远程放射系统来读取 CT、磁共振、DR 等医学成像设备输出的图像,不需重读原始图片,也可以通过音频和视频传输,实时地将专家的诊断意见反馈给另一方。远程放射系统还可用来在晚间或周末服务,或填补实际工作中计划内或意外的空余时间。

远程病理学是指为了满足诊断、会诊、研究和教育的需要,借助交互式远程病理学系统对静态或动态病理图像进行实时传输,通过显微镜上的摄像机远程观察病理组织切片的图像。远程皮肤病学获取和传输的是患者的皮肤图像,在原理上与远程病理学类似。远程病理学的目标是:为缺乏病理学医师的医院提供诊断服务;为非病理学医师请求会诊专家提供直接服务;为病理学医师请求会诊专家提供第二诊断意见;为出席远程病理学讨论、教育和实践提供机会。病理诊断具有特殊性,远程会诊可以充分利用专家的丰富经验和知识,对疑难切片进行会诊和指导,提高中小医院的病理诊断水平和弥补非专科医院病理医师经验的不足,对于缓解医疗资源不平衡,提高各种病理诊断的准确率具有积极意义。

远程心脏病学是利用远程医疗传输心脏图像或利用 B 超输出视频序列动态心动图,由远程专家实时观察,指导放置超声传感器,并做出诊断。远程内镜学是医师远程操控内镜到感兴趣的区域,实时观察视频图像,并提出诊断意见。

2. 远程医学治疗

远程医学治疗是运用远程控制技术和虚拟现实技术,由远程医学治疗中心的医学专家通过遥控远端医疗设备对异地患者进行治疗,主要方式有两种:

(1) 远程出席(telepresent):远端现场的医护人员佩戴特殊头盔。头盔上面安装摄像头、麦克风、耳机和微型屏幕。中心医院的专家通过网络传输,对远程现场患者进行检查,并实时地与远地医护人员交流,指导正在进行的检查。

(2) 远程手术(telesurgery):运用遥感和机器人技术,中心医学专家直接观察手术现场,控制远程机器人或机械手动作,对远程患者进行手术。远程手术场景如图 9.4 所示。

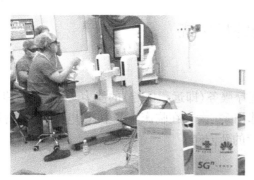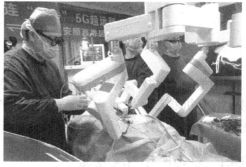

图 9.4　远程手术场景

3. 远程监护

患者监护可以定义为对患者、患者的生理功能及生命支持设备的功能进行重复或连续的观察或测量,目的是指导管理决策,包括何时进行治疗干预,以及对这些干预方法进行评估。远程监护是通过通信网络将远端患者的生理信号,如心率、心律、呼吸频率、血压、血氧饱和度、血糖、胆固醇等传输到监护中心进行分析,远程监护中心给出诊断意见。监护对象可以居家、旅行或在社区诊所;监测既可以由患者自行完成,也可由医护人员完成;监测结果既可以在本地存储和离线传输,也可以实时传输,并与远程专家进行讨论。远程监护有助于病情恶化的早期预报,并当恶化突发时向远程监护中心报警,以获得及时救助。远程监护包括医院内重症远程监护和家庭远程监护。

医院内重症远程监护主要用于重症监护病房、新生儿监护室、冠心病监护病房等。家庭监护主要面向慢性病患者(高血压、糖尿病、肥胖症患者等)、依靠技术维持生命的人(事故致残人员、先天性病症患者等)、绝症晚期患者、特殊的健康人群(新生儿、孕妇等),以及正常人群的健康管理。远程监护系统实例如图9.5所示。

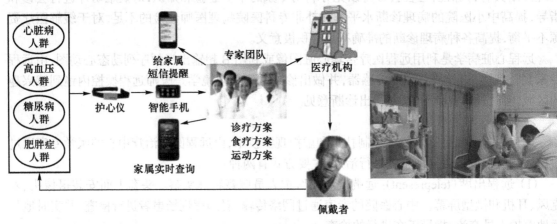

图9.5　远程监护系统实例

9.4　移动医疗系统

随着通信和信息技术的快速发展,远距离医疗服务(即远程医疗)的能力与水平迅速提升,从电视会议到机器人手术,远程医疗的服务范围不断扩大。在临床实践中,以电子病历、物联网和信息技术为核心的移动医疗逐渐成为远程医疗的新方向。

9.4.1　移动医疗系统概况

移动医疗作为远程医疗的一部分,是指通过使用移动通信技术,例如掌上电脑、移动电话和卫星来提供医疗服务和信息的医疗形式,包括远程患者监测、视频会议、在线咨询、个人医疗护理、无线访问电子病历和处方等,以实现医疗服务"唾手可得"。相比于传统医疗,移动医疗实现了对医疗资源配置利用的优化,让患者、医生和医院管理者更省时、更省心。构成移动医疗系统的产品及服务包括可穿戴设备硬件、移动端应用软件、健康数据以及医疗服务平台。下面以移动监测健康状况为线索,介绍国内外典型的移动医疗系统及应用案例。

1. 心肺监测

Medtronic 公司于2014年推出的 Reveal LINQ 是世界上最小的可移植心脏监测设备之一。

该设备可持续监测各种异常心脏活动长达 3 年,向患者监护仪无线传输数据,较先前监测设备的数据存储容量多 20%。该设备除了具有连续和无线监测功能外,还可以通过 Carelink 网络进行远程监控。通过该网络,如果患者有心脏事件发生,临床医生可以及时获知,并帮助患者解决问题。Reveal LINQ 植入式心脏监测器大约是一块 AAA 电池体积的 1/3,是其他的植入式心脏监测器体积的 20%。植入 Reveal LINQ 的患者可以进行 MRI 检查。

德国研究机构弗劳恩霍夫微电子电路与系统研究所开发了一种血压感测系统,能植入病人体动脉,不需要电池,而是靠感应式电力传输来供电。该种血压感测系统由一个感测装置以及答询机(transponder)组成,感测装置通过微线路与距离约 10~15 cm 的答询机连接,答询机植入病人的皮下,内含传送并预处理数据的必要电路。答询机由一个与人体外部电感以磁性连接的小型电感来供电,而外部电感是病人所携带的一个血压读取装置的一部分,同时以无线方式传递询答机与读取装置之间的数据。这种无线供电的方法能供应植入装置 200~300 μW 的电力。

麻省理工学院和马萨诸塞州总医院的研究人员开发了一种置于耳后的、基于 PPG 的传感器,该传感器采用的是修正的基于流体力学的示波法。它采用了一种微机电系统加速器,以达到测量的高度可靠性。飞利浦欧洲研究院已经开发了一种基于电气电子工程师学会(IEEE)802.15.4 标准的系统,该系统能够利用配于腰部的心电图仪(ECG)干传感器和置于耳后的 PPG 传感器实现持续的非手腕血压估算。

美国亚拉巴马大学的研究人员开发了一个可以进行基于心律可变性测量的压力级别评估系统。这个系统在人进行长时间紧张训练时,对心率执行同步测量。数据可以在本地存储(时长高达 60 h),也可以采用移动网关对整个用户组进行无线收集。

正心科技公司利用创新的人工智能和无线传输技术研发了移动智能穿戴式心电系统 CardioGuard,该系统配备了人工智能算法,监测的数据首先通过人工智能筛查,判断是否有疑似心脏异常;判断异常后还可直接得到专业医生救助指导。该系统可以长时间连续监测、检查 12 大类 54 种心律失常病症。

2. 糖尿病控制

一个商业系统的典型实例是 Sontra 医药公司的 SymphonyTM 糖尿病管理系统。Sontra 公司提供了一种接线传感器,该传感器能够持续地提取组织液,将待分析物传入传感器,并测量和计算血液中的葡萄糖浓度。系统每隔 3.8 s 就会计算一次结果并无线传输给接收器。起初,该系统仅用于葡萄糖浓度的测量,但是该公司也计划增加传感器来测量其他待分析物。目前,DexCom 公司、Medtronic 公司及其他公司提供了基于皮下传感器的系统,该系统可以携带长达 72 h。Medtronic Minibed 是一个为糖尿病患者开发人造胰脏的典型实例。该人造胰脏的核心部件是人工胰岛素泵,它基于血液葡萄糖测量的结果来稀释胰岛素。雅培公司于 2021 年研发的 FreeStyle Libre 3 是全球最小、最薄的实时动态血糖仪(CGM)。该设备操作简单,助针器和探头一体一键式操作,允许 4 岁以上人群使用物联网实时远程共享给 20 位家属共同监测血糖,支持远程报警和在线生成 LibreView 血糖分析报表。

研和智能科技公司于 2020 年推出了血压版智能手表 BP Doctor MED,这款智能手表产品是达到了医疗器械标准的腕上血压检查设备,已经获得了多个国家的医疗器械证书。该智能手表采用示波法双气囊式血压检测,一定程度上增加了智能手表测量血压的安全性和可靠性,具有医用级 316 L 不锈钢表壳,AMOLED 显示屏,食用级硅胶表带。BP Doctor MED 产品具有很强的便捷性和美观性,不仅具备常见智能手表的功能,如天气预报、电话提醒、运动功能、微信应用提醒之类的功能,而且还能跟踪和管理佩戴者的个人健康、血压检测、血氧监测、心率监测、HRV 监测等,检测功能一应俱全。在配套的 APP 上,BP Doctor 还可将数据同步到相应的应用程序上,给佩戴者提供全面的报告,得出心率失常、房颤、心悸等疾病反馈,真正实现连续和实时地测量血压,这样可以帮助使用者快速了解自己的健康情况,及时选择适合自己的治疗方案。

3. 大脑和肌肉的活动记录

华盛顿大学、加利福尼亚理工学院和凯斯西储大学的专家研究出可以嵌入人体的微电脑,它具有在正常活动的小型生物身上记录神经和肌肉信号的能力。这种微电脑使用极具柔韧性的导线去收集来自神经束的信号,同时利用微机械探针记录神经元的活动。另外,为了从个体神经元采集信号,华盛顿大学的科学家采用硅 MEMS 探针,模仿被控制的动物身上的毛细血管壁的功能。该嵌入式设备由可变放大器、一个芯片系统微控制器和一个高密度存储器构成,采用薄膜电池供电。

密歇根大学的无线综合微系统中心开发了一种 BiCMOS(双极互补金属氧化物半导体)无线刺激器芯片,用于与微机械的被动刺激探针连接,该芯片采用 4 MHz 的载波信号,通过电感耦合接收数据和电源,允许不限时地无线和独立运作。该芯片的总功耗小于 10 mW,其表面面积约 13 mm。

加州大学洛杉矶分校开发的植入式微型无线神经记录设备是一种典型的射频动力智能传感器,该设备用于记录和传输神经信号,其尺寸小于 1 cm^2,功耗为 13.8 mW。测试显示,其传输范围可达 0.5 m,并且被解调的信号与 1.5~5 mV 范围内的原信号高度相匹配。

Medtronic 公司开发的用于激活治疗脑组织深层刺激器是一个通过手术植入的嵌入装置,类似于心脏起搏器,可以阻止与肌张力障碍、帕金森病和原发性震颤有关的脑信号。该设备能够严格控制脑组织中目标区域的电刺激。

4. 胃肠道监测

格拉斯哥、爱丁堡和斯特拉斯克莱德大学的研究人员在"环境的综合诊断和分析系统(IDEAS)"项目中开发了一种可以穿越胃肠道的胶囊。这种基于胶囊的传感器可以收集无法使用传统内窥镜观测的数据。该装置采用电池供电,并将传感器、处理器及射频双向通信集成在一个单一硅片上。

Given 成像公司提供了商用的 GIVEN 诊断系统,该系统包含一个成像胶囊和一个便携式接收器。检测时,患者吞咽一个能够一次性成像的胶囊,当胶囊通过消化道时,以无线的方式将图像传输到一个便携式图像接收器上,而接收器通过一组天线接收图像,这些天线也用于确定该胶囊的具体位置。

5. 异构传感器系统

Sensitron 公司研制的 careTrendsTM 系统将蓝牙和 IEEE 802.11b 传输技术相结合,将患者的生命体征数据从护理点传送到服务器,生命体征数据包括血压、脉搏、温度、体重、血氧饱和度和呼吸速率等。测量结果以无线方式上传到患者通信单元,监护人员可以使用手持式装置记录疼痛评分,查看并管理测试结果,并与 careTrends 系统接入点进行实时通信。

克利夫兰医疗器械公司推出了一种轻量级、可编程的无线生理监测器 Crystal Monitor,该设备能够观测和记录脑电图、心电图、肌电图、眼电图、脉搏血氧饱和度及其他信号。收集到的数据均以无线方式传送到个人计算机,传输距离可以达到 15 m,使用的是 2.4 GHz 的工业、科学和医用(ISM)频段。该设备能够持续运行 12 h,且仅使用两节 5 号电池。此外,它还采用了移动安全数码(SD)卡来存储超过 60 h 的无人值守监控的患者数据。

Equivital 有限公司开发出的 EquivitaTM 系统可以连续监测和存储生理生命体征数据,一般用于军事、应急服务、第一响应、体育运动和一般医疗保健等方面。该系统允许实时或离线分析数据,整合传感器监测的心率、呼吸速率、用户的运动和位置、温度以及由下落所造成的重力冲击等信息。它还能够对用户提供一个最基本的认知性反应,以评估用户的意识和感知。

9.4.2 移动医疗系统的分类

移动医疗系统有多种分类方法,本节主要介绍两种分类法:一类根据个人医疗装置的用法进行分类,另一类是按它们的实现方式进行分类。

1. 按使用方法分类

移动医疗设备按使用方法的分类如图 9.6 所示。这种分类法把设备放置在一个由功能和可穿戴性两条轴线所定义的二维空间中。沿着功能轴可以看到四大分类:记录 / 传输、处理、纠错和替代。

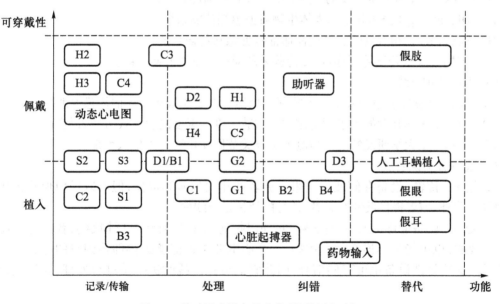

图 9.6 移动医疗设备的分类(按使用方法)

图 9.6 中的设备代号说明如下:

(1) 大脑和肌肉活动记录与刺激装置。

B1:华盛顿大学、加州理工学院和凯斯西储大学的研究人员开发的一种微型植入式微型计算机,能够记录小动物在正常活动期间的神经和肌肉信号。

B2：美国某大学开发的一种无线刺激器芯片。

B3：美国某大学开发的植入式微型无线神经记录设备。

B4：Medtronic 公司开发的用于激活脑组织胡植入式刺激器。

(2) 心肺监护类装置。

C1：Medtronic 公司开发的可插入环路记录器。

C2：雅培公司开发的植入式 MEMS 血压传感器。

C3：Meridian 公司开发的远程脉冲血氧仪。

C4：乐普医疗公司开发的硅胶指环形状心率 / 血氧检测仪。

C5：美国某大学开发的指环形状心率传感器。

(3) 糖尿病控制装置。

D1：ECHO Therapeutics 公司开发的血糖监测仪。

D2：Cleveland Medical Devices 公司开发的糖尿病患者皮肤破损检测设备。

D3：Animas 公司开发的永久植入式血糖监测传感器。

(4) 胃肠道监测。

G1：英国某大学开发的穿过胃肠道的胶囊传感器。

G2：Given Imaging 公司开发的 Given4 胃肠道诊断系统。

(5) 异构传感器系统。

H1：USARIEM 研究所开发的作战人员生理状态监测系统。

H2：Digital Angel 公司开发的人体生物数据感知传输系统。

H3：Sensitron 公司开发的患者生命体征数据感知传输系统。

H4：美国某大学开发的可穿戴、支持蓝牙的便携式健康监测系统。

(6) 术后监护系统。

S1：Oak Ridge 实验室开发的植入式新移植器官血流质量无创评估传感器系统。

S2：柏林某大学开发的用于测量髋关节假肢力度和温度的感应式可植入装置。

S3：比利时某大学研发的用于检测人工髋关节假体松动的可植入系统。

(7) 设备分类说明。

① 记录 / 传输：设备存储或发送来自患者的相关信号和数据，但不以任何形式分析信号（信号调节除外）或者提供反馈给患者，信号的评估是离线的。

② 处理：设备能够处理相关信号，并即时把患者的当前状况反馈给患者。这种反馈可能是连续的，也可能是不连续的。例如，一个心电监护仪能够提供即将到来的心脏事件的预警信号。这些处理设备也可存储信号，因此它们可在离线时进一步进行处理，就像记录设备一样。

③ 纠错：设备直接为故障器官提供适当的刺激，以纠正其行为。

④ 替代：设备能够完全取代一个器官（如假体）。

将来可能会出现一种新类别，可以在一些精密仪器的支持下以某种方式矫正人体，但随后能被移除，类似牙齿上的牙套。有了这种类别的仪器，就可以把相关设备植入用户体内，甚至不需要对患者做任何外科手术（例如，采取吞咽的方法或由用户自己插入皮下等）。在不远的将来，足够小的设备将可以通过其他途径（如吸入）嵌入到人体当中。

2. 按实现方式分类

按实现方式对移动医疗设备进行分类主要依据系统的可移动性,如图9.7所示。该方式主要沿着两条轴描述系统:用户的可移动性和网关的有效性。这种分类法主要是强调一个事实,即医疗监测设备的发展在不断沿着患者可移动性和外部监测设备定位灵活性提高的方向前进。过去,患者的监护仪只能在医院或实验室中使用,患者受限于固定的监测系统而无法自由移动。随着技术的进步,穿戴式监护器能够让患者在医院外面走动,终极目标是实现对患者日常行为的实时监测。此时,一些微型的监护设备通常隐藏在患者的身体中。

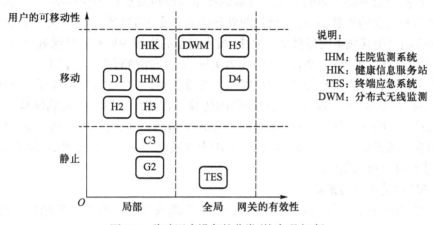

图 9.7　移动医疗设备的分类(按实现方式)

在大多数信息系统中,医疗数据不仅会提供给用户,同时也会发送到医院信息系统或远程医疗系统上。因此,移动医疗系统必须具有医疗网络的接入点或网关。在基于卫星的系统中,可以在医疗机构、卫生服务站以及全局接入点设置固定的网关,并在此基础上搭建网络。

我们以用户的可移动性和网关的有效性为轴线定义两大类别:患者可以是移动的或是静止的,同时网关可以是局部的或全局的(移动网关或一组本地网关将被视为全局性网关)。个人健康监测系统的最终目标是支持用户可移动性的最大化。根据患者和网关的不同情况,可以把系统分为四类:

(1) 局部网关/静止患者:这是一种典型的旧式监测系统,例如固定在床边的医院监测器。

(2) 局部网关/移动患者:通常用于无线住院或住家的监测系统,并允许患者在网络接入的范围内进行移动。LGMP另一种非常有前途的应用是建立从城市不同地点的个人监测器上收集数据的健康信息服务站。

(3) 全局网关/静止患者:一个典型的实例是与医疗网络全局相连的应急车辆,车中的患者是无行动能力的。

(4) 全局网关/移动患者:采用分布式无线监测系统,允许患者在比较大的区域范围内自由活动。这些系统采用手机基础设施或移动网关作为接入点。

9.5 基于无线人体区域网络的移动医疗

9.5.1 基本概念

传感器、集成电路和无线网络方面技术的进步推动了无线传感器网络的发展。无线传感器网络技术适用于许多应用,如生活环境监测、机器运行监测和监督、交通模式的监测和导航、农业中的植物监测以及基础设施的监测。目前的技术和经济发展趋势使得新一代无线传感器网络有更加简洁和轻便的传感器节点、更强的处理能力和更多的存储容量。此外,无线传感器网络的大范围应用会使其成本明显降低。其中,最有前途的应用领域是医疗保健领域中的健康监测,尤其是无线人体区域网络(WBAN)将成为实现移动医疗最有前途的技术。一个 WBAN 健康监测系统由许多传感器节点组成,它可以测量并报告用户的生理状态,也可以控制用户的生理状态,例如有些 WBAN 节点可能负责药物的传输。这些传感器节点精确地放置于人体中。人体中传感器节点的确切位置和附加装置主要取决于传感器的类型、大小和重量。传感器可以作为独立的装置或做成珠宝首饰佩戴,也可以作为皮肤上一个细小的贴片,隐藏在用户的衣服或鞋子里,甚至可以植入用户的身体里。

1. WBAN 中的生理传感器

WBAN 中的每个节点都能够进行感知、采样、处理及对一个或多个生理信号进行无线通信。需要测量、处理和报告的生理信号的准确数目和类型取决于终端用户的应用,可能包括以下生理传感器:

(1) 用于监测心脏活动的 ECG 传感器。

(2) 用于监测肌肉活动的 EMG 传感器。

(3) 用于监测脑电活动的 EEG 传感器。

(4) 用于监测脉搏和血氧饱和度的 PPG 传感器。

(5) 用于监测血压的袖口式压力传感器。

(6) 用于监测呼吸的电阻(或压电)胸带式传感器。

(7) 用于监测自主神经系统兴奋水平的皮肤电反应(GSR)传感器。

(8) 用于监测血糖水平的传感器。

(9) 用于监测体温的传感器。

2. WBAN 中的运动传感器

除了生理传感器以外,WBAN 健康监测系统还包括确定用户的位置、区分用户的状态(例如躺、坐、走和跑)或估计用户身体运动类型和水平的传感器。这类传感器通常包括:

(1) 定位传感器,如北斗卫星导航系统、全球卫星定位系统(GPS)。

(2) 倾角传感器,用以检测躯干位置。

(3) 基于陀螺仪的传感器,用以检测步态相位。

(4) 基于加速计的运动传感器,用以估计用户行为的类型和级别。

(5) "智能袜子"或鞋垫传感器,用以估算步数并且(或者)描述每步的压力的不同阶段和分配情况。

环境条件往往会影响用户的生理状态(实验表明血压的高低取决于主体所处的环境温度)或传感器的精确度(例如,背景光可能会影响 PPG 传感器的读数)。因此,WBAN 需要整合第三类传感器,这类传感器可以提供有关的环境条件信息,如湿度、光照、环境温度、大气压力和噪声等。

所有的技术发展趋势和实现测量各种重要生理信号的技术都表明,WBAN 将成为医疗保健中能够提供连续、隐蔽和廉价的健康检测服务的关键组成部分。

9.5.2 系统体系结构和组织结构

一般而言,WBAN 位于面向健康监测的多层医疗信息系统体系结构的最底层(第 1 层)。图 9.8 为基于 WBAN 的多层健康监测系统,其中包括第 2 层的个人服务器和第 3 层的一系列医疗服务器。确切的系统体系结构和层数取决于系统主要应用方向、现有的基础设施及用户的类型和数量。

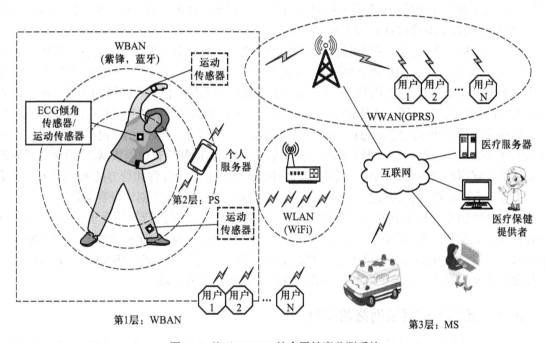

图 9.8 基于 WBAN 的多层健康监测系统

图 9.8 描述的 WBAN 包括一个心脏传感器和两个运动传感器,两个运动传感器分别位于手腕和脚踝。这样的 WBAN 的应用方向是协助记录用户日常锻炼的时间、类型和强度。类似的系统可用于监测在家中处于康复期的心脏病患者。心脏传感器有多种模式,既可以得到原始心电信号(一个或多个通道),也可以得到以时间戳为标记的心跳,或者某一时间段的平均心率。每个运动传感器都配备了三维加速计,同样可以在几个模式下运行,能够获取以下信息:① 沿 x 轴、y 轴和 z 轴的原始的加速度信号;② 提取的特征(例如有时间标记的步伐或每步的相位);③ 活动的计量,例如某一时段的活动相关能量消耗(activity energy expenditure,AEE),这些传感器节点(连同网络协调器)连接到个人服务器,组成 WBAN,经过配置后,WBAN 持续执行感知、采样和信号处理的任务。传感器等待来自 WBAN 协调器的命令和控制信息,并持续不断地上

传传感器的读数或发生的设定关注事件。

位于第2层的个人服务器负责诸多任务,包括为无线传感器节点提供透明接口、为用户提供界面、为医务服务器提供接口等。WBAN的界面包括网络配置和管理。网络配置包括以下任务:传感器节点的注册(传感器类型和数量)、初始化(例如指定采样频率和运行模式)、定制(例如,运行中特定用户的校准或特定用户信号处理过程的上传)及安全通信的设置(密钥交换)。一旦WBAN网络配置完毕,个人服务器就开始管理网络和负责信道共享、时间同步、数据检索处理以及数据的融合。基于多个生理、位置、活动和环境传感器的不同信息的协同作用,个人服务器可以判断用户的状态和他们的健康状况。此外,个人服务器会通过友好、直观的图形界面或音频给出反馈。如果存在一个可用的连接医疗服务器的信道,那么个人服务器可以和医疗服务器建立安全链接,并且发送关于用户健康状况的简明或详细报告。在用户医疗记录中处理、显示或整合这些报告。然而,如果个人服务器和医疗服务器之间的连接不可用,那么个人服务器应该把数据存储于本机,在连接可用时进行上传。根据使用的情况,个人服务器可以运行在智能手机、个人数字助理(PDA)或家用PC机上。

第3层包括一个通过互联网进行访问的医疗服务器。除了医疗服务器,最后一层还可能包括其他服务,例如非正规的护理、商业医疗保健服务,甚至突发事件服务。医疗服务器保存着注册用户的电子病历信息,并为用户、医务人员和非正规护理人员提供各种不同的服务。医疗服务器的责任包括验证用户身份、接受健康监测会议上传、安排和插入会话数据到相应的医疗记录、分析数据模式、识别严重的健康隐患以便向医院提供紧急联络信息,以及向用户提供新的信息,如给医师的建议处方。患者的医生可以在办公室里从互联网上访问和检查这些数据,以确保患者的各种指标都在健康范围内(如心率、血压和活动),并确保他们对某个疗程和处方的治疗效果做出反应。服务代理可查阅上传的数据,并在一个有潜在危险的医疗环境下创建报警信息。

通过这些服务器收集到的大量数据也可以通过数据挖掘技术进行知识发现,将收集的数据整合到研究数据库,对条件和模式进行定量分析,这对研究人员将病症和病史与生理数据或其他参数(例如性别、年龄、体重)联系起来具有重要作用。以类似的方式,WBAN—个人服务器—医疗服务器基础设施将对监测和研究药物治疗的效果有巨大的贡献。

9.5.3 无线人体区域网络的应用

WBAN可以应用于对健康用户健身和运动的监测,对患有慢性病患者的监测,或对医疗条件有限的医院、流动机构的疾病检测的早期检测以及急救护理。表9.1列出了健康状况和推荐的WBAN的最小配置。

表 9.1 健康状况和推荐的 WBAN 的最小配置

健康状况	WBAN 传感器
心律不齐 / 心力衰竭	心率 /ECG、血压、活动
哮喘	呼吸率、峰流速、血氧饱和度
心脏康复术后康复	心率 /ECG、活动、环境传感器
糖尿病	心率 /ECG、温度、活动
肥胖症 / 减肥	血糖、活动、温度

健康状况	WBAN 传感器
壤痛	心率、智能秤、活动(加速计)
帕金森病	EEG、步态(陀螺仪、加速计)
心律不齐/心力衰竭	步态、颤动、活动(陀螺仪、加速计)

对于每种健康状况,我们可以制订一系列的 WBAN 解决方案。限于篇幅,我们将选择心脏病患者康复中的一种典型情况作为案例,说明基于 WBAN 的健康监测系统的用途,并讨论患者在一次心脏病发作后所要面对的常见问题,同时给出了 WBAN 系统如何去处理这些问题,以及 WBAN 解决方案所带来的好处。

1. 案例描述

某心脏病康复患者 Peter 从医院出院后,参加了几个星期的心脏康复检测。他的恢复过程很顺利,并且在家里又继续完成了一个训练疗程。然而,在家的无人监督康复过程进行得并不好,他并没有按照规定的运动疗法进行治疗。锻炼过程中,他并没有如实地向医生透露他的锻炼强度和时间。因此,他的康复比预期要慢,这引起了保健医生对他健康状况的关注:是最初对 Peter 心脏病的程度估计不足吗? 还是他不听从医生的意见呢? 很显然,Peter 康复慢的原因是他没有按照医生要求的定量化方式来实施康复计划。

2. WBAN 方案

基于 WBAN 的健康监测系统为 Peter 和所有在家接受心脏病康复治疗的患者及医护人员提供了帮助。Peter 配备了一套基于 WBAN 的动态健康监测系统,如图 9.9 所示。微电子惯性传感器测量 Peter 的四肢运动和步数,而胸部的电板测量 Peter 的心脏活动。WBAN 能够提供连续的心率和 AEE 报告,记录他的正常活动和康复训练的时刻和时段,通过计算从运动传感器得到的能量消耗量来确定他的锻炼强度。这些信息能够在他的智能手机上显示,这个智能手机就是个人服务器,它也能够帮助他取得良好的锻炼效果,提醒他还没有开始锻炼、没有达到锻炼预期强度或警告锻炼过度(例如,心率高于根据他的年龄、体重和身体条件所设定的最大值)。

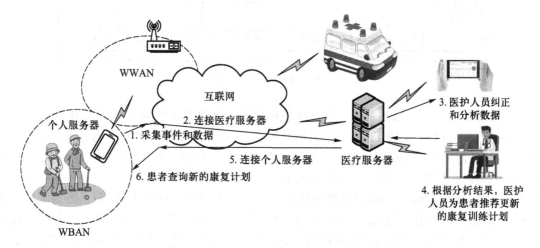

图 9.9 基于 WBAN 的动态健康监测系统

3. WBAN 的运行过程

图 9.9 展示了可能的 WBAN 健康治疗监测系统数据流实例。该病人的医护人员可以通过连接手机的服务器或者互联网来收集、复审所有与康复计划相关的数据,检查他是否按照规定进行锻炼,分配新的康复计划,调整数据的预警范围和安排会诊时间。尽管他对自己康复进展的描述十分重要,但他的医护人员不再仅仅依靠他的主观描述,而是能够客观、定量地掌握他康复训练的程度和持续时间。此外,该病人的心率变化直接体现康复训练中他的生理反应,他的医护人员将其充当居家应激测试,取代那些远程应激测试和为办公应激测试而进行的数据采集,从而减少了会诊次数。这不但降低了医疗成本,同时也提高了医护人员的时间效率。如果用户定制了这项服务,在紧急情况下,个人服务器可以直接连接紧急医疗服务(EMS)。

9.6   无线人体区域网络中的无线智能传感器和移动设备

9.6.1   无线智能传感器

1. 传感器的结构

每个 WBAN 传感器节点通常需要执行四项基本任务:相关生理或环境信号的感知和采样;输入信号的数字化信号处理(如过滤、特征提取和数据压缩);感器数据缓存;与个人服务器进行无线通信。因此,WBAN 节点通常包含如图 9.10 所示的结构。

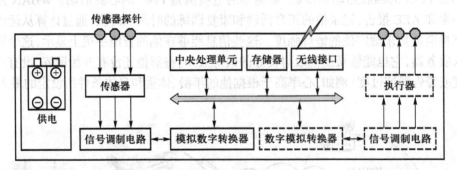

图 9.10   WBAN 节点的结构

(1) 传感器。物理传感器是检测自然物理量并将其转换成模拟信号(电压和电流)的装置。电生理信号(如心电信号、脑电信号、肌电信号和皮肤电信号)是用电极直接通过接触或少量接触人体的某些部分所获取的电信号。物理量参数(如血压、血糖水平和身体的移动)都可以使用相应的传感器来转换成电信号。例如,连接到人体上的基于 MEMS 技术的加速计能将测量得到的加速值转换成电信号。WBAN 物理传感器必须满足两个关键要求:隐蔽且容易配置。另外,其还需要在长时间内有稳定的功能并且容易校准。传感器的特点(如精度、分辨率、采样率以及信道的数量)依赖于健康监测的应用。表 9.2 给出了典型的 WBAN 传感器的相关参数及可能放置的位置。

表 9.2　典型的 WBAN 传感器的相关参数及可能放置的位置

生理参数	采样率范围 /Hz	精度范围 /bit	信道	传感器类型	放置位置
心电信号	100~1 000	12~14	1~3	电极	胸部
肌电信号	125~1 000	12~14	1~8	电极	肌肉
脑电信号	125~1 000	12~14	1~8	电极	头部
光电信号	100~1 000	12~16	1	光电二极管	耳朵或手指
血压	100~1 000	12~24	1	压力套袋	手臂或手指
呼吸	25~100	8~16	1	弹性胸带式或电极	胸部
血糖	<0.01	8~16	1	化学制品	皮肤
皮肤电信号	50~250	8~16	1	电极	手指
皮肤温度	60 s 内小于 1	16~24	1	电热调节探针	手腕或手臂
定位	0.01~10	80~120	1	GPS 接受器	个人服务器
步伐	25~100	16~32	1~3	惯性陀螺仪	胸部
活性	25~100	12~24	3	加速计	胸部、手和脚
步数	2~100	1~16	1~8	机械脚踏开关	鞋垫
湿度	60 s 内小于 1	12~16	1	—	附属于个人服务器
亮度	60 s 内小于 1	12~16	1	—	附属于个人服务器
环境温度	60 s 内小于 1	12~16	1	—	附属于个人服务器
大气压	60 s 内小于 1	12~16	1	—	附属于个人服务器
周围噪声	60 s 内小于 1	12~24	1	—	附属于个人服务器

(2) 信号调制电路。物理传感器检测到的电信号需要在采样之前进行调制。信号调制电路可以增强那些本来很微弱的信号(例如,心电信号是毫伏级的,而这些信号通常是被扩大到伏特级进行采样)。

(3) 模拟 – 数字转换电路。模拟 – 数字转换电路将模拟信号转换成相应的数字信号,以便于后续数据计算。数字 – 模拟转换电路将数字信号转化为相应的模拟信号,以驱动控制执行电路。

(4) 处理单元。一个 WBAN 节点上的处理的资源包括一个或多个处理器 / 微控制器。它们负责协调采样活动,预处理采样数据(如过滤),执行特征提取,管理本地存储器资源,初始化、控制和管理 WBAN 通信。为了满足小尺寸和重量的严格要求,WBAN 传感器节点具有受限的处理和存储资源。一个 WBAN 节点的处理和存储要求的改变,取决于生理信号(类型、分辨率、采样率)和 WBAN 的应用需求。例如,对于处理的权限,配备一个或多个脚踏开关的 WBAN 节点具有最低处理能力的要求。同样,一个未经加工的心电信号的传输并不需要强大的处理能力,但一个心脏病传感器的心电图分析需要更高的处理能力。

(5) 存储器。WBAN 节点还必须有足够大的存储空间,用作临时数据的缓冲区,以响应信息丢失和间歇性通信。缓冲区的大小由允许的事件延迟和有效的存储容量决定。事件延迟即从一个事件出现在 WBAN 节点上到个人服务器已经接收到该事件的最大发送延迟。举例来说,一个或多个 WBAN 节点监测一个老人的姿态变化时,必须在几秒钟内将监测到的摔倒情况通知给个人服务器,以便个人服务器向紧急救护服务或家庭医护人员发出警报。相反,用于监测一个健康用户的身体活动和日常锻炼的 WBAN 应用程序对事件延迟发送没有严格的要求,数据不必实时上传,可以每天一次。然而,即使在这种情况下,如果我们不想失去任何数据,也应基于数据存取时间要求,构建有效的分层存储结构。

(6) 输入输出通信装置。WBAN 节点输入输出通信装置(无线接口)必须能够接收来自网络协调器的命令和校准信息,发送传感器读数、提取的事件以及状态信息给网络协调器。新兴的无线标准和大规模无线传感器网络的扩展促进了无线接口的不断发展,新一代的无线装置将更加集成化和小型化,并可提供更高的比特率、更低的成本和能源消耗。系统设计者在设计无线接口时,需要估算所需的应用带宽。一般情况下,带宽大小取决于传感器信号的数量和类型、采样频率以及样本大小,可以根据下式估计所需的通信带宽:

$$SBW = \sum_{i=1}^{N} \sum_{j=1}^{Nch_i} FS_i \cdot SS_i \cdot Rov_i \tag{9.1}$$

其中,SBW 是所需的系统总带宽(不包括通信协议的开销),N 是系统(即人体区域网络)需监测信号的总数,Nch_i 是信号 i 的信道数量,FS_i 是信号 i 的采样频率,SS_i 是信号 i 的样本大小,Rov_i 是信号 i 的记录信息开销。

WBAN 通信可以采用自定义的无线协议或基于 IEEE 标准 802.15.4(ZigBee,紫蜂)或 802.15.1(蓝牙,BlueTooth)的无线个人局域网技术(personal area network,PAN)。紫蜂已应用于控制和家庭自动化中,它具有低数据速率、低功耗和短延迟的特点,同时支持网络中的短分组设备和高设备容量。蓝牙技术采用更高的数据速率和更高的功耗,支持大分组设备。表 9.3 所示为紫蜂和蓝牙的主要参数对照。

表 9.3　紫蜂和蓝牙的主要参数对照

参数	紫蜂	蓝牙
频带宽度	2.4 GHa	2.4 GHa
调制技术	直序扩频(DSss)	跳频扩频(FHSS)
协议栈大小	4~32 kB	250 kb
电池的更换	很少	频繁
最大带宽	250 kb/s	750 kb/s
最大范围	可达 70 m	1~100 m
一般网络连接时间	30 ms	3 s
网络大小	65 536	8

(7) 执行器。除了监测功能,传感器节点可能还包括执行器,以便对用户的状态进行改变或响应。举例来说,WBAN 传感器节点可能包括药物输送泵,一旦满足某些条件便会自动启动,血糖传感器需要执行器控制胰岛素的剂量。执行器的另一个例子是脑电图(electro encephalo

gram,EEG)传感器,同样也需要执行器进行神经电刺激来抑制癫痫发作。

2. 传感器的设计需求

每个传感器节点的实际硬件配置会受到 WBAN 的主要设计需求的极大影响,如功能性、可穿戴性、可扩展性 / 持久性、通信可靠性、安全性和互操作性。

(1)功能性。终端用户的应用决定了以下几个方面:① WBAN 所需要提供的生命计数据的个数和类型;② 要求传感器读数达到的精度和准度;③ 采样频率和报告数据的频率。举例来说,对健康用户的体质监测系统可能不需要心电图,也可能允许心跳信号的损耗。然而,用于监测心律不齐的传感器则需要精确的心跳数据流甚至是原始心电图。此时,心跳信号的损耗是无法接受的,否则可能导致错误的警报和重要事件的丢失。

(2)可穿戴性。为了实现无创、隐蔽和持续的健康监测,WBAN 传感器应是轻量级的并且尺寸要足够小,这样它们就能够内置于衣服中或作为皮肤上的小贴片。当前传感器框架的大小和重量主要取决于电池的大小和重量,不过,电池的电量与其大小成正比。我们所期望的是传感器能够在不需要更换电池的情况下运行较长时间,因为多个传感器频繁更换电池会影响用户对穿戴式系统的认可。此外,更长的电池寿命将降低 WBAN 的运行成本。因此,对于 WBAN 传感器节点来说,能源效率是一个重要的设计要求,因为能源效率能提高系统的可穿戴性和用户的接受度。电生理信号主要依赖于采用凝胶的接触电极,这种电极可以减小接触电阻。据了解,长期使用电阻电极可能会导致皮肤刺激,同时可能出现一些其他问题。例如,如果连接处的凝胶干燥了,那么信号质量可能会下降,而更糟的情况是电极会完全脱离皮肤。这些问题可以使用最近推出的非接触式绝缘生物电极来克服。

(3)可扩展性 / 持久性。WBAN 传感器的理想使用地点仍然是一个悬而未决的问题。例如,对于活动研究,学术界正在研究能够几乎完全区分用户不同状态所需运动传感器的个数和所处位置。传感器的附加装置也是一个关键因素,因为连接松散的传感器的运动在突然启动之后会造成振荡的假象,这种信号干扰会产生些错误的事件或掩盖事件的真实情况。传感器节点也必须具有鲁棒性和持久性,这样,环境条件和时间才不会影响传感器的读数。

(4)通信可靠性。对基于 WBAN 的医学应用来说,可靠通信是极其重要的。不同医疗传感器之间的通信要随采样频率的变化而变化,从小于 1 Hz 到 1 000 Hz 都有可能。提高可靠性的一个方法是通过在传感器上进行信号处理来降低遥测可能带来的风险。举例来说,用户并不从心电图传感器传送原始数据,而是只在传感器上提取特征,且只传送有关事件的信息(例如 QRS 特征和相应的 R 峰时间)。除了减少对通信信道的繁重需求,减少通信次数也能够减少总能量的消耗并且增加电池的使用寿命。在通信和计算之间的权衡对于优化系统设计是至关重要的。

(5)安全性。整个系统的安全是一个重要问题。安全问题在所有三层架构的基于 WBAN 的远程医疗系统中均存在。无线医疗传感器必须符合由法律规定的所有医疗设备的保密要求,并且必须保证数据的完整性。在资源受限的医疗传感器上,虽然安全密钥的建立、验证和数据完整性是一项具有挑战性的任务,但在一个典型的 WBAN 系统和短距离通信范围内,相对较少数量的节点使得这些需求可以实现。

(6)互操作性。无线医疗传感器应该允许用户能够根据自身的健康状况轻松安装一个鲁棒的 WBAN 系统。指定无线医疗传感器互操作性的标准将会促进供应商的竞争,并最终导致更多价格低廉的系统产生。

9.6.2 移动设备

WBAN 个人服务器应用程序可以运行在无线手持设备上,如智能手机(类似 PDA 数据功能的以语音为中心的设备)、具有无线广域网功能的 PDA 或个人通信设备(具有语音功能的以数据为中心的设备)。在居家监测环境中,个人服务器应用程序也可运行在 PC 上。新一代的无线手持设备(智能手机)会有更强的处理能力、更大的储存空间和更长的电池寿命,从而有能力满足个人服务器应用程序的要求。

1. 健康监测流程

个人服务器能够提供用户界面,控制 WBAN,融合数据和事件,以及创建唯一的会话存档文件。一个健康监测会话从无线配置传感器参数(如采样率、感兴趣生理信号类型的选择、感兴趣事件的规范)开始,传感器依次将有关的事件信息传送到个人服务器,个人服务器须汇总多个数据流,创建会话文件并将这些信息在患者数据库中存档。用户界面可以提供实时反馈,用户可以自我监测生命体征,并可以收到任何检测出的警报或提示。

2. WBAN 的主要控制功能

用户界面必须提供 WBAN 的无缝控制,如传感器节点识别、传感器配置、传感器校准、实时数据采集、事件 / 警报以及健康状态反馈等。

(1) 传感器节点识别:这是指在健康监测过程中,将单个传感器节点唯一地识别出来,并将其与特定功能相关联。举例来说,放在手臂上的传感器与放在大腿上的传感器有截然不同的功能,然而两个传感器从其他方面很难区分,所以有必要识别其中哪个是手臂运动传感器,哪个是腿部运动传感器。在传感器的安装和设置过程中,个人服务器应用程序通常为用户提供向导。

(2) 传感器校准:校准可以是永久性的(一次即可),也可以是针对特定时段的(例如,腿部活动传感器可能在每次置于身体上时都需要对默认方向的初始校准)。

(3) 实时数据采集:个人服务器仅负责从 WBAN 收集数据和事件。网络中的每个传感器节点负责采集、收集和处理数据。系统根据传感器的类型和在传感器进行配置时指定的处理规格,将各种事件报告给个人服务器,创建一个事件日志用以汇集 WBAN 中所有传感器发出的事件,并将其存储到会话存档文件。

(4) 事件 / 警报以及健康状态反馈:个人服务器接收到消息时必须识别事件,并根据事件的性质和严重性作出决策。通常,如果 R 峰和心跳都未能引起警报,则只需将它们记录在事件日志中。然而,当相应的心率数值超过预先设定的阈值时,个人服务器必须作出反应,在这种情况下,它将会提醒用户,他的心率已经超过了正常的范围。

此外,即使在配置比较完善的系统中,智能传感器能够分析、处理原始数据和传输事件信息给应用程序,依然存在必须传输原始数据的情况。当配置一个 ECG 监测仪时,这种情况就会变得很明显。当嵌入式信号处理流程检测到心律失常事件时,节点应发送相应的事件信息到个人服务器上,这些信息随后会被转发给相应的医疗服务器。医疗服务器将向患者的医生发出警告。然而,电极移动可能导致丢失心跳信息,因此,通过未处理的 ECG 传感器数据的实际记录片段去补充这个事件是非常有用的。医生利用这些记录估计事件的类型和确切的性质,或把它作为一个伪记录而删除。在这种情况下,嵌入式传感器将会在一个预定的时间内将实时数据传输到个人服务器。

9.6.3 体域网的典型应用

随着社会经济的不断发展,人口老龄化已成常态,"智慧养老"这一理念也随着养老服务相关技术的发展而逐渐兴起。智慧养老综合利用传感器技术、数据处理技术、Web 技术和移动互联网技术,改造传统养老服务模式和管理方法,为老年人提供足够的生活照料、医疗护理和精神慰藉,使其享受高质量的养老服务。基于体域网健康数据融合的智慧养老系统总体架构由下至上分为基础设施层、数据支撑层和服务应用层。基础设施层通过置于人体体表的多种健康体征数据传感器采集人体的脉搏、体温、血压和血氧等信息,通过无线通信网络周期性地传递给数据支撑层的数据传输节点,将数据汇聚到家用网关并由网关与数据处理中心进行交互;在数据支撑层研究如何根据数据类型进行数据融合计算,将计算结果上传到数据处理中心,得出老年人身体状况的健康评估报告;在服务应用层使用 MVC 架构并处理 Web 请求,完成智慧养老服务中心 Web 端,实现居家和社区智慧养老的服务支持。面向健康监护的体域网拓扑结构如图 9.11所示。

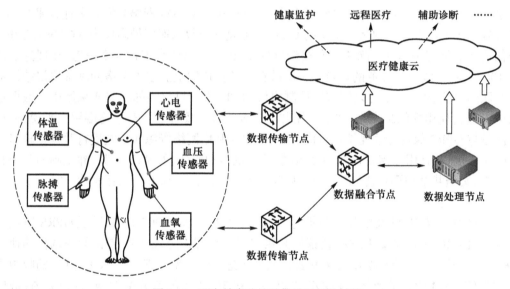

图 9.11　面向健康监护的体域网拓扑结构

9.7　下一代移动医疗系统

网络技术和智能设备的普及,以及互联网技术在医疗服务领域的深入,给医疗卫生事业的发展注入了新的动力,使得移动医疗进入了飞速发展的阶段。信息技术结合智能电子产品已经开始改变医疗服务模式,为了获得更广泛的接受,下一代移动医疗系统还需要解决几个挑战性问题,包括:基础设施的可用性、高带宽的无线网络、医疗传感器的小型化、通信协议标准化,以及医疗与非医疗设备之间的接口。

9.7.1　移动医疗系统中的无线通信技术

医疗系统涉及病患的健康与个人隐私,因此,医疗系统在安全性、可靠性、延迟和物理尺寸等方面都要有严格要求,对于移动医疗系统而言,移动通信网络的高带宽和良好性能是最基本的条件。截至 2022 年,移动通信技术已经发展到第六代(6G),下面简要介绍移动通信技术的发展历程。

1. 第一代和第二代

第一代(1G)仅仅是模拟移动电话,只适合音频通信。

第二代(2G)的数字电话替代了第一代的模拟移动电话,主要解决声音的数字传输,为此开发的三个系统分别是:太平洋数字蜂窝系统(PDC,在日本应用广泛)、美国的暂行标准 95 号(IS-95)和暂行标准 136 号(IS-136),以及移动通信全球系统(GSM,主要在欧洲应用)。

2. 第 2.5 代和第 2.75 代

第 2.5 代(2.5G)通常是指通用分组无线业务(GPRS)(GSM 网络)、码分多址技术(CDMA)和时分多址技术(TDMA)网络。基本的 GSM 服务允许的数据速率最高仅为 9.6 kbps,GPRS 的每条信道能够拥有 14 kbps(除协议和纠错以外),GPRS 可以联合多达 8 个信道,在理论上速度超过 100 kbps,无线手机服务的重点第一次放在了数据传输上。主干网络的基础协议结构框架基于互联网协议(IP),它也可以用传输控制协议(TCP)进行可靠性的补充或采用用户数据报协议(UDP)进行应用性的扩充,一般的应用并不需要很高的鲁棒性。对于终端用户来说,最重要的功能是与 GPRS 保持持续连接。然而,用户仅仅在利用网络资源和带宽进行数据传输时才能与 GPRS 连接(并且用户需要付费),GPRS 能够提供多种服务,如 Web 浏览、静止画面与视频剪辑的转换、文档共享和远程协同工作等,所有这些服务都会在基于全球有效性的第一个可用的医疗系统中出现。

第 2.75 代(2.75G)涉及增强型数据速率 GSM 演进技术(EDGE)。如果说 GPRS 协议对于第三代而言是第一步,那么 EDGE 协议则是第二步。在理论上,EDGE 提供的数据传输速率高达 384 kbps,但是实际的数据传输速率要大大低于这个值。对于 EDGE 来说,真正的吸引力是它对现有的 GSM 频谱的改进。EDGE 协议主要在 3G 频谱没有分配的国家(如美国)被广泛采用。

3. 第三代

2000 年,欧洲移动电话运营商花费了超过 1 000 亿美元用于第三代(3G)移动执照的购买。2006 年 9 月,美国联邦通信委员会(FCC)拍卖了高级无线服务中一个频带(AWS-1)的许可证。拍卖会的总金额将近 140 亿美元。高额的费用和建立全新完整基础设施的必要性推迟了 3G 系统的引入,除了一些收费很低的亚洲国家(日本、韩国)。3G 的主要接口是宽带 CDMA(W-CDMA),使用 W-CDMA 的两项服务分别是通用移动通信系统(UMTS,GSM 的替代者)及自由移动多媒体接入(FOMA,主要在日本)。国际电信联盟(ITU)批准将 UMTS 作为 ITU-R M.1457 建议的一部分。UMTS 的室内速率可达 2 Mbps(移动较少的情况),室外速率可达 384 kbps(低速行走的行人),对于快速移动电话可达 144 kbps。IMT(国际移动通信)-2 000/UMTS 的设想是通过对室内(城市)微小区、室外(郊区)宏小区和卫星网络综合利用实现统一、无缝运行。

在最初定义 3G 系统时,视频电话被认为是主要应用。然而,在使用这些系统时,音乐下载却是最常用的服务。这正表明 3G 系统可以很容易地支持医疗应用所需的大量数据。

4. 第四代

第四代(4G)移动通信系统相比第三代移动通信系统,数据传输速度更快、质量更高。世界各国和地区对 4G 的研究都投入了大量人力物力,竞争激烈。在商业领域,美国的 AT&T 及 Verizon Wireless 采用 LTE 技术,并推出了 4G Access 网络。Sprint 曾在 2006 年就宣布以 WiMAX 作为其 4G 技术的标准,并进入测试期。在技术领域,美国成立了 IEEE802.20 标准化项目,用以建立一个移动宽带无线接入(mobile broadband wireless access, MBWA)的标准。该标准的目标是支持高达 4 Mbit/s 的数据速率,频率为 3.5 GHz。日本的 NTT DoCoMo 很早就开始进行 4G 的测试,其 4G 通信试验网络部署在横须贺研发园,运营商提供 FDD-LTE 和 TDD-LTE 业务。欧盟成立了 WWRF(wireless-world-research forum)论坛,用来研究未来无线通信的特征,帮助运营商提供 LTE 业务。

5. 第五代

第五代(5G)移动通信技术是具有高速率、低时延和大连接特点的新一代宽带移动通信技术,是实现人机物互联的网络基础设施。国际电信联盟定义了 5G 的八大关键性能指标,其中,高速率、低时延、大连接成为 5G 最突出的特征,用户体验速率达 1 Gbps,时延低至 1 ms,用户连接能力达 100 万连接/平方公里。欧盟在 2013 年 2 月宣布将拨款 5 000 万欧元,加快 5G 移动技术的发展。2013 年 4 月,我国成立 IMT-2020(5G)推进组;2016 年 1 月,中国 5G 技术研发试验正式启动;2019 年 6 月 6 日,工业和信息化部正式向中国电信、中国移动、中国联通、中国广电发放 5G 商用牌照,中国正式进入 5G 商用元年。截至 2021 年 12 月,我国已建成超过 115 万个 5G 基站,占全球 70% 以上,是全球规模最大、技术最先进的 5G 独立组网网络,全国所有地级市的城区、超过 97% 的县城城区和 40% 的乡镇镇区实现 5G 网络覆盖,5G 终端用户达到 4.5 亿人,占全球 80% 以上。

6. 第六代(6G)

6G 网络将是一个地面无线与卫星通信集成的全连接世界,通过将卫星通信整合到 6G 移动通信中,实现全球无缝覆盖。6G 的数据传输速率可能达到 5G 的 50 倍,时延缩短到 5G 的 1/10,在峰值速率、时延、流量密度、连接数密度、移动性、频谱效率、定位能力等方面远优于 5G。2019 年 11 月,由科技部牵头成立了国家 6G 技术研发推进工作组和国家 6G 技术研发总体专家组。2022 年 1 月,紫金山实验室发布了具有国际领先水平重大原创成果 360~430 THz 100/200 Gbps 实时无线传输通信实验系统,创造出目前世界上公开报道的太赫兹实时无线通信的最高实时传输纪录。同时,美国、日本、韩国、欧盟也纷纷采取多项措施推进 6G 研发,并取得了进展。

9.7.2　未来的发展趋势

随着通信技术、物联网技术、大数据技术、人工智能技术的不断发展,移动医疗将更加快速便捷,更加精准舒适,但是也面临许多障碍,低功耗、接口标准化、智能化、数据安全等问题亟待解决。

1. 低功耗传感器

医疗传感器需要进一步小型化,以增加使用者的舒适程度,降低电力消耗。目前,大多数传感器仍需要电池等外部电源供电,大体积与大重量的电池降低了传感器在实际使用过程中的便携性。为了解决这一问题,需要研制各种低功耗或者无需电池供电的自驱动传感器。

日本的研究人员开发了一系列新型医疗传感器,包括基于葡萄糖发电元件的发电检测一体型血糖传感器,兼具透气性和伸缩性的皮肤粘贴型纳米网状传感器,实时监控大脑活动状态的膏药式脑电波医疗传感器,高精度光学脉搏传感器,1 μs 即可切换功能的低能耗小型气体传感器等。我国研究人员在微型化自驱动传感器的研究方面也取得进展,其中,中科院的研究人员研制了基于纳米发电机的自驱动传感器,可以将环境中任何形式的能量直接转换为电能并将电信号与各种监测信息建立对应关系,苏州大学的研究团队研制出一种基于褶皱状可拉伸TENG 的自驱动触觉及人体运动监测传感器,东北大学的课题组基于 PANI/PVDF 压电传感阵列构建出自驱动呼气分析传感器。作为可穿戴和植入式电子器件,自驱动传感器将会被广泛应用于生物医学、微机电系统、机器人技术和智能电子皮肤等诸多领域。作为新兴研究领域,自驱动传感器的发展将会趋向于可持续、柔性、高效、低成本和环境友好型。自驱动传感器将促进传感网络、物联网,以及智能医疗电子产品的不断革新。更重要的是,该领域的快速发展将促进材料、能源、化学、自动化、机电一体化和信息科学等多学科的交叉和融合。

2. 数据接口标准化

移动医疗的发展方向是智慧医疗,智慧医疗要求病人的信息能够被全面感知,病人、医务人员、医疗机构、医疗系统之间能够实现数据共享与互操作。不同的医疗机构各自为政,分别掌握了不同阶段、不同患者的医疗数据,导致整个行业标准体系的缺失,数据孤岛现象仍普遍存在。从技术的角度来讲,不同医院之间的软硬件信息系统来自不同的供应商,系统接口的差异造成数据共享有一定的难度;从医疗主体的角度来说,部分医院出于吸引患者流量的需要和保护病人隐私的诉求,在数据共享方面持保守态度;从数据内容的角度来看,医生对疾病的定义和描述有所差别,数据结构存在差异化。

美国在 2014 年、2015 年、2016 年连续发布了医疗卫生信息互操作相关规范和标准,美国ONC2016 年发表的互操作规范收录了 68 个应用场景、93 类标准、138 个标准引用。

3. 个人医疗数据隐私

医疗成为数据时代最富探索性的行业,医疗数据作为重要数据资产也在不断被分析和挖掘,极大地推动了医疗领域的研究与进展,不同组织机构之间的信息交换与共享能够使得医疗数据发挥更高价值。因此,跨地区、跨机构的医疗信息共享需求日益增长,但是医疗数据在产生、传输、存储、处理过程中却面临着用户个人隐私泄露、被篡改等安全风险。因此,数据隐私保护和防篡改是影响移动医疗系统广泛推广应用的主要障碍之一。虽然可以通过立法和加强管理来加强数据保护,但技术层面的支持是实现数据保护的基础条件。区块链技术是近几年新开发的数据保护技术,区块链作为一种公开的去中心化分布式账本,类似一个共享数据库,存储于其中的数据或信息具有"不可伪造""全程留痕""可以追溯""公开透明""集体维护"等特征。基于这些特征,可以构建多种类型的医疗数据保护系统。

2016 年,美国卫生及公共服务部组织了"应用于医疗 IT 及与医疗相关的区块链研究挑战赛",涌现出了一系列医疗领域区块链的创新应用方案,包括数据隐私算法、医疗互操作、医疗保险理赔、电子医疗记录保密与共享、医疗支付等。我国"医疗＋区块链"的应用时间与国外基本同步,在个人医疗信息／医疗机构医疗信息的安全与隐私保护、医疗保险、医疗供应链管理等领域涌现出了一批典型的应用项目和平台。虽然区块链能够帮助解决医疗数据的安全问题,但区块链技术仍然不成熟,在互操作性、可扩展性、易用性、安全性等方面还需进一步发展。

4. 用户和医护工作者对移动医疗系统的信心

在传统医疗模式中,病人面对的是看得见、摸得着的医生,医生与病人之间可以进行深入细致的交流,这非常有助于医生的判断。而在移动医疗中,病人往往是通过远程方式和医生交流,有时可能还是异步交流,因此,病人对于使用移动医疗后是否还能获得高质量的服务存在疑惑。另外,病人在获得移动医疗服务之前,还需要学习移动医疗系统的使用方法,这无疑又给病人增加了负担。

本章小结

远程医疗服务包括一般远程医疗服务和特殊远程医疗服务。远程医疗系统由远程医疗服务邀请方、远程医疗服务受邀方和通信系统组成。远程医疗系统包括远程会诊、远程预约、双向转诊、远程影像诊断、远程教育等一般功能,以及远程监护、远程病例诊断、远程手术示教等高端远程医疗服务功能。远程医疗管理包括医疗机构管理、远程医疗专家管理、远程医疗会诊流程管理、远程医疗隐私保护等。远程医疗的典型应用包括远程医学诊断、远程医学治疗、远程监护等。移动医疗系统是远程医疗系统的一部分,可以按使用方法和实现方式对移动医疗系统进行分类。无线人体区域网络是移动医疗最有前途的技术之一,无线人体区域网络一般由无线智能传感器和移动设备组成。

第10章　多媒体技术与智能医疗家居

物联网、通信、人工智能等技术的进步促进了多媒体技术的快速发展。智能医疗家居集成了传感器、医疗设备、人机交互和人工智能技术，能够为用户提供舒适、高质量的医疗健康服务，是数字化智慧家庭的发展方向。本章以多媒体为主线，介绍人机交互技术、智能医疗家居相关技术的特点及典型应用。

10.1　智能医疗家居概述

多媒体技术的发展对生物医学中信息技术的影响在不断增加。多媒体技术能够使我们更全面、更直观的了解信息，并直接影响着我们的生活，尤其是在娱乐、教育、工作和健康等领域。利用多媒体技术，人们已经开发了相关的系统和服务，包括视频会议、虚拟环境的网上购物、视频点播服务、网上学习和远程医疗护理等。这些多媒体系统的核心是以人为本，它由信息技术的多个领域所组成，包括计算、通信、数据库、移动设备、传感器和虚拟增强现实系统。以人为中心的多媒体系统主要由 3 个关键部分构成，如图 10.1 所示，主要包括：① 人机交互（human-computer interaction, HCI）；② 多媒体传输；③ 多媒体数据管理。人机交互是多媒体信息流的最初组成部分，而多媒体信息流的主要职责就是利用产生的输出来解释用户的输入。多媒体传输的主要职责是将信息（例如视频流）从源传输到目的地。最后，多媒体数据管理的组建加快了信息的存取（例如浏览、修改和检索）。

多媒体技术的快速发展为生物医学带来了诸多益处，其中的一个领域就是智能医疗家居，它被认为是未来健康医疗护理的核心。智能医疗家居是智能家居的子概念，智能家居的概念早在 20 世纪 80 年代就产生了，当时提出这个概念的主要目的是对消费者的电子设备、电动器材和安全仪器进行智能整合。为了增加用户舒适度、节省开销以及增加现有家居的安全性，智能医疗家居应包括能够被用户远程操控的设备和系统，以改善住宅的医疗能力，满足了患者的特殊需要。

智能医疗家居的主要功能与智能家居类似，即在用户的居住环境中创建一个整合系统，为用户提供方便实用的健康医疗工具。最近，与智能医疗家居紧密相关的通信技术、传感器技术、多媒体技术取得了重大研究和应用进展。从治疗手段的转换来说，这个趋势是非常明显的，即治疗正在从以医院为中心走向以患者为中心。我们可以明显地发现，利用互联网进行相关健康信息查询变得越来越普遍，同时每年也有数亿美元花费在一些非常规的医疗产品上，更加重要的是，传统的医疗保健系统可能无法应付数量快速增长的老年健康需求。截至 2022 年，中国 60

岁及以上的人数约为 2.8 亿。世界卫生组织预测,到 2050 年,中国将有 35% 的人口超过 60 岁,成为世界上人口老龄化最严重的国家之一。因此,医疗保健系统需要补充更先进的技术,使人们在家中生活得更健康、更长久。随着网络的快速扩展以及信息技术深入我们的生活,利用互联网、手机、交互式数字电视(DTV)等技术,潜在的智能医疗家居的水平将得到不断提升,人口老龄化也会使人们更加重视个人护理,也改变了传统的医患关系。

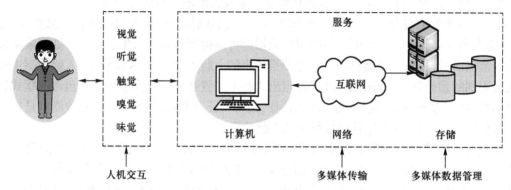

图 10.1　以人为中心的多媒体系统

10.2　人机交互多媒体技术

　　人机交互技术是指通过计算机输入、输出设备,以有效的方式实现人与计算机对话的技术。人机交互的目的是通过模仿人与人之间的交互方式,来实现人与计算机之间自然的交互。当然,目前我们还无法想象人与真实世界相互作用的完整框架,这也是人们面临的科学挑战之一。计算机的应用几乎无处不在,HCI 在人们的日常生活中变得越来越重要,与计算机进行交互的第一步就是熟练地操作和利用数字信息。然而,人和计算机之间的交互(例如,通过鼠标、键盘、操控杆和遥控)比人和人之间的自然交流少了许多灵活性。随着虚拟增强现实和便携式计算机技术的不断进步,HCI 正进入空前的变革发展时期。

　　大体上,人与人的交流由人类的五种基本感觉组成:视觉、听觉、嗅觉、味觉和触觉,HCI 的最终目的就是利用这些人类最自然的行为(例如面部的表情、身体的动作、语音和目光的凝视等)与计算机进行通信,产生能被人类所理解的行为。视觉和听觉是两个最重要的感官功能,因此在下面的章节中,我们会对其进行重点讨论。

10.2.1　视觉信息处理

　　视觉信息就是指通过人眼感知到或者通过光学相机所捕获到的信息,视觉信息处理是计算机视觉主要研究的内容之一。对于人机交互而言,主要关注视觉信息处理的两方面技术,即如何识别视觉信息、如何展现视觉信息。

1. 人脸识别技术

该技术是基于人的脸部特征信息进行身份识别的一种生物识别技术,是用摄像机或摄像头采集含有人脸的图像或视频流,并自动在图像中检测和跟踪人脸,进而对检测到的人脸进行脸部识别的一系列相关技术,通常也称为人像识别或面部识别。该技术可用于安全监视系统、姿势识别、聋哑人读唇以及光学特征识别。人脸识别系统主要包括四个组成部分,分别为:人脸图像采集及检测、人脸图像预处理、人脸图像特征提取及人脸图像匹配与识别。

(1) 人脸图像采集及检测。① 人脸图像采集:人脸图像一般都通过摄像镜头采集,静态图像、动态图像、不同的位置、不同表情的图像数据都可以得到很好的采集。当用户处于采集设备的拍摄范围内时,采集设备会自动搜索并拍摄用户的人脸图像。② 人脸检测:人脸检测主要用于人脸识别的预处理,即在图像中准确标定出人脸的位置和大小。人脸图像中包含的模式特征十分丰富,如直方图特征、颜色特征、模板特征、结构特征及 Haar 特征等。人脸检测就是把这些有用的信息筛选出来,并利用这些特征实现人脸检测。

主流的人脸检测方法是 Adaboost 学习算法。该算法是一种迭代算法,核心思想是针对同一个训练集训练不同的分类器(一般是弱分类器),按照加权投票的方式将弱分类器构造为一个强分类器,再将训练得到的若干强分类器串联组成一个级联结构的层叠分类器,有效地提高分类器的检测速度。

(2) 人脸图像预处理。这部分主要是基于人脸检测的结果,对图像进行处理,为特征提取做好准备。由于受到各种条件的限制和随机干扰,系统获取的原始图像往往不能直接使用,必须在图像处理的早期阶段对它进行灰度校正、噪声过滤等图像预处理。对于人脸图像而言,预处理过程主要包括人脸图像的光线补偿、灰度变换、直方图均衡化、归一化、几何校正、滤波以及锐化等。

(3) 人脸图像特征提取。人脸识别系统可使用的特征通常分为视觉特征、像素统计特征、人脸图像变换系数特征、人脸图像代数特征等。人脸特征提取就是针对人脸的某些特征进行特征建模的过程。人脸特征提取的方法主要分为两大类:一种是基于知识的表征方法,另外一种是基于代数特征或统计学习的表征方法。

(4) 人脸图像匹配与识别。将提取的人脸图像的特征数据与数据库中存储的特征模板进行匹配,通过设定一个阈值,当相似度超过这一阈值时,就把匹配得到的结果输出。人脸识别就是将待识别的人脸特征与已得到的人脸特征模板进行比较,根据相似程度,对人脸的身份信息进行判断。该过程又分为两类:一类是确认,是一对一进行图像比较的过程;另一类是辨认,是一对多进行图像对比的过程。

2. 视觉信息重现技术

该技术主要研究如何用计算机向用户展现视觉信息的全部内容。对于这个问题,计算机图形学和可视化技术起了很大作用,它们提供的技术实现方式主要包括立体或多角度图像分析、三维重建、视觉分析和渲染、三维显示和图像绘制等。研究计算机图形学和可视化技术的主要目的是依靠数学模型和算法,产生二维、三维甚至更高维度在现实中的表达和视觉信息数据,研究中需要使用包括射线追踪、基于纹理的渲染和说明性渲染等技术。计算机图形学和可视化技术已经被广泛应用到各个领域,包括公共传播、生物学、社会科学以及考古学等。这些研究致力于采用虚拟环境的手段使用户更方便地理解信息,一般允许用户通过他们的视觉设备来获取计算信息。由于视觉信息处理需要大量的计算,因此提高计算效率非常重要。关于数据可视化的应用和数字医学影像的介绍,在本书相关章节已经详细介绍,这里不再赘述。

10.2.2 语音处理

语音处理技术是研究语音发声过程、语音信号的统计特性、语音的自动识别、机器合成及语音感知等各种处理技术的总称。现代的语音处理技术都以数字计算为基础,并借助微处理器、信号处理器或通用计算机得以实现,因此也称数字语音信号处理。HCI 中两个主要的语音处理领域是语音识别和语音合成。

1. 语音识别

语音识别技术是利用计算机自动对语音信号的音素、音节或词进行识别的技术总称,语音识别是实现语音自动控制的基础。语音识别一般要经过以下几个步骤:① 语音预处理,包括对语音的幅度标称化、频响校正、分帧、加窗和始末端点检测等内容;② 语音声学参数分析,包括对语音的共振峰频率、幅度、线性预测参数、倒谱参数等参数的分析;③ 参数标称化,主要是指时间轴上的标称化,常用的方法有动态时间规整(DTW)或动态规划方法(DP);④ 模式匹配,可以采用距离准则或概率规则,也可以采用句法分类等;⑤ 识别判决,通过最后的判别函数给出识别的结果。

自动语音识别(automatic speech recognition, ASR)作为一个多学科交叉的研究领域,已经发展了几十年,并且已经取得了巨大的进步。美国、日本、欧洲都设立了专门的项目进行技术研究和系统开发,在语音识别、语言理解、自动翻译等方面有大幅度进展。中国的语音识别研究最早始于 1958 年,并在 1986 年的"中国高科技发展计划"(863 计划)中被列为专题项目。2009 年以来,借助机器学习领域深度学习研究的发展,以及大数据语料的积累,语音识别技术得到突飞猛进的发展。国外的典型应用是苹果公司的 Siri 系统,国内的典型应用以科大讯飞、搜狗语音助手、百度语音等系统为主。

语音识别系统的模型通常由声学模型和语言模型两部分组成,分别对应于语音到音节概率的计算和音节到字概率的计算。主流的声学模型是隐马尔可夫模型(hidden Markov model, HMM),该模型的成熟和不断完善成为语音识别的主流方法,利用 HMM 从左向右单向、带自环、带跨越的拓扑结构来对语音基元建模,再结合上下文建模、机器学习算法,就可识别出音素。主流的语言模型分为规则模型和统计模型两种。统计模型是用概率统计的方法来揭示语言单位内在的统计规律,其中 N-Gram 简单有效,被广泛使用。随着互联网的快速发展,以及手机等移动终端的普及应用,目前可以从多个渠道获取大量文本或语音方面的语料,这为语音识别中的语言模型和声学模型的训练提供了丰富的资源,使得构建通用大规模语言模型和声学模型成为可能。

2. 语音合成

语音合成是将文本转换成语音和用户之间的通信信息的过程,又称为文语转换技术(text to speech, TTS)。该技术涉及声学、语言学、数字信号处理、计算机科学等多个学科领域,主要目标是将文字信息转化为可听的声音信息,即让机器像人一样开口说话。语音合成技术的研究历史悠久,但真正具有实用意义的近代语音合成技术是随着计算机技术和数字信号处理技术的发展而发展起来的,主要是让计算机能够产生高清晰度、高自然度的连续语音。在语音合成技术的发展过程中,早期的研究主要是采用参数合成方法,后来,随着计算机技术的发展,又出现了波形拼接的合成方法。

语音合成系统的主要操作大体上分以下三步:首先是语言处理,通过分词、语法分析和语义分析,使计算机对输入的文本能完全理解,文本被转换成语音信号或语音描述;然后是韵律处理,利用语音模型将一组拼写正确的符号转换成一组与众不同的特征和声音(即具有音高、音长、音强特征的音素),使最终合成的语音能正确表达语义,听起来更加自然,音素是语音描述中最通用的形式;最后是声学处理,即将前面处理的语音抽象性符号描述转换成声音信号。

语音合成在众多领域都有成功的应用,例如银行的自动电话业务和出租车预定业务。国内的科大讯飞、阿里巴巴、百度等公司在语音合成技术领域具有领先优势。科大讯飞公司建设了大量的语音库,涉及多场景、多语种,并构建了基于智能语音处理的新一代人工智能开放创新平台,在 2022 年北京冬奥会中支持了 60 个语种的语音合成、69 个语种的语音识别、168 个语种的机器翻译和 3 个语种的交互理解。阿里巴巴公司基于 End2end 语音合成技术开发了 knowledge-aware neural TTS(KAN-TTS)技术,并构建了 hybrid 系统。该技术充分结合了 domain knowledge 和 End2end 语音合成技术,在传统语音合成系统的基础上,基于 End2end 语音合成技术对各种 domain knowledge 进行充分利用,从而构建了高表现力、高稳定性的在线中文实时语音合成系统,能够提供高表现力、高稳定性的在线实时语音合成服务。

10.2.3　脑机交互

脑机交互技术(brain-computer-interface,BCI)是指借助外部设备使大脑可以直接控制外部机器的技术,BCI 并不是“一个”技术,而是一个技术群,其中包含了很多技术,如脑电信号采集、脑电信号处理、外部设备连接等,涉及非常多的学科,是非常复杂的技术群。目前,脑机交互的研究热点聚焦在脑机接口技术,按信号采集的方式,大致可分为“植入式”和“非植入式”两类。其中,植入式由于技术较难,对精准度要求高,并需在脑部皮肤进行植入,因此仍在人体实验阶段,主要用于医疗研究。非植入式装卸方便,已进入商用阶段,以娱乐和医疗为主要目的。

1. 植入式

植入式接口需要通过在大脑皮层表面或大脑内部完全植入电极来采集脑电信号,信息量大、时空分辨率高,锋电位信号解码能够实现对外部设备多自由度的实时、精确控制。但是,由于电极需要植入人脑,属于“有创”操作,因而研究的目的主要是帮助严重运动残疾的病人康复或提高生活质量。目前,植入式脑机接口技术的研究在动物实验中取得了诸多进展,但是在人体中实现应用难度更大,美国在人用研究方面已经实现了突破,处于行业前列,已为几十位瘫痪病人提供了帮助,荷兰科学家近期的成果也受到关注。例如,2006 年,美国布朗大学在瘫痪病人身上采用脑电波控制假肢,实现了脑机接口的首次临床应用;2012 年,美国西北大学实现了用功能性电刺激控制瘫痪肌肉;同年,美国匹兹堡大学实现了用人脑信号控制机械手,使患者感到两手相握的触感;2015 年,加州理工大学的研究团队通过读取与病人手部运动相关脑区的神经活动,成功地将病人的运动意念转化成控制假肢信号,使一位瘫痪 10 年的高位截瘫病人通过意念控制独立的机械手臂完成诸如“喝水”等较为精细的任务;2016 年,荷兰乌特勒支大学的科研团队通过脑机交互技术,成功地使一位因渐冻症而失去运动能力的患者实现了通过意念在计算机上打字,准确率达到 95%,植入式脑机接口技术的应用水平又向前迈进了一大步。

2. 非植入式

非植入式接口因操作相对简便而受到更多研发团队的青睐,主要包括脑电图 EEG、脑磁图 MEG、近红外光谱 NIRS、功能磁共振成像 fMRI 等研究方式。一些商用脑机交互产品也已经出现在市场上。例如,日本本田公司生产了意念控制机器人,操作者可以通过想象自己的肢体运动来控制身边机器人进行相应的动作;在美国罗切斯特大学的一项研究中,受试者可以通过 P300 信号控制虚拟现实场景中的一些物体,例如开关灯或者操纵虚拟轿车等;日本科技公司 Neurowear 开发了一款名为 Necomimi 猫耳朵的脑机交互设备,该设备可以检测人脑电波,进而转动猫耳来表达不同情绪,其姐妹产品“脑电波猫尾”可由脑电波控制仿猫的尾巴装置运动,它可以随着佩戴者的心情的变化而运动,当佩戴者心情放松愉悦时,尾巴就会摇得舒缓温和,当佩戴者精神紧张时,尾巴就会摇得生硬;美国加州旧金山的神经科技公司开发出一款脑电波编译设备 Emotiv Insight,能够帮助残障人士用来控制轮椅或电脑。

我国在脑机交互研究方面也有所建树,清华大学、浙江大学等高校都已经设立了课题组研究相关领域,在国际 BCI 大赛中取得优秀成绩,研究成果取得不少突破。例如,浙江大学早期研究大白鼠“动物机器人”意念控制运动路线和猴子大脑信号“遥控”机械手,并完成了国内首次病人颅内植入电极,然后用意念控制机械手的实验,在“植入式脑机接口”领域处于国内领先;上海交通大学于 2015 年成功实现了人脑意念遥控蟑螂行动;清华大学早在 2001 年就实现人脑控制鼠标、控制电视各个按键,2006 年,他们通过运动想象,控制两个机器狗,进行了一场足球大赛;华南理工大学则在研究基于 P300 和运动想象结合的文字输入系统、光标控制上网发邮件,以及在残疾人生活辅助(如家电及轮椅等控制)和神经功能康复中的应用等;2016 年,由天津大学神经工程团队负责设计研发的在轨脑机交互及脑力负荷、视功能等神经功效测试系统随着“天宫二号”进入太空进行了国内首次太空脑机交互实验。

10.2.4 虚拟增强现实

1. 虚拟现实技术

虚拟现实技术(virtual reality,VR),又称虚拟环境、灵境或人工环境,是指利用计算机生成一种可对参与者直接施加视觉、听觉和触觉感受,并允许其交互地观察和操作的虚拟世界的技术。VR 技术是一种集成技术,包含的关键技术有动态环境建模、实时三维图形生成、立体显示和传感器等技术,具有沉浸性、交互性、多感知性、想象性、自主性等特征。以前,VR 被称为视觉偶合系统,主要目的是将所有的感官技术无缝地整合到一起,同时允许用户从适当的身体和感知方式中获取更多的现实经验。这种方法被普遍认为将成为下一代 HCI。由于不需要专门的训练,因此它改变了人与人之间交互的模式,促进了多媒体计算技术的发展。博尔特提出了最早的多模态 HCI 系统 put-that-there。该系统融合了空间信息、语音信息、手势信息,利用基于框架的整合体系结构追踪三维手势。该系统可用于简单管理一些受限制的虚拟对象,如对象的选择、对象属性的修改和对象的重定位等。

随着深度学习、强化学习等人工智能算法逐渐产业化,以及传感器技术、视觉技术、语音技术和自然语言处理技术的迭代升级,通过文字、语音、视觉的理解和生成,并结合动作识别和驱动、环境感知等多种技术,多模态人机交互技术已经能够充分模拟人与人之间的交互方式。2021 年,OPPO 公司推出智能助手小布的首个"虚拟人"版本,涵盖了视觉、语音、自然语言处理等多模态融合算法,采用多种基础创新技术,可以实现与用户在多个场景生态下的内容服务、实时交互以及情感化交互。

2. 增强现实

增强现实(augmented reality,AR)技术是一种将虚拟信息与真实世界巧妙融合的技术,广泛运用了多媒体、三维建模、实时跟踪及注册、智能交互、传感等多种技术手段,将计算机生成的文字、图像、三维模型、音乐、视频等虚拟信息模拟仿真后应用到真实世界中,两种信息互为补充,从而实现对真实世界的"增强"。

AR 技术的起源可追溯到二十世纪五六十年代所发明的 Sensorama Stimulator,其使用图像、声音、香味和震动,让人们感受在纽约的布鲁克林街道上骑着摩托车风驰电掣的场景。20 世纪 90 年代,波音公司在组装飞机的过程中也引入了的增强现实技术。2014 年,Facebook 以 20 亿美元收购 Oculus 后,AR 创新应用再次成为热潮,并扩展到城市规划、虚拟仿真教学、手术诊疗、文化遗产保护等领域。

目前,AR、VR 等沉浸式技术正在快速发展,一定程度上改变了消费者、企业与数字世界的互动方式。用户期望更大程度上从 2D 转移到沉浸感更强的 3D,元宇宙(Metaverse)的概念应运而生。2021 年,Soul APP 首次提出构建"社交元宇宙",开启了元宇宙建设与应用元年。随后,英伟达、字节跳动、Meta、百度、索尼、高通等科技企业也迅速布局,展开了元宇宙的研究与开发工作。

10.3 多媒体内容管理与传输

在互联网高度发达的今天,无论是个人还是组织,制作和开发多媒体内容都比以前更加容易,每个人都可以是一个多媒体内容制作者。内容生产的方便性加速了它的成长,也使得众多领域通过对丰富的多媒体内容进行有效管理和挖掘获得了显著收益,医疗保健行业就是典型的例子。在一个典型的医疗保健系统中,由多媒体内容(如图像、视频等)构成的患者记录以电子档案的方式存储,这些电子档案内容还需要医生进行研究分析才能产生更大价值。因此,随着患者记录的增加,管理这些记录的能力变得十分重要。为了有效地利用这些多媒体数据并充分发挥其优势,开发处理和管理这些数据的智能方法就显得十分重要。

10.3.1 多媒体内容管理

1. 多媒体内容分析

多媒体数据基本上需手动标注文字说明,然后存储在数据库管理系统中,后者用于控制和访问这些数据。手动标注的主要问题包括:劳动强度很大、受操控者主观因素的影响,以及传统的注释对多媒体内容的限制。例如,利用关键词将每幅图像的纹理视觉特征语境化是不可行的。因此,在20世纪90年代早期,有人提出了基于内容的检索技术来解决这些问题,即同时允许用户基于他们感知的内容对数据库进行访问。多媒体内容分析与理解就是采用机器学习、计算机视觉和模式识别等理论与技术对多媒体数据(如视频、图像、文字、音频、动画等)进行处理、分析和理解。多媒体内容不仅体现在视觉特征表示层面(如视觉特征:手工特征如颜色、纹理、形状,以及深度特征等),还体现在语义概念层面(如多媒体对象的语义概念、标签)。

多媒体数据具有不同的格式和特征(例如图像、视频和音频),因此需要采用不同的方法对它们进行分别处理。从20世纪90年代初开始,基于内容的图像(视频)检索成为多媒体领域研究的热点之一,图像(视频)的颜色、纹理、形状和运动等视觉特征被提取出来表征图像(视频)内容所蕴含的语义,从而实现图像(视频)数据的查询与管理。由于音频也蕴含了大量的语义信息,因此,近年来基于内容的音频检索也受到越来越多的关注,其主要思想是通过提取音频流中的时域(频域)特征来描述音频的内容,由于多媒体本质上是由文本、视频和音频等多种媒质交互融合而成的,它们之间存在着或多或少的语义关联,因此,一种媒质和另外一种媒质可以用于表示同一语义,媒质之间可以相互索引。需要注意的是,无论是基于内容的图像(视频)检索或是基于内容的音频检索,目前还都是基于视觉或听觉的感知特征相似度比较的检索,都是针对多媒体内容的语义描述进行的,因此,将多媒体数据流分类成预先定义的语义模型是多媒体检索面临的挑战。

在医学领域,医疗过程产生的图像和视频的形状、纹理等视觉特征已经被用于医学图像检索。利用图像处理技术的优势和先验知识,基于内容的图像检索(CBIR)在医学影像数据库应用中有着巨大的潜力,相关内容在本书前序章节已有详细描述。与视频特征相似,音频处理技术及描述音频内容特征的应用在医学领域也开始大量应用,如语音电子病历、AI辅助诊断等,它们能够节省诊前病史采集时间、提高病历书写效率、提高病历质量。

2. 多媒体内容描述接口

多媒体检索技术的巨大潜力吸引了大量研究人员。虽然人们已经提出了许多特征提取的方法用来刻画多媒体数据感性和理性的内容,但我们还需要有交流这些特征并利用这些特征进行多媒体内容建模的系统方法。为此,1998年,动态图像专家组(MPEG)研发了MPEG-7标准(多媒体内容描述接口)。MPEG-7是在模拟、PCM、MPEG-1、MPEG-2、MPEG-4等基础上建立起来的,并与其他标准互为补充。与以前的MPEG标准不同(以前的标准的目标是压缩和复制数据本身),MPEG-7主要用于规范化交互式多媒体内容和多媒体内容访问,旨在提高那些用来描述内容和背景的多媒体数据(即元数据)的质量。

MPEG-7标准的主要目的是为一个大范围的应用提供可扩展的元数据解决方案,即规定一个用于描述各种不同类型多媒体信息的标准集合。MPEG-7标准致力于根据信息的抽象层次提供描述多媒体材料的方法,以便表示不同层次上的用户对信息的需求。一般音调、音速等较低层次的属性可以通过自动方式提取,而数据对象的语义等高层次属性则需要更多的人工交互处理。

采用MPEG-7标准的基于内容的访问包括信息的语音查询、手绘图像,以及电视新闻的个性化服务。研究人员开发了一个与MPEG-7兼容的视频索引和检索系统,这个系统能够在一个统一的框架中支持复杂的多模式查询,该系统将视频分解为快照、关键帧、静止区域和运动区域,并利用MPEG-7配置文件来表示视频,用户可以在直观、易于使用的可视化查询界面上制定基于文本的语义、颜色、纹理、形状、位置、运动和时空查询,多线程查询处理服务器将传入的查询解析为子查询,并在单独的线程中执行每个子查询,然后,它以自下而上的方式融合子查询结果,最终获得查询结果。西北工业大学设计了一种基于 MPEG-7 的视频特征存储方法和基于内容特征的视频检索方法,能够从视频数据库中有效地检索出目标视频。

10.3.2　多媒体传输

多媒体数据由于具有多模态和数据量大等特点,因此在计算资源、存储、网络传输和计算基础设施等方面都有较高要求。对于多媒体传输来说,除了需要有通信技术作为重要基础设施以外,数据压缩技术也是至关重要的。本节我们将介绍实现多媒体内容的输出及交互功能的数字电视系统,以及多媒体数据压缩的 MPEG 标准。

1. 数字电视

数字电视(digital television,DTV)是从节目采集、节目制作、节目传输一直到用户端都以数字方式处理信号的电视系统,即从演播室到发射、传输、接收的全部环节都使用数字信号。与模拟电视相比,数字电视画质更高、功能更强、音效更佳、内容也更丰富,通常还具备交互性和通信功能。

数字电视信号的具体传输过程是:由电视台发出的图像及声音信号经数字压缩和数字调制后,形成数字电视信号,经过卫星、地面无线广播或有线电缆等方式传送,由数字电视终端设备接收后,通过数字解调和数字视音频解码处理还原出原来的图像及声音。

有了数字电视技术的支持,多媒体的作用得到了增强,因为数字电视通过人造卫星、电缆和地面广播提供了更好的图像和声音质量,同时也提供了更多的应用商机。一台经过适当配置(如触摸屏)的数字电视机与联网的交互式计算机的作用相似,可以作为一台功能强大的交互式计算机。另外,人们还可以通过手持设备访问数字电视,如手机和掌上电脑(PDA)。在数字电视的支持下,家庭医疗保健领域和移动健康系统(移动医疗)中将会不断涌现出一些新的应用,如健康信息、医疗咨询、传输警报、紧急求助、生物医学数据传输和家庭交互式远程护理等。

2. 多媒体压缩

我们可以在任何地点享受数字音乐,主要是因为音乐播放器变得越来越小,而且能够存储大量的歌曲。另外,我们还可以通过互联网、数字电视、手持设备来观看数字视频。这些多媒体产品成功应用的背后是一系列数据压缩标准,多媒体产品制造商依据这些标准生产有竞争力、更易于传播的产品。

(1)静态图像压缩标准。

静态图像方面,JPEG 标准已经取得了巨大的成功,现在所有的相机都采用 JPEG 标准进行图片存储。为了适应多媒体技术的进步,JPEG 标准已经升级成 JPEG2000 标准。JPEG2000 标准是基于小波变换的图像压缩标准,同时支持有损压缩和无损压缩,支持渐进式显示和下载。JPEG2000 标准的压缩比高,但是编码和解码速度较慢,在一般的应用中使用得不多,但是在数据质量要求高的医学和遥感领域,JPEG2000 标准的优势明显,得到了广泛的应用。例如,荷兰埃因霍恩理工大学成功地在乳腺淋巴结组织切片检测肿瘤转移的 CNN 算法中,利用 JPEG2000 标准进行数据预处理,结果表明该算法的性能与病理学家水平相当。俄罗斯哈巴罗夫斯克太平洋国立大学开发了一种基于 JPEG2000 标准的精细图像细节传输质量控制方法,该方法通过离散小波变换(DWT)系数量化参数的自动调整来控制图像细节的传输质量。我国的研究人员也围绕 JPEG2000 标准开展了大量算法改进和应用开发工作,天津大学改进了 JPEG2000 中的 MQ 编码器,并在 Xilinx FPGA 上实现,达到了较高的数据吞吐量。南开大学提出了一种基于 JPEG2000 标准的可逆管道方法,引入了一种新的方法来测量可逆颜色和小波变换时量化误差的可见性,并将可见性阈值合并到 JPEG2000 编码器中,创建了可伸缩的、接近数字无损表示的码流,这项研究工作对于图像恢复是非常重要的。

(2) 运动图像压缩标准。

运动图像压缩包括两大系列标准:H.26 系列和 MPEG 系列。H.26 系列主要用于数字电视会议领域,MPEG 系列主要用于多媒体和娱乐视频领域,本节主要讨论 MPEG 系列标准。MPEG 标准包括 MPEG-1 标准、MPEG-2 标准和 MPEG-4 标准,这些标准已经在不同的领域得到广泛应用。MPEG-1 标准是 MPEG 组织制定的第一个视频和音频有损压缩标准(1991 年发布),被称为“对 1.5 Mbit/s 运动图像和伴音进行编码”,主要用于中等质量(例如 VHS 质量)和中等码率的视频和音频压缩。MPEG-1 标准在三个层次中组织音频编码方案,简称为第 1 层、第 2 层和第 3 层。编码器的复杂性和性能(每比特率的声音质量)从第 1 层到第 3 层不断增加。音频压缩文件格式 MP3 就是 MPEG-1 标准第 3 层的缩写,它开创了数字音乐革命的历史。另外,CD-ROM 光盘视频(VCD)中也广泛使用 MPEG-1 技术。

MPEG-2 标准(1994 年发布)被称为“运动图像和语音的通用编码”,其正式名称为“基于数字存储媒体运动图像和语音的压缩标准”。与 MPEG-1 标准相比,MPEG-2 标准是具有更高的图像质量、更多的图像格式和传输码率的图像压缩标准。MPEG-2 标准不是 MPEG-1 标准的简单升级,而是在传输和系统方面做了更加详细的规定和进一步的完善。它是针对标准数字电视和高清晰电视在各种应用下的压缩方案,传输速率在 3~10 Mbit/s 之间。MPEG-2 标准特别适用于广播质量的数字电视的编码和传送,常被用于无线数字电视、数字视频广播(digital video broadcasting,DVB)、数字卫星电视、数字化视频光盘(digital video disk,DVD)等技术中。

MPEG-4 标准(1999 年发布)被称为“音频视频对象编码”,是最新的视频编码标准,用来实现基于像素的方法到基于对象的方法的转换。MPEG-4 标准与以前的标准最显著的差别在于它是采用基于对象的编码理念,即在编码时将一幅景物分成若干在时间和空间上相互联系的视频音频对象,分别编码后,再经过复用传输到接收端,然后再对不同的对象分别解码,从而组合成所需要的视频和音频。这样既方便对不同的对象采用不同的编码方法和表示方法,又有利于不同数据类型之间的融合,可以方便地实现对于各种对象的操作及编辑。MPEG-4 标准包含了 MPEG-1 标准及 MPEG-2 标准的绝大部分功能及其他格式的长处,并加入了对虚拟现实模型语言(virtual reality modeling language,VRML)的支持,包括面向对象的合成文件(音效,视频及 VRML 对象),以及数字版权管理(DRM)及其他交互功能,从而建立起一种能被多媒体传输、存储、检索等应用领域普遍采用的统一数据格式。MPEG-4 标准典型的应用领域包括:因特网多媒体应用;交互式视频游戏;实时可视通信;演播室技术及电视后期制作;采用面部动画技术的虚拟会议;远程视频监控;通过 ATM 网络等进行的远程数据库业务等。

3. 多媒体框架

如上所述,MPEG 在发展多媒体功能的产品和应用中扮演着重要的角色。然而,多媒体市场的发展也带来了新的问题,即如何获取数字视频、音频以及合成图形等"数字商品",如何保护多媒体内容的知识产权,如何为用户提供透明的媒体信息服务,如何检索内容,如何保证服务质量等。此外,有许多数字媒体(图片、音乐等)是由用户个人生成和使用的。这些"内容供应者"同商业内容供应商一样关心相同的事情,即内容的管理和重定位、各种权利的保护、非授权存取和修改的保护、商业机密与个人隐私的保护等。目前虽然建立了传输和数字媒体消费的基础结构并确定了与此相关的诸多要素,但这些要素和规范之间还没有一个明确的关系描述方法,迫切需要一种结构或框架保证数字媒体消费的简单性,很好地处理"数字类消费"中诸要素之间的关系。为此,MPEG-21标准(2000年发布)提供了完整的多媒体框架,用以在整个链条内传输和管理多媒体内容,包括内容制作、生产、传输、个性化、消费、表达和贸易。

MPEG-21标准提出了一种新的分布实体,叫做数字项(DI)。数字项是一个结构化的数字对象,是按标准进行表达、标记并带有描述性的数据。数字项是数字资源及其相关内容(包括图像、图形、动画、数据文件、音频、视频等)的集合,它是MPEG-21标准框架中传送和交易的最基本单元。数字项供所有用户在一个分布式的多媒体系统中交互使用,其中用户是MPEG21环境中使用DI的任意实体,包括世界范围内的个人、消费者、团体、组织、公司、政府及其他标准化组织和主体。用户之间针对数字信息的交互作用包括内容创建、提供、存档、评价、增强、递送、聚集、传输、发表、零售、消费、订购、管制,及上述事务的推进和管理等。可见,用户之间的交互涉及了数字内容管理、知识产权管理等不同的服务类别,因此,MPEG-21标准树立了一个里程碑,它创造了一个能协同工作的基础框架,为数字多媒体消费和传输提供透明的保护。许多应用领域都得益于MPEG-21标准,医学和医疗保健领域也报道了MPEG-21标准成功应用的实例,例如对医疗信息进行访问管理、点对点交互式数字电视实时教学系统管理等,这些实际都是利用MPEG-21标准而使系统获得了高度协同工作的能力。

10.4 智能医疗家居

智能医疗家居的主要目的是建立一个综合的、个性化的个人家庭健康系统。在智能医疗家居系统支持下,消费者可以在自己的家中进行医疗保健、防治疾病以及处理一些简单的病症。该系统能够每天24小时、每周7天进行数据收集,所收集到的数据量远远大于医院医生所采集的数据量,不仅可以采集传统的生命体征(血压、脉搏、呼吸),而且增加了对新型生命体征的测量,例如步态、行为模式、睡眠模式、日常锻炼和康复性锻炼等与健康相关的数据。智能医疗家居能减少患者对家庭护理的依赖,从而提高生活质量。将智能医疗设备搬入家庭,也能够对身体残障者和慢性病患者的生活产生积极的影响。临床研究表明,在患者住所中使用智能医疗设备能够较早地识别出临床病症,并能够减少在医院的时间消耗。如上所述,智能医疗家居是一个综合系统,需要集成多种类型的设备和数据,多媒体技术是构建智能医疗家居的重要支撑技术之一。图10.2展示了由多媒体组件构成的智能医疗家居系统。

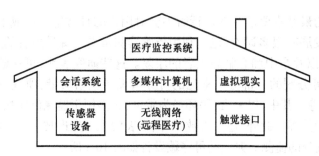

图 10.2 由多媒体组件构成的智能医疗家居系统

10.4.1 智能医疗家居应用项目

家庭环境中配置医疗设备和系统的主要目的是为居民提供健康和便利。智能医疗家居领域有许多大的项目,这些项目将工程学和生物医学中的知识和经验汇聚到了一起。表 10.1 列出了部分智能医疗家居的产品和项目。

表 10.1 部分智能医疗家居的产品和项目

项目名称	机构	特征
星空家庭医疗	海尔公司	智慧健康全屋场景
SPDC 智慧小屋	上海星敬医疗	一体化全程健康监测
年龄实验室	麻省理工学院(MIT)	人口老龄化系统,例如医疗顾问和独立生活适应设备
智能医疗家居	罗切特大学 未来健康中心	基于运动理解、会话医疗顾问和其他的综合家庭健康技术
智能住宅技术	弗吉尼亚大学 医学自动化研究中心	年长者的健康监测,包括智能家居监测和睡眠监测
健康伙伴	Health Hero Network 公司	居家者身体数据自动测量,并同步到云端临床数据库

10.4.2 智能医疗家居中的健康监测

智能医疗家居系统配置的视觉、听觉、触觉传感器以及高速通信网络能够方便快捷地实现医疗健康信息交换,为开展远程会诊和远程患者监测提供了良好基础。

1. 医疗保健中的可穿戴设备

随着技术的进步,传感器设备的规格、成本和功耗持续下降,现在传感器可以嵌入到不同的位置和物品中,例如家具、家电、可穿戴物品、珠宝以及衣服等。其中,可穿戴医疗设备是指可以直接穿戴在身上的便携式医疗或健康电子设备,能够在软件的支持下感知、记录、分析、调控、干预甚至治疗疾病或维持健康状态。可穿戴设备一般包括三个主要组成部分:传感器用来测量生命健康体征;计算机硬件用于处理、显示和传输来自传感器的信息;服装作为辅助因素和外部装饰。

这些移动设备的最基本要求是在运行时不会对用户的日常生活造成干扰。有关穿戴式设备在医疗应用中的发展有很多讨论,包括利用传感器测量老年痴呆患者的生命体征、对紧张训练状况反应的评估,以及卒中和心脏病患者的康复。这些研究表明,可穿戴式设备能够成为现代医疗保健系统不可分割的一部分。常见的可穿戴设备包括头带、项链、眼镜、马甲、衣服、腰带、手表、手环、脚环等。其中,以手表、手环最为常见,大多用于监测健康情况,如运动、睡眠、心率及周围环境相关参数等。此外,还有少数手环、手表融入了先进技术,实现了基于光学传感器的血压水平与血液成分的监测。典型的可穿戴设备如图 10.3 所示。

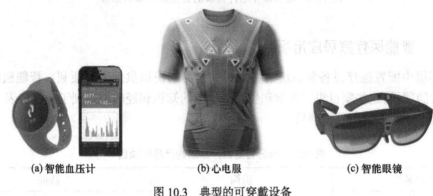

(a) 智能血压计   (b) 心电服   (c) 智能眼镜

图 10.3   典型的可穿戴设备

2. 语音设备和会话系统

(1) 语音识别系统。语音和语言处理系统能够使用户通过语音会话自然地与计算机进行交流,从而极大地改善医疗保健系统的服务能力。语音识别系统为计算机提供了辨别口语单词和短语的能力,从而可以利用它们作为指挥和控制计算机程序的接口,并为残障人员提供一种控制计算机的方式。最近的研究表明,语音识别的质量及其可用性已经取得了巨大进步,医疗应用中采用的语音识别系统也逐渐增多。在医学领域,这些创新已经被纳入听写系统,用以促进医疗健康报告系统的发展。举例来说,医院为了提高服务效率,已经逐步使用语音识别系统替代传统的转录服务,同时在医院的信息系统中,检索报告所需要的时间也在减少。在语音识别系统中,用户可以创建自己的词汇字典,进而增强了语音识别系统在医学领域的可用性。医学语音识别系统的快速成长有两个重要因素,一是人工智能技术的发展,使得医学语音的识别率可以达到实用化水平,语音输入的平均响应时间小于 800 ms;二是医学影像和传输系统(PACS)的应用需求,在语音识别系统的支持下,PACS 系统能够快速提供可用的医疗图像。

(2) 人机会话接口。不同于语音识别系统,会话系统不仅能识别出用户输入的单词,而且还可以试着解释这些单词的含义(即理解用户的口语对话)。会话系统已经有了多种应用,例如智能对话系统、难题解决助手和语音翻译系统,后者可以识别用户输入的中文,并将其翻译成其他语言输出。左手医生平台提供了一种基于知识图谱的智能问药系统,能够根据患者的疾病和症状,考虑用药禁忌,给出常规的用药方案。该系统开发的药品知识图谱包含近万种药品,包括处方药和非处方药,覆盖数万种疾病,既能推荐单品种药品,也能推荐组合药品,能够实现患者模型和药物模型的个性化匹配。对于同一种病,根据患者的不同症状表现,可以推荐不同的药品,推荐药品准确率高达 95%。这些智慧医疗语音服务系统的成功应用表明,人类和计算机之间的对话有助于提高人类自主使用医疗服务和药品的能力,同时类似的系统也可以应用到其他许多智能家居上,以改善人们的生活质量和健康水平。

3. 健康监测系统

健康监测系统成为智能医疗家居的一部分,可以对居住者的重要健康体征进行监测。健康监测系统一般包括两个子系统:监测子系统和追踪子系统。监测子系统在患者的生命信号出现反常时,能够自动向医院的工作人员报警;追踪子系统主要用于追踪需要紧急救助的患者。研究人员提出了一种全面的体域网架构,该架构包含三个层次:① 第一层包含一组具有检测功能的传感器节点或设备,由于受到资源限制,它们的功能经过了简化设计;② 第二层包含转发和汇聚节点,它们分别负责临时存储从第一层收集上来的数据,并与外部网络进行通信;③ 第三层包括提供各种应用服务的远程服务器,例如,医疗服务器保留注册用户的电子医疗记录,并向这些用户、医务人员和护理人员提供相应的服务。研究人员提出了一种基于低功耗广域网的智能无线传感健康监测系统,通过依靠 STM32 处理器和传感器对环境与体征数据信息进行采集,并利用 LoRa 技术将采集的数据上传到云服务器,能够实时稳定地监测社区老年人的身体健康状态。还有研究人员提出了一套远程监测系统,用来指导全膝关节置换手术(total knee arthroplasty,TKA)后的患者在家中进行屈膝和行走训练。该系统由数据采集模块、患者端手机应用程序、云端服务器、医生端 APP 组成,术后居家康复训练提供了一种低成本、有效的监测手段。

10.4.3 智能医疗家居中的多媒体应用

疾病治疗过程中,及时通知患者有关诊断、手术和治疗的信息是非常重要的,这能够帮助患者正确认知医疗流程。随着视频、音频以及网络内容的普及,利用多媒体推动患者的认知已经变得非常重要。本节主要介绍多媒体技术在患者教育、减轻患者焦虑等方面的应用。

1. 用于患者教育的多媒体

多媒体已经成为教育领域中不可或缺的工具。利用多媒体系统对患者进行教育在健康护理行业中已经非常普及。随着患者对计算机的认可和计算机技术的进步,这些多媒体系统越来越趋向于实用化。研究人员实施了一个基于互联网的互动多媒体哮喘教育计划,其结果表明,患者和护理人员对哮喘知识的理解有了明显的提高。此外,该研究还发现,哮喘知识的增加还导致了患者日常病症的减少,同时还减少了患者就诊的次数。利用多媒体技术将康复教育内容直观、生动地传递给患者,促进了患者养成健康的行为习惯,通过对照组常规的口头宣教与咨询,实施了多媒体宣教的康复患者在康复知识认知水平、训练依从性方面有明显的提高。

南昌大学附属第二医院实施了针对心脏手术患者开展的多媒体健康教育实践,选取了 2017 年 1 月至 2018 年 5 月之间收治的 108 例早期心脏手术患者作为研究对象,并随机分为实验组(54 例)和对照组(54 例)。实验组采用术前多媒体健康教育(视频播放为主),对照组采用传统健康教育(口头传授为主)。比较两组患者的健康教育知识掌握情况、口干耐受性、限水配合程度、入住监护室天数、再入监护室患者比例,结果表明,实验组患者健康教育问卷调查表总得分、口干耐受性得分、限水配合程度得分高于对照组;实验组患者入住监护室天数短于对照组;实验组患者再入住监护室患者比例低于对照组。由此可见,术前采用多媒体健康教育可有效提高患者健康教育知识水平、患者口干耐受性和限水配合程度,减少监护室住院天数和再次入住监护室的比例。

2. 用于减轻患者焦虑的多媒体

多媒体技术已经被作为减轻患者焦虑的工具。多媒体技术的应用有可能减少镇静剂的使用,帮助患者在手术中放松。在手术进行期间,也可以采用不同方法去缓解患者的焦虑和恐惧,比如某些医院的多媒体嵌入式手术室,通常在患者手术过程中播放音乐。研究表明,音乐能够减少手术期间因为不熟悉的噪声和听觉刺激而产生的焦虑,同时也能够减少手术期间的紧张情绪。当然,尽管应用多媒体技术具有消除焦虑的作用,但是也有报告指出,在手术室播放音乐可能引起医生和护士在手术中不必要的分心,甚至会干扰听觉体征信号的测量及工作人员之间的交流。因此,在此类多媒体的设计过程中,必须要考虑这些问题。除了音乐,有理论表明,手术时播放视频可以缓解患者的焦虑情绪,患者的舒适度和满意度都得到了全面的提高。该项研究中,研究者为准备进行手术的患者配备了特别设计的眼镜,包括用来播放视频的液晶显示屏和音频设备。

宜兴市人民医院探讨了由 ICU 护士实施集中式多媒体术前访视对食管癌患者术后护理的影响,将 2015 年 1—12 月实施食管癌根治手术后入住 ICU 的 79 名患者作为对照组,由胸外科 ICU 护士采用口头一对一的术前访视;将 2016 年 1—12 月实施食管癌根治手术后入住 ICU 的 69 名患者作为观察组,由胸外科 ICU 护士采用集中式多媒体的方式进行术前访视。对两组患者宣教前后焦虑评分及护理满意度进行比较,结果显示,两组患者访视前焦虑评分无明显差别,访视后焦虑评分中,观察组明显低于对照组,观察组患者满意度明显高于对照组,这表明由 ICU 护士采用集中式多媒体术前访视可减轻患者的焦虑心理,增强手术信心,从而达到提高患者术后依从性、减少自行拔管率、减少患者并发症、缩短 ICU 住院时间、快速康复的目的。采用集中式多媒体术前访视,避免了护士因学历、经验、表达能力等原因影响宣教效果,并且大大节约了护理人力资源。

3. 多媒体手术室

5G 技术的高速发展促进了医院数字化建设的进一步发展。利用多媒体组件创建现实手术过程实时仿真(例如虚拟手术室),可以为外科医生提供手术前的规划和实践、手术教育和训练,从而在实施真正的手术之前就能够提前判断手术的方案以及医生的技术水平。这种新型的"手术室"通常称为一体化多媒体手术室,是集计算机网络技术、5G 技术、自动控制技术、图像信号处理技术及综合布线技术于一体的现代化手术室,其要求是整合手术室各种先进的数字化手术设备,通过将先进的信息化技术运用到手术室,医生能够实时获得大量与患者相关的重要信息,从而便于操作,提高效率和安全性。多媒体手术室场景如图 10.4 所示。

一体化多媒体手术室需要整合手术室内的各种先进的数字化手术设备,为实施手术提供更加高效、舒适、安全、便利的环境条件。多媒体手术室一般具备以下功能:

(1) 全局掌控。全局掌控是使用智能语音控制器集中控制手术室的设备,例如,在无菌区轻易控制人员调度、手术灯、手术床、手术室照明、术野摄像机、内窥镜设备、窗帘等。而传统方式,包括利用液晶触摸屏控制设备都存在明显的弊端,比如触摸屏存在交叉触摸、手术中不宜用正在工作的手去触摸等显而易见的问题。一旦在多媒体手术室使用声音控制器,不但上述问题迎刃而解,就连所有参与手术的工作人员发出的指令和要求都能及时准确地记录下来,甚至患者的一些微弱反应都会被准确记录。该控制系统不需要在场人员手工操作就可以与所有的应急系统连接,如与供血、急救、公共服务等系统无缝对接。

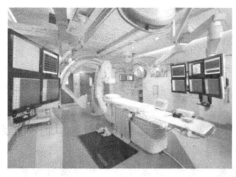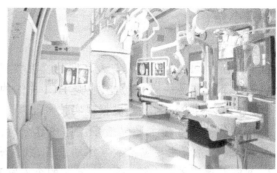

图 10.4 多媒体手术室

(2) 多系统信息整合。多媒体手术室内通常整合了医院 HIS、PACS 等系统,通过手术室内的液晶显示器可以查看放射科的患者影像和患者的病理报告,使医生能随时、全面、及时地掌握患者的重要信息,做出正确的决定,减少手术时间。更重要的是,危重患者手术中需要会诊时,可以实现手术室与主任办公室的连接、实现手术室之间的信息传送,所有科室和专业医生都能共享手术室的声音和图像,实现及时、科学、准确的诊断。

一体化多媒体手术室配置的设备一般包括中央声音控制及数字传输系统,麻醉机及麻醉监护仪、麻醉柜、麻醉气体排放装置、呼吸机、监护仪、注射泵、无影灯、麻醉吊塔、外科吊塔或腔镜吊塔、手术床、医用气源、输液导轨、液晶显示器、头顶术野摄像机、设备集中控制触摸屏等。多媒体手术室还需要一些具有交叉学科专业知识的工作人员进行管理,涉及的主要学科有信息工程、声音图像数字处理、生物工程、心理学、微电子、现代数字医学等。

4. 用于医学教学的虚拟现实技术

生物信息技术方面的研究已经证明,以 VR 为工具,在手术过程中进行模拟和训练,能够让医生充分认识病变部位的受损程度。VR 能够创建一个仿真环境,该环境由多媒体内容组成,用来模拟现实状况下的外科手术。医学多媒体技术的另一个具有潜力的领域是在辅助教育方面的应用,主要通过允许手术过程的交互式训练来帮助学员增强手术能力。例如,在虚拟手术室中模拟动脉血管的改造,以及在虚拟手术台上对神经外科手术进行规划。在生物医学中,虚拟现实不仅仅应用于教学和训练,同样也用于医疗保健的领域。例如,医学虚拟现实系统可被用于脑中风之后胳膊和手部的恢复性训练,而且,通过额外的输入设备的支持,虚拟现实系统还可以支持身体和感知残障的人使用计算机。医学虚拟教学场景如图 10.5 所示。

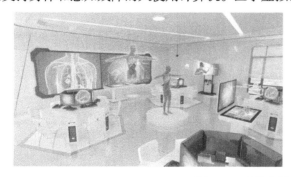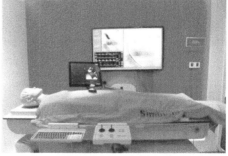

图 10.5 医学虚拟教学场景

本章小结

1. 人机交互技术

HCI 的目的是通过模仿人与人之间的交互方式来实现人与计算机之间自然的交互。视觉和听觉是两个最重要的感官功能,也是 HCI 关注的重点。HCI 技术主要包括:人脸识别技术、语音处理技术、脑机交互技术、虚拟现实技术。

2. 多媒体内容管理主要包括多媒体内容分析,以及基于多媒体内容描述接口的交互式访问。多媒体传输系统主要包括数字终端设备、数据压缩编码器、多媒体管理框架等部分。

3. 智能医疗家居一个综合的、个性化的个人家庭健康系统,主要包含医疗保健可穿戴设备、语音设备、会话系统、健康监测系统等。智能医疗家居的典型应用场景包括:患者教育多媒体系统、患者情绪管理系统、多媒体手术室、医学教学虚拟现实系统等。

参考文献